Jing Bian Guo Jia Yao Dian Yao Wu Cai Se Tu Dian

精编国家药典药物

彩色图典

第一卷

主编 周 尚 周重建

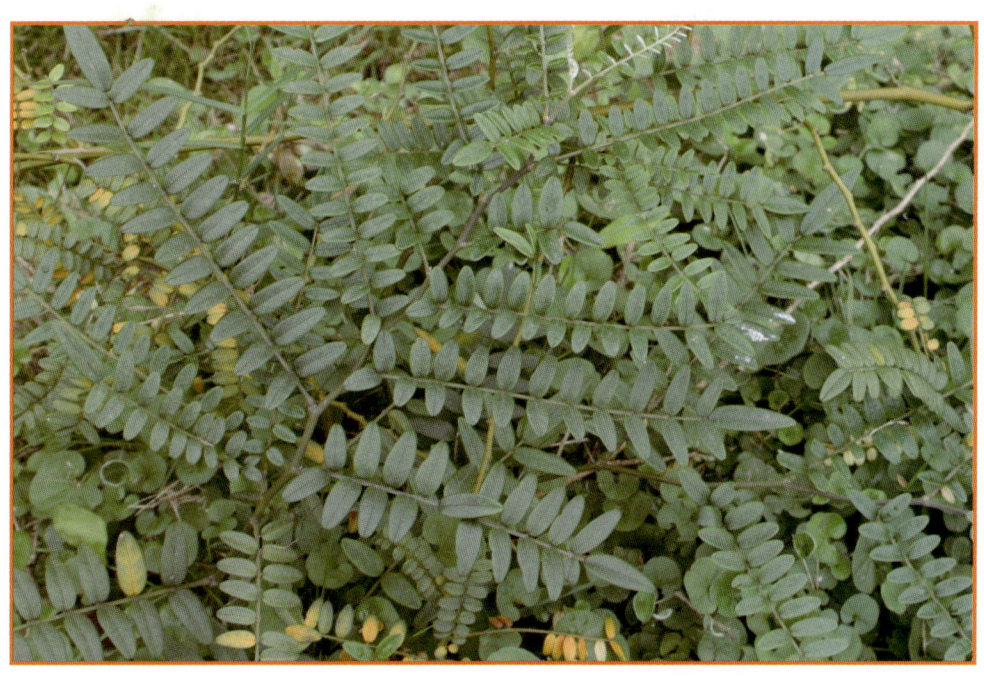

天津出版传媒集团

天津科学技术出版社

图书在版编目（CIP）数据

精编国家药典药物彩色图典 : 全4册 / 周尚，周重建主编. -- 天津 : 天津科学技术出版社，2013.11
ISBN 978-7-5308-8448-5

Ⅰ. ①精… Ⅱ. ①周… ②周… Ⅲ. ①中草药—中国—图集 Ⅳ. ①R28-64

中国版本图书馆CIP数据核字(2013)第253507号

责任编辑：王朝闻
责任印制：王　莹

天津出版传媒集团
天津科学技术出版社　出版

出版人：蔡　颢
天津市西康路35号　邮编 300051
电话（022）23332399
网址 www.tjkjcbs.com.cn
新华书店经销
北京市京津彩印有限公司印刷

开本 889×1194　1/16　印张 48　字数 900 000
2013年11月第1版第1次印刷
定价：499.00元（全四册）

编委会

主　　编　周　尚　周重建
副 主 编　魏献波　谢　宇　陈　伟
编　　委　吕秀芳　高楠楠　唐中平　张　淼
　　　　　冷艳燕　吕凤涛　路战芳　王　俊
　　　　　王丽梅　徐　娜　李　翠　刘　芳
　　　　　王郁松　徐　萌　罗曦文　曹江涛
　　　　　刘士勋　董　萍　邹　江　商　宁
　　　　　戴　峰　赵白宇　苏晓廷　李　惠
　　　　　李俊勇　袁　玫　刘亚辉　晏　丽
　　　　　许仁倩　郭景丽　马丹丹　张明月
　　　　　李建军　仇笑文　魏青江　刘少涵

前言

我国的中医药文化历史悠久、源远流长，为人们的身体健康做出了巨大的贡献。中草药是中华民族的国粹之一，是大自然赠予我们的宝贵财富。从古至今，我国各族人民就能够充分利用各种青草、花木治疗各种疾病。"神农尝百草"的故事至今依然广为流传，也充分说明了我国民间使用中草药治疗各种疾患的历史十分悠久。各个时期民间医学名人辈出、名方广播，都深刻表明了我国民间蕴藏着十分丰富的中草药资源、实用验方、秘方。

历史上对于中草药资源的利用和开发的实例数不胜数。历代医家在应用中草药的同时，也在一直不懈努力地将这些经验和案例以文字及图书的形式传承下来，规模较大的图书就有数十种，这其中又以明代医家李时珍的《本草纲目》一书影响最深远。

新中国成立后，我国先后组织了医药界相关权威人士编辑出版了九部药典，分别为：1953年版（第一版）、1963年版（第二版）、1977年版（第三版）、1985年版（第四版）、1990年版（第五版）、1995年版（第六版）、2000年版（第七版）、2005年版（第八版）及2010年版（第九版），每版药典的内容都与时俱进，注重收录新发现及新应用，这其中又以第九版为最。

2010年版《中华人民共和国药典》分三部：一部为中药；二部为化学药；三部为生物制品。药典一部内容主要包括凡例、标准正文和附录三部分，其中附录由制剂通则、通用检测方法、指导原则及索引等内容构成；药典二部收载化学药品、抗生素、生化药品、放射性药品以及药用辅料等；药典三部收载生物制品。新版药典在凡例、品种的标准要求、附录的制剂通则和检验方法等方面均有较大的改进和发展，特别是对药品的安全性、有效性和质量可控性方面尤为重视。新版药典在继承前版药典的基础上，做了大量发展和创新性的工作。

本版药典具有以下几个特点：一是新增与淘汰并举，收载品种有较大幅度的增加；二是药品检测项目和检测方法增加，标准提高；三是中药标准有突破和创新；四是新版药典在凡例、品种的标准要求、附录的制剂通则等方面均有较大的变化和进步；五是力求覆盖国家基本药物目录品种和社会医疗保险报销药品目录品种；六是顶尖专家扛鼎之作。本版药典聘请全国医药行业323位一流专家学者、投入巨额资金、历时两年编制而成，集中体现了当前中国药品标准工作的最新发展成果。新增与淘汰并举、提高药品标准就意味着优胜劣汰。2010年版《中华人民共和国药典》在2005年版的基础上，做了大幅度的修订和新增品种的工作。2010年版《中华人民共和国药典》注重质量可控性和药品安全性内容的增加和提高，注重基础性、系统性、规范性研究，尤其在薄弱的中药材和中药饮片标准的修订提高方面有所突破创新。本版药典共收载品种4567种，新增1386种。

其中：

一部：收载品种2165种，其中新增1019种、修订634种。

二部：收载品种2271种，其中新增330种、修订1500种。

三部：收载品种131种，其中新增37种、修订94种。药用辅料、标准新增130多种。

附录：其中药典一部新增14个、修订47个；药典二部新增15个、修订69个；药典三部新增18个、修订39个。

中草药是中医预防疾病、治疗疾病的重要手段。中草药具有疗效确切、副作用小等特点，不仅对防治常见病、多发病有较好的疗效，而且还能治疗一些疑难病症，历来被人民群众认可。同时，由于中草药具有收集方便、使用便捷和经济实用等优点，有很多人应用中草药进行保健和治疗。

为了更好地普及和应用中草药，继承和发掘中国医药文化遗产，使中草药更好地为人类健康服务，我们本着安全、有效、简便、经济和药物易找、实用的原则，选择了现当代常用而且疗效确切的中草药品种，并以《中华人民共和国药典》（2010年版一部）为标准，编成了《精编国家药典药物彩色图典》一书，同时，为了更加方便读者阅读和使用，我们在编排时特意按照各中药品种首字笔画顺序进行编排。

本书精选500多种常见的中草药，分别从别名、来源、形态特征、生境分布、采收加工、性味归经、功效主治、用量用法、验方及相关的药膳、使用注意几个方面予以详细介绍。本书以彩色图片形式重点突出了常用中草药的原始形态、饮片（药材）特征，图文并茂，使广大读者能够快速、准确地识别与鉴别常用中草药，并能轻松应用。

我们衷心希望本书在普及中草药科学知识、保障人民健康、保护和开发中草药资源方面产生积极作用。同时，也希望在开发利用中草药时，注意生态平衡，保护野生资源及物种。对那些疗效佳、用量大的野生中草药，应逐步引种栽培，建立种植生产基地、资源保护区，有计划轮采，使我国有限的中草药资源能永远延续下去，为人类造福。

希望本书的出版能够起到抛砖引玉的作用，让更多的有识之士加入我们的行列，为我国中医药文化的传承和传播尽一份力。另外，由于写作时间有限加上作者知识水平所限，书中的错漏之处，敬请广大读者批评指正。读者交流邮箱：228424497@qq.com。

编　者

2013年10月于北京

目录

(按首字笔画顺序进行排列)

一枝黄花/1	山慈菇/55	天然冰片/107
丁香/2	千年健/57	云芝/108
八角茴香/4	千里光/58	木瓜/109
人参/5	千金子/59	木香/111
人参叶/8	千金子霜/60	木贼/113
儿茶/9	川木通/61	木通/115
九里香/10	川贝母/62	木棉花/116
九香虫/11	川牛膝/63	木蝴蝶/118
刀豆/12	川乌/64	木鳖子/119
三七/14	川芎/65	五加皮/120
三白草/16	川射干/67	五味子/121
三棱/18	川楝子/68	五倍子/123
三棵针/19	广枣/69	太子参/124
干姜/20	广金钱草/70	车前子/125
土木香/22	广藿香/71	车前草/126
土贝母/23	女贞子/72	瓦松/127
土荆皮/24	小驳骨/74	瓦楞子/128
土茯苓/25	小茴香/75	牛黄/129
土鳖虫/27	小通草/77	牛蒡子/130
大叶紫珠/28	小蓟/78	牛膝/132
大血藤/29	飞扬草/80	升麻/134
大豆黄卷/30	马齿苋/81	片姜黄/136
大皂角/31	马勃/83	化橘红/137
大青叶/32	马钱子/85	月季花/138
大枣/33	马钱子粉/86	丹参/140
大黄/35	马兜铃/87	乌药/142
大蒜/36	马鞭草/88	乌梢蛇/144
大蓟/38	王不留行/90	乌梅/146
大蓟炭/39	天山雪莲/92	火麻仁/148
大腹皮/40	天仙子/94	巴豆/149
山麦冬/42	天仙藤/96	巴戟天/150
山豆根/43	天冬/98	水牛角/152
山茱萸/45	天花粉/100	水红花子/153
山药/47	天竺黄/101	水蛭/154
山柰/49	天南星/102	玉竹/155
山楂/51	制天南星/103	功劳木/156
山楂叶/54	天麻/104	甘松/157
	天葵子/106	甘草/158

甘遂/160	半枝莲/225	红豆蔻/288
艾片/162	半夏/226	红景天/289
艾叶/163	法半夏/227	麦冬/290
石韦/165	姜半夏/228	麦芽/291
石决明/167	清半夏/228	远志/292
石菖蒲/169	丝瓜络/229	赤小豆/294
石斛/170	老鹳草/230	赤石脂/296
石榴皮/172	地龙/231	赤芍/297
石膏/173	地肤子/233	芫花/298
布渣叶/175	地骨皮/234	花椒/299
龙胆/176	地黄/236	花蕊石/300
龙眼肉/178	熟地黄/238	芥子/301
龙脷叶/180	地榆/239	苍术/303
北沙参/181	地锦草/241	苍耳子/305
四季青/183	芒硝/242	芡实/307
生姜/184	西瓜霜/243	芦荟/309
仙茅/186	西红花/244	芦根/310
仙鹤草/188	西青果/245	苏木/312
白及/189	西河柳/246	苏合香/314
白术/191	西洋参/247	杜仲/315
白头翁/193	百合/248	杜仲叶/317
白芍/195	百部/250	杠板归/318
白芷/196	当归/252	豆蔻/319
白附子/198	肉苁蓉/254	两头尖/321
白茅根/199	肉豆蔻/256	两面针/322
白矾/201	肉桂/258	连钱草/323
白果/202	朱砂/260	连翘/324
白屈菜/204	朱砂根/262	吴茱萸/326
白前/205	竹节参/263	牡丹皮/328
白扁豆/206	竹茹/264	牡荆叶/330
白蔹/208	延胡索/265	牡蛎/331
白鲜皮/209	华山参/267	何首乌/334
白薇/210	自然铜/268	制何首乌/336
瓜子金/212	血竭/269	伸筋草/337
瓜蒌/213	全蝎/271	皂角刺/338
瓜蒌子/215	合欢皮/272	皂矾/340
炒瓜蒌子/216	合欢花/274	佛手/341
瓜蒌皮/216	决明子/276	余甘子/343
冬瓜皮/217	冰片/278	谷芽/345
冬虫夏草/218	关黄柏/279	谷精草/346
冬凌草/219	灯心草/280	龟甲/348
冬葵果/220	安息香/282	辛夷/350
玄明粉/221	防己/283	羌活/352
玄参/222	防风/285	沙苑子/353
半边莲/224	红花/287	沙棘/354

沉香/355	金果榄/417	威灵仙/484
没药/357	金沸草/418	厚朴/486
诃子/358	金荞麦/419	砂仁/488
补骨脂/359	金钱白花蛇/420	牵牛子/490
灵芝/361	金钱草/421	鸦胆子/492
阿胶/363	金银花/422	韭菜子/493
阿魏/365	金樱子/424	骨碎补/494
陈皮/367	金礞石/426	钟乳石/496
附子/368	乳香/427	钩藤/497
忍冬藤/371	肿节风/429	香加皮/498
鸡内金/372	鱼腥草/430	香附/499
鸡血藤/373	狗脊/432	香橼/501
鸡骨草/374	闹羊花/434	香薷/502
鸡冠花/375	卷柏/435	重楼/504
青风藤/377	炉甘石/437	禹余粮/505
青皮/378	泽兰/438	胖大海/506
青果/379	泽泻/440	独活/507
青葙子/380	降香/442	急性子/509
青蒿/381	细辛/443	姜黄/510
青礞石/383	珍珠/445	前胡/511
青黛/384	珍珠母/446	首乌藤/513
玫瑰花/386	荆芥/447	洋金花/514
苦地丁/387	荆芥穗/448	穿山龙/515
苦杏仁/388	茜草/449	穿山甲/516
苦参/389	荜茇/451	穿心莲/517
苦楝皮/391	草乌/453	络石藤/518
苘麻子/392	草豆蔻/454	秦艽/520
枇杷叶/393	草果/456	秦皮/522
板蓝根/395	茵陈/458	莱菔子/523
松花粉/396	茯苓/460	莲子/524
枫香脂/397	茺蔚子/462	莲子心/526
刺五加/398	胡芦巴/463	莲房/527
郁李仁/399	胡黄连/464	莲须/527
郁金/400	胡椒/465	莪术/528
虎杖/402	荔枝核/467	荷叶/529
昆布/403	南五味子/468	桂枝/531
明党参/405	南沙参/469	桔梗/533
罗布麻叶/406	南板蓝根/471	桃仁/535
罗汉果/407	枳壳/472	核桃仁/537
知母/408	枳实/474	夏天无/539
垂盆草/410	柏子仁/475	夏枯草/540
委陵菜/411	栀子/477	柴胡/542
使君子/412	枸杞子/479	党参/544
侧柏叶/414	枸骨叶/481	鸭跖草/546
佩兰/416	柿蒂/482	积雪草/547

射干/548	猫爪草/616	蓖麻子/687
徐长卿/549	麻黄/617	蒺藜/689
凌霄花/551	鹿角/619	蒲公英/690
高良姜/553	鹿角胶/620	蒲黄/692
拳参/555	鹿角霜/621	椿皮/694
粉葛/556	鹿茸/622	槐花/695
益母草/557	鹿衔草/623	雷丸/697
益智/559	商陆/624	蜈蚣/698
娑罗子/561	旋覆花/626	蜂房/700
海风藤/562	羚羊角/628	蜂蜜/702
海马/563	淫羊藿/629	锦灯笼/704
海金沙/566	淡竹叶/631	矮地茶/705
海螵蛸/568	淡豆豉/633	满山红/706
海藻/569	密蒙花/634	蔓荆子/707
浮萍/571	续断/636	榧子/709
通草/573	斑蝥/638	榼藤子/711
预知子/575	款冬花/640	槟榔/712
桑叶/576	葛根/642	酸枣仁/714
桑白皮/577	葶苈子/644	磁石/716
桑枝/578	萹蓄/646	豨莶草/717
桑椹/580	楮实子/648	蜘蛛香/719
桑寄生/582	棕榈/649	蝉蜕/720
桑螵蛸/583	硫黄/651	罂粟壳/722
黄芩/585	雄黄/653	辣椒/723
黄芪/586	紫石英/655	漏芦/724
黄连/588	紫花地丁/656	赭石/726
黄柏/590	紫花前胡/658	蕲蛇/727
黄蜀葵花/591	紫苏子/659	槲寄生/728
黄精/592	紫苏叶/660	墨旱莲/729
黄藤/594	紫河车/662	僵蚕/730
萹蓄/595	紫草/664	鹤虱/732
菝葜/596	紫珠叶/666	薤白/733
菟丝子/598	紫萁贯众/667	薏苡仁/735
菊苣/600	紫菀/668	薄荷/737
菊花/601	蛤壳/670	橘红/739
梅花/603	蛤蚧/671	橘核/740
救必应/604	黑芝麻/674	藁本/741
常山/605	黑豆/676	檀香/743
野木瓜/607	锁阳/678	藕节/745
野菊花/608	筋骨草/680	覆盆子/747
蛇床子/609	鹅不食草/681	瞿麦/749
蛇蜕/611	番泻叶/683	翻白草/750
银杏叶/613	滑石/684	蟾酥/751
银柴胡/614	蒿草/685	
猪牙皂/615	蓝布正/686	

一枝黄花

- **别名** 黄花草、蛇头王、粘糊菜、破布叶、一枝箭、小柴胡、金边菊。
- **来源** 本品为菊科多年生草本植物一枝黄花 Solidago decurrens Lour.的全草或带根全草。

【形态特征】多年生草本，高35～100厘米。茎直立，通常细弱，单生或少数簇生，不分枝或中部以上有分枝。中部茎叶椭圆形、长椭圆形、卵形或宽披针形，长2～5厘米，宽1～1.5厘米，下部楔形渐窄，有具翅的柄，仅中部以上边缘有细齿或全缘；向上叶渐小；下部叶与中部茎叶同形，有长2～4厘米或更长的翅柄。全部叶质地较厚，叶两面、沿脉及叶缘有短柔毛或下面无毛。头状花序较小，长6～8毫米，宽6～9毫米，多数在茎上部排列成紧密或疏松的长6～25厘米的总状花序或伞房圆锥花序，少有排列成复头状花序的。总苞片4～6层，披针形或披狭针形，顶端急尖或渐尖，中内层长5～6毫米。舌状花舌片椭圆形，长6毫米。瘦果长3毫米，无毛，极少有在顶端被稀疏柔毛的。花果期4～11月。

【生境分布】生长于阔叶林缘、林下、灌丛中、山坡草地上及路边。全国大部分地区均产。

【采收加工】夏、秋间采收。

【性味归经】辛、苦，凉；有小毒。归肺、肝经。

【功能主治】清热解毒，疏散风热。用于风热感冒，咽喉肿痛，肺热咳嗽，喉痹，乳蛾，疮疖肿毒。

【用量用法】内服：9～15克，鲜品21～30克，煎服。外用：捣敷或煎水洗。

验方

①**头风**：一枝黄花根9克，水煎服。②**黄疸**：一枝黄花45克，丁香15克，水煎，一次服。③**跌打损伤**：一枝黄花根9～15克，水煎服。④**咽喉肿毒**：一枝黄花21克，水煎，加蜂蜜30克调服。⑤**百日咳**：一枝黄花、肺经草、兔儿风各15克，地龙6克，水煎服。⑥**乳腺炎**：一枝黄花、马兰各15克，鲜香附30克，葱头7个，捣烂外敷。⑦**盆腔炎**：一枝黄花、白英、白花蛇舌草各30克，贯众15克，水煎服。

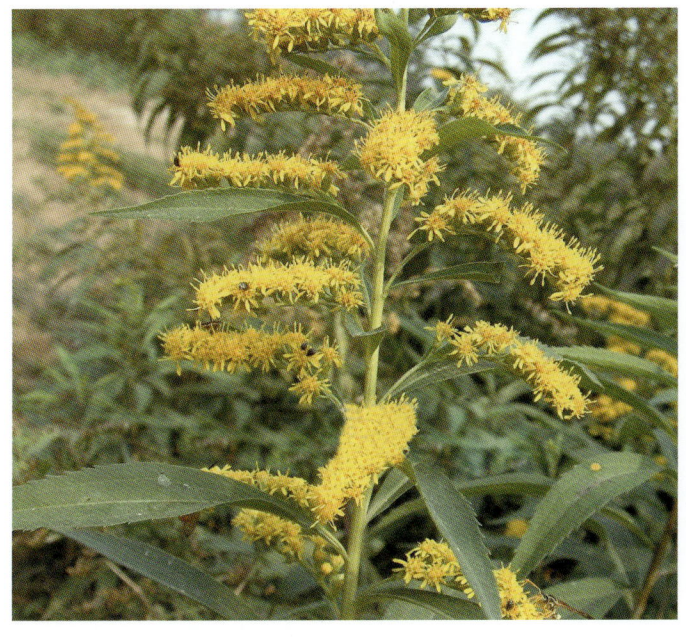

使用注意

孕妇忌服。

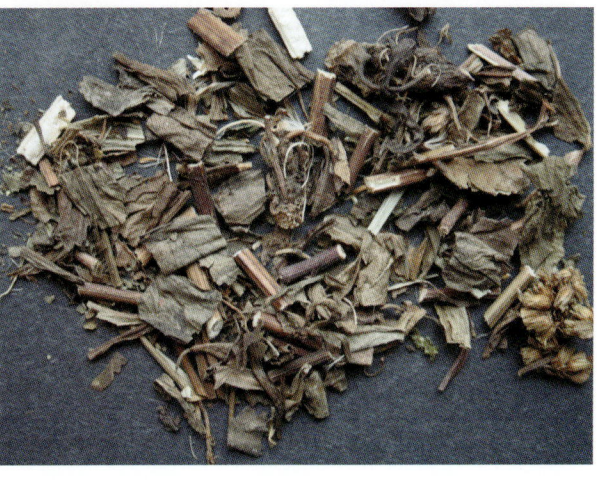

丁香

- **别名** 公丁香、丁子香、母丁香。
- **来源** 本品为桃金娘科植物丁香 *Eugenia caryophyllata* Thunb.的干燥花蕾及果实。

【形态特征】常绿乔木，高达12米。单叶对生，革质，卵状长椭圆形至披针形，长5～12厘米，宽2.5～5厘米，先端尖，全缘，基部狭窄，侧脉平行状，具多数透明小油点。花顶生，复聚伞花序；萼筒先端4裂，齿状，肉质。花瓣紫红色，短管状，具4裂片，雄蕊多数，成4束与萼片互生，花丝丝状；雄蕊1枚，子房下位，2室，具多数胚珠，花柱锥状，细长。浆果椭圆形，长2.5厘米，红棕色。顶端有宿萼。稍似鼓槌状，长1～2厘米，上端蕾近似球形，下端萼部类圆柱形而略扁，向下渐狭。表面呈红棕色或暗棕色，有颗粒状突起，用指甲刻画时有油渗出。萼片4，三角形，肥厚，外入，花瓣4，膜质，黄棕色，覆瓦状抱合成球形，花瓣内有多数向内弯曲的雄蕊。质坚而重，入水则萼管垂直下沉。

【生境分布】生长于路边、草坪或向阳坡地或与其他花木搭配栽植在林缘。主要产于坦桑尼亚、马来西亚、印度尼西亚，我国海南省也有栽培。

【采收加工】于9月至次年3月，花蕾由绿转红时采收，晒干。

【性味归经】辛，温。归脾、胃、肾经。

【功能主治】温中降逆，补肾助阳。用于脾胃虚寒所致呃逆呕吐，食少吐泻，心腹冷痛，肾虚阳痿，疝气。

【用量用法】内服：1～3克，煎服或研末冲服。或研末外敷。

验方

①**胃寒呕吐：**丁香、陈皮各5克，水煎热服。②**牙疼：**丁香10粒，研末，牙疼时将药末纳入牙缝中，严重者连续用2～3次。③**呕逆膈气、反胃吐食：**丁香、砂仁、胡椒、红豆各21粒，研末，姜汁糊丸，每次1丸，以大枣去核填药，面裹煨熟，去面服，每日3次。④**脚臭：**丁香、黄柏、木香各15克，麻黄根30克，水煎，每日用以洗脚3～4次。

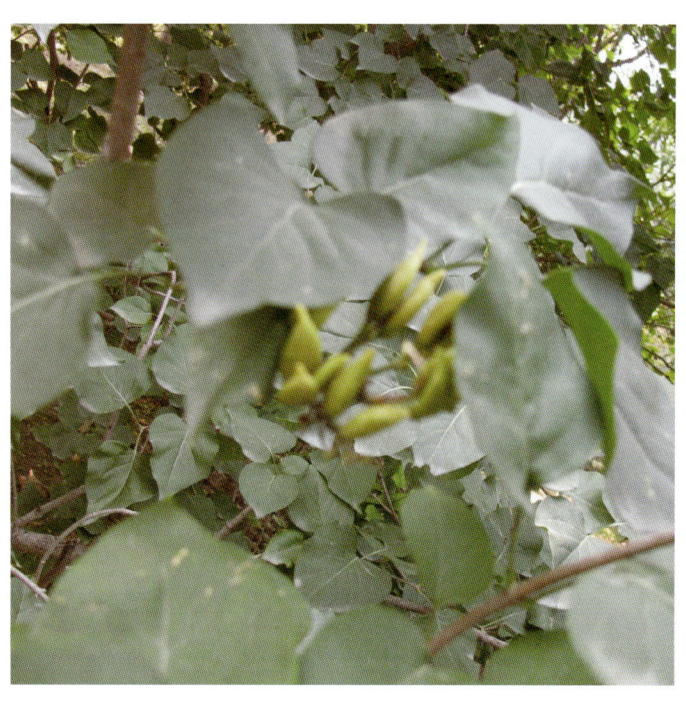
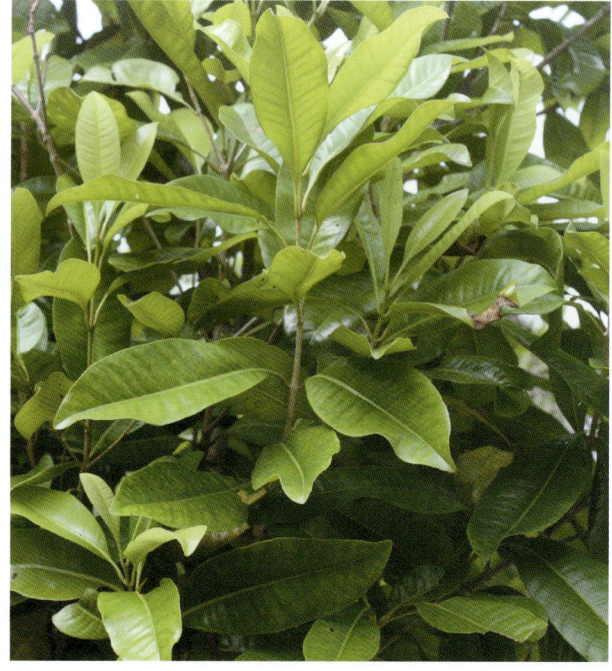

食疗药膳

●丁香陈皮蜂蜜汁

原料：丁香2克，陈皮3克，蜂蜜、米饮各适量。

制法：先以温水浸泡丁香、陈皮，以浸透为度，大火煮沸，小火煮15分钟后取汁，调入蜂蜜、米饮即可。

用法：每次5～10毫升，每日4～5次。

功能：暖脾胃，补气虚。

适用：脾胃气虚所致饮食减少、倦怠、无力、气短等。

●丁香姜糖

原料：红糖200克，生姜碎末40克，丁香粉5克。

制法：将糖放入锅中，加水少许，以小火煎熬至较稠厚时，加入姜末及丁香粉调匀；再继续煎熬至用铲挑起即成丝状而不粘手时，停火。将糖倒在涂过食油的大搪瓷盘中，稍冷切条块。

用法：严冬季节常服。

功效：温中散寒。

适用：冻疮。

> **使用注意**
>
> 胃热引起的呃逆或兼有口渴口苦口干者不宜食用；热性病及阴虚内热者忌食。不宜与郁金同用。

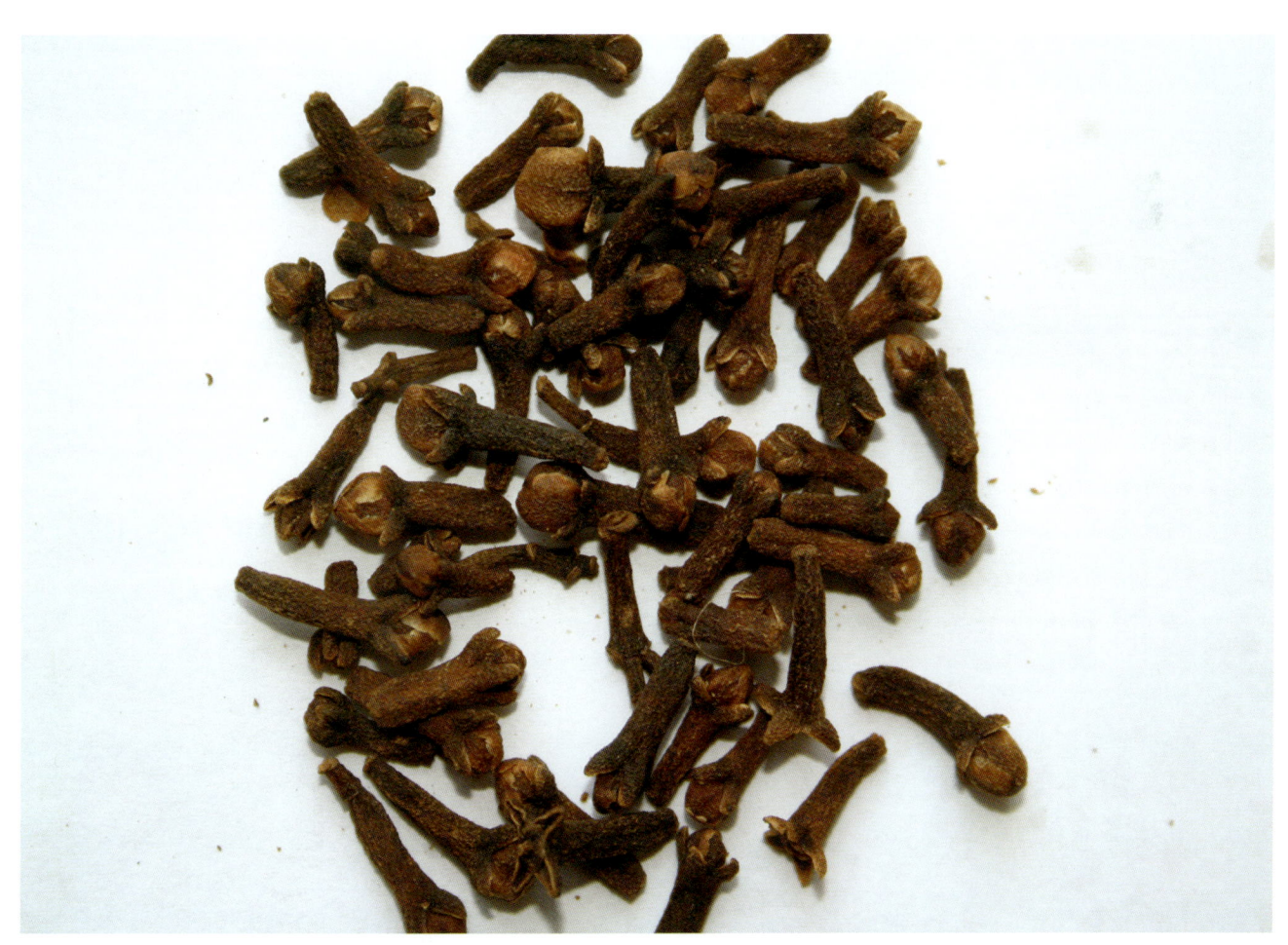

八角茴香

- **别名** 大料、八角、舶茴香、八角香、八角大茴、原油茴、八月珠、舶上茴香。
- **来源** 本品为木兰科植物八角茴香 Illicium verum Hook.f. 的干燥成熟果实。

【形态特征】 常绿乔木，高达20米。树皮灰色至红褐色。叶互生或螺旋状排列，革质，椭圆形或椭圆状披针形，长6～12厘米，宽2～5厘米，上面深绿色，光亮无毛，有透明油点，下面淡绿色，被疏毛。花单生长于叶腋，有花梗；萼片3，黄绿色；花瓣6～9，淡红至深红色；雄蕊15～19；心皮8～9；胚珠倒生。聚合果星芒状。花期春、秋季，果期秋季至翌年春季。生长于阴湿、土壤疏松的山地。

【生境分布】 生长于气候温暖、潮湿、土壤疏松的山地，野生或栽培，栽培品种甚多。分布于福建、台湾、广西、广东、贵州、云南等地。

【采收加工】 秋、冬二季果实由绿变黄时采摘，置沸水中略烫后干燥或直接干燥。

【性味归经】 辛，温。归肝、肾、脾、胃经。

【功能主治】 温阳散寒，理气止痛。用于寒疝腹痛，脘腹冷痛，胃寒呕吐，肾虚腰痛，腰膝冷痛。

【用量用法】 内服：3～6克，煎服；或入丸、散。外用：适量，研末调敷。

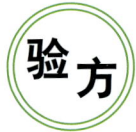

验方

①**腰重刺胀**：八角茴香10克，炒后研为末，饭前酒调服。②**小肠气坠**：八角茴香50克，花椒25克，炒后研为末，每次5克，酒下。③**大小便闭、鼓胀气促**：八角茴香7个，大麻仁25克，为末，生葱白7根，同研煎汤，调五苓散末服之，每日1剂。④**风火牙痛**：八角茴香适量，烧灰，乌头10克，熬水一茶杯送下。

使用注意
阴虚火旺者慎服。

食疗药膳

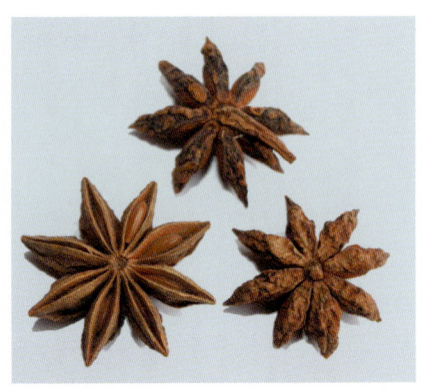

● **茴香粥**

原料：嫩茴香菜适量，白米30克。
制法：如常法煮米做粥，粥将熟时加入茴香菜即可。
用法：早晚餐食用。
功效：温肾散寒，和中治疝。
适用：疝气作痛、腰腹冷痛等。

● **茴香猪肝**

原料：猪肝250克，小茴香5克。
制法：将小茴香用新纱布包袋，与猪肝同煮，使用小火煮沸20分钟，去茴香袋，再加酒、糖、酱油各适量，继用小火煮10分钟后，待温取肝切片。
用法：分2次佐餐食用，连服7～15日。
功效：养血，补肝，温中。
适用：慢性肝炎虚寒症、肝区隐痛、脘痞纳差、喜温畏寒、大便不实、舌淡苔白、脉沉等。

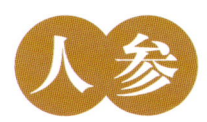

人参

- **别名** 山参、元参、人衔、鬼盖、生晒参、别直参、白糖参。
- **来源** 本品为五加科植物人参 Panax ginseng C.A.Mey. 的干燥根和根茎。

【形态特征】多年生草本，根状茎（芦头）短，上有茎痕（芦碗）和芽苞；茎单生，直立，高40～60厘米。叶为掌状复叶，2～6枚轮生茎顶，小叶3～5，中部的1片最大，卵形或椭圆形，基部楔形，先端渐尖，边缘有细尖锯齿，上面沿中脉疏被刚毛。伞形花序顶生，花小，花萼钟形；花瓣淡黄绿色。浆果状核果扁球形或肾形，成熟时鲜红色，扁圆形，黄白色。

【生境分布】生长于昼夜温差小的海拔500～1100米山地缓坡或斜坡地的针阔混交林或杂木林中。主产于吉林、辽宁、黑龙江。以吉林抚松县产量最大，质量最好，称吉林参。野生者名"山参"；栽培者称"园参"。

【采收加工】多于秋季9月间挖取生长5～7年的圆参根部，涮洗干净，为圆参水子。山参于7月下旬至9月间果实成熟时采挖。用骨针拨开泥土，小心挖取，尽可能保持支根部和须根完整，去净泥土、茎叶，称野山参水子。将圆参剪去小支根，硫黄熏后晒干，即为生晒参；如不去小支根晒干，为全须生晒参；小支根及须根晒干，称白参须。圆参去支根及须根，洗净，蒸2～3小时，至参根呈黄色，皮呈半透明状，取出晒干或烘干，为红参；其中带有较长支根者又称边条红参。剪下的支根和须根如上法蒸熟并干燥即为红参须。将洗净的圆参置沸水中浸泡3～7分钟，捞出，再入凉水中浸泡10分钟左右，取出晒干，再经硫黄熏过，然后用特制的针沿参体平行及垂直的方向扎小孔，浸于浓糖汁中24小时。取出后曝晒1天，再用湿毛巾打潮，使其软化，进行第二次扎孔，浸于浓糖汁中24小时。取出后，冲去浮糖，晒干或烤干，为糖参。鲜山参不去支根，极为精细地将整体晒干，即生晒山参。掐皮参加工方法与糖参相似。大力参为鲜参在沸水中浸片刻后晒干。

【性味归经】甘、微苦，微温。归脾、肺、心、肾经。

【功能主治】大补元气，复脉固脱，补脾益肺，生津养血，安神益智。用于体虚欲脱，肢冷脉微，脾虚食少，肺虚喘咳，津伤口渴，内热消渴，气血亏虚，久病虚羸，惊悸失眠，阳痿宫冷，食少倦怠，妇女崩漏，小儿慢惊及久虚不复。

【用量用法】内服：3～9克，小火另煎兑服；也可研粉吞服，每次2克，每日2次。用于急救15～30克，煎浓汁，数次灌服。

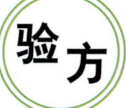

①**脱肛**：人参芦头20枚，小火焙干研末，分20包，早、晚空腹米饭调服1包。②**各种心律失常**：人参3～5克（或党参15克），麦冬10克，水煎，饮汤食参，每日2剂。③**精少不孕，中气不足**：人参、白术、杜仲、补骨脂、枳壳各15克，黄芪160克，升麻10克，木香、柴胡各5克，水煎服，每日1剂。④**气虚便秘**：人参9克，白术、茯苓各12克，黄芪15克，当归、黄精、柏子仁（冲）、松子仁（冲）各10克，甘草7克，水煎服，每日1剂，分2次服。

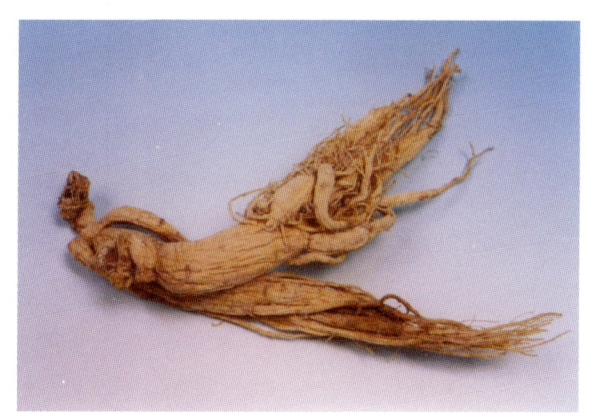

食疗药膳

●鲜人参滑鸡煲

原料：鲜人参20克，鸡肉200克，鲜蘑菇50克，黑木耳30克，绍酒、葱、姜、盐、酱油、鸡蛋、芡粉、上汤、素油各适量。

制法：把鲜人参洗净，顺切成薄片，鸡肉洗净，切成小块，鲜蘑菇洗净、切片，黑木耳水发，去蒂根，撕成瓣状，姜拍松，葱切段，鸡肉放入碗中，把鸡蛋打入，加酱油、芡粉、盐拌匀，放入烧热的油锅中滑透，用漏勺捞起，沥干油，待用，把油倒出，留下30克，再烧热，下入姜、葱煸香，下入滑过的鸡块和蘑菇、鲜人参、黑木耳，加入适量上汤，用小火煲30分钟即成。

用法：每日1次，佐餐食用。

功效：补气生精。

适用：精气不足型心脏疾病者。

●清蒸人参甲鱼

原料：活甲鱼85克，人参、火腿肉、猪油各10克，冬笋、香菇各15克，鸡翅250克，清汤750毫升，料酒、葱、姜、盐、味精适量。

制法：人参切片，用白酒浸泡，制成参白酒液6毫升，除去参片；将甲鱼宰杀，去壳内脏，洗净，把软边剔下，剁成6块。沸水锅中加少量葱、姜及料酒，下甲鱼块氽烫，捞出用清水冲洗一次，沥干水分；火腿、冬笋切片，香菇斜片两半，冬笋、香菇用开水烫一下，葱切片，姜拍破；将火腿片、香菇片、冬笋片码在蒸碗底把甲鱼肉放在中间，甲鱼软边放在周围，再放剩余的火腿、冬笋、香菇、鸡翅、葱、姜、蒜、料酒、盐、清汤及人参白酒液，上笼蒸90分钟，待肉熟烂取出，拣出葱、姜、蒜，将甲鱼翻扣大汤碗内。汤内加入味精、姜水、料酒、盐，烧沸后打去浮沫，淋入少许明油，浇入甲鱼碗内，并将人参片放入碗内即成。

用法：佐餐食用。

功效：补益气血，滋阴强身。

适用：白血病、肝硬化、胃癌、肺癌、股骨头坏死、骨质疏松症、月经过多或闭经等。

●人参黄芪粥

原料：人参、白糖各5克，黄芪20克，粳米80克，白术10克。

制法：将人参、黄芪、白术切成薄片，清水浸泡40分钟后，放入砂锅中加水煮开，再用小火慢煮成浓汁，取出药汁后，再次加水煮开后取汁，合并两次药汁，早晚分别用作煮粳米粥。

用法：加白糖趁热食用。5日为1个疗程。

功效：补正气，疗虚损，抗衰老。

适用：五脏虚衰、久病体弱、气短自汗、脾虚泄泻、食欲不振、气虚浮肿等。

●人参莲肉汤

原料：白人参（糖参）10克，莲实（去皮去芯）10枚，冰糖30克。

制法：将白人参、莲实放入碗内，加清水适量，泡发后，再加冰糖；将盛人参、莲实的碗放入锅内隔水蒸1小时即成。

用法：人参可连续应用3次，次日再加莲实、冰糖如上述制法蒸制，服用，第3次可连同人参一起吃完。

功效：补气益脾。
适用：中老年人病后体虚、气弱、脾虚、食少、疲倦、自汗、泄泻等。

● 人参益肺酒

原料：人参20克，白酒、黄酒各250毫升。
制作：将人参洗净，晾干表面水分，放入洁净的瓶里，倒入白酒和黄酒，加盖密封，浸泡10日后即可饮用。
用法：每次饮15毫升，每日1～2次。
功效：益肺阴，生津液，清虚火。
适用：咽干口渴、肺虚久咳、虚热疲倦者。

● 参苓粥

原料：人参50克，茯苓25克，粳米100克，生姜10克。
制法：上药先将人参茯苓生姜，用水1500毫升煎至500毫升，去滓下米煮作粥。快熟时下鸡子白1枚及盐少许，搅匀即可。
用法：空腹食用。
功效：健脾和胃。
适用：伤寒、胃气不和、全不思食、日渐虚羸等。

使用注意

实证、热证而正气不虚者忌服。反藜芦，畏五灵脂，萝卜。服人参时不宜喝茶、食萝卜，以免影响药力。

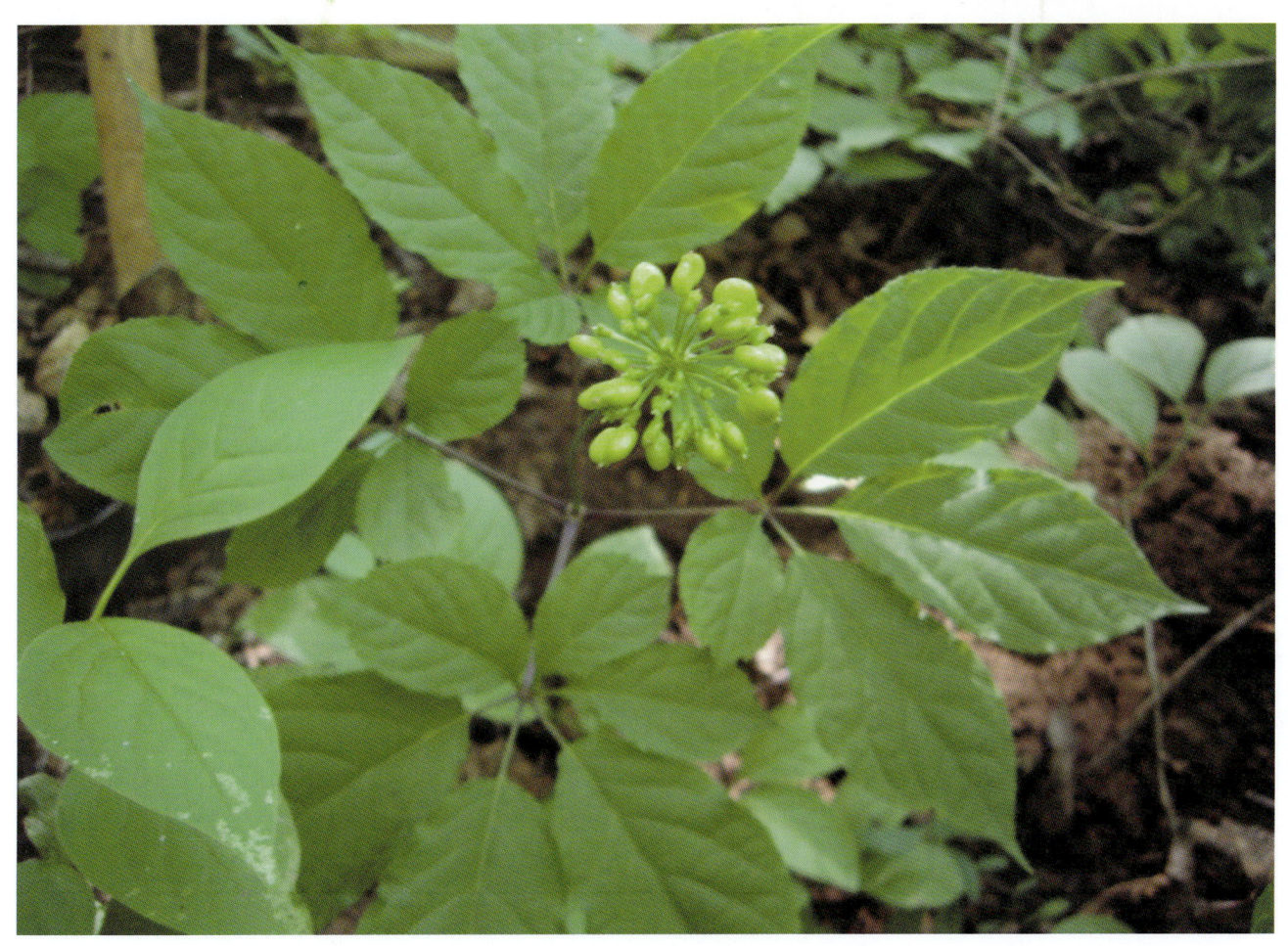

人参叶

- **别名** 参叶、人参苗。
- **来源** 本品为五加科植物人参 Panax ginseng C.A.Mey. 的干燥叶。

【形态特征】同人参。

【生境分布】同人参。

【采收加工】秋季采收，晾干或烘干。

【性味归经】苦、甘，寒。归肺、胃经。

【功能主治】补益肺气，祛暑生津。用于气虚咳嗽，暑热烦躁，津伤口渴，头目不清，四肢倦乏。

【用量用法】内服：3～9克，煎服。

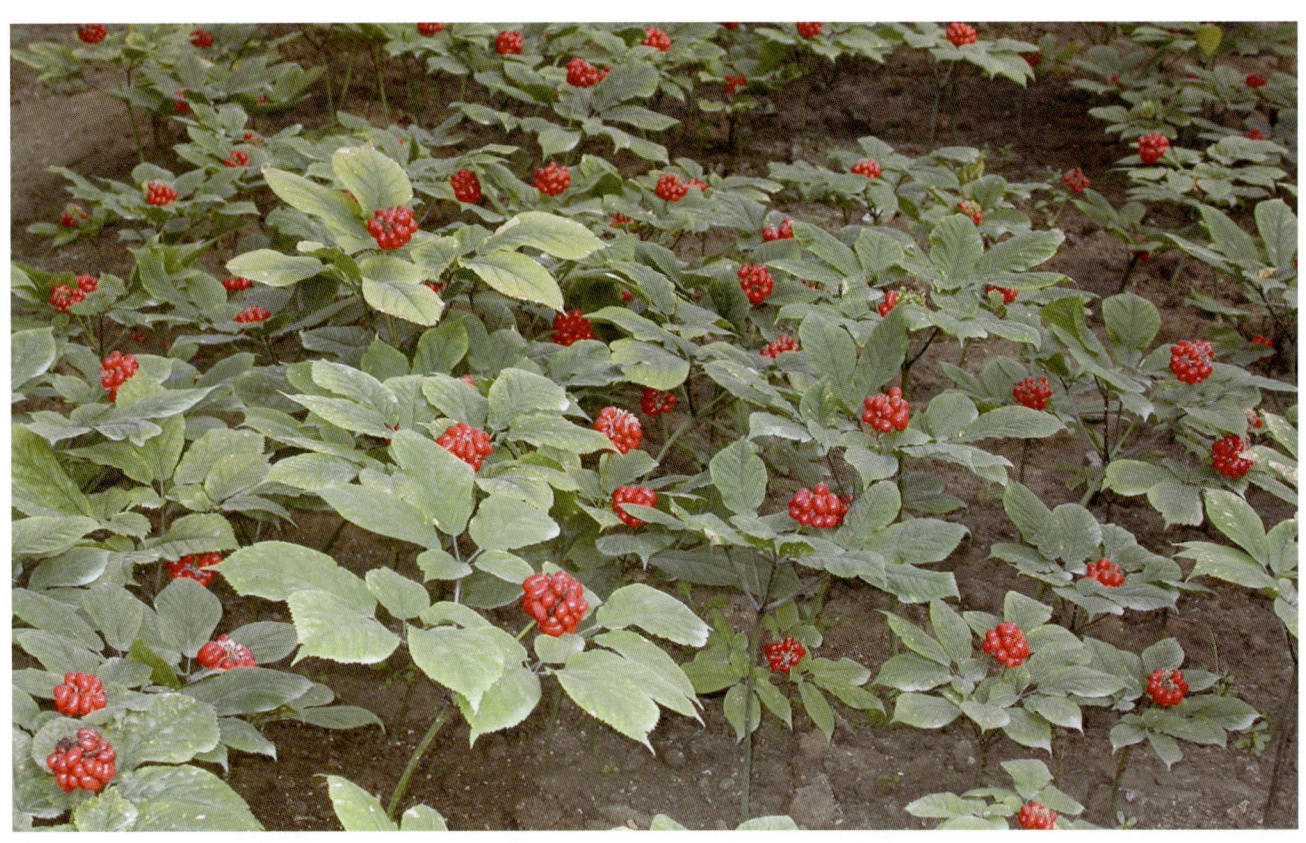

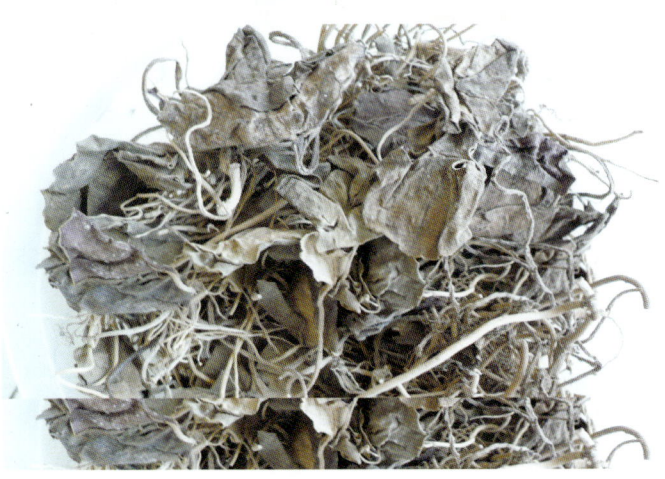

使用注意

不宜与藜芦、五灵脂同用。

儿茶

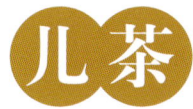

- **别名** 孩儿茶、黑儿茶、乌爹泥。
- **来源** 本品为豆科植物儿茶 *Acacia catechu* (L.f.) Willd. 的去皮枝、干的干燥煎膏。

【形态特征】落叶乔木，皮棕色或灰棕色，常呈条状薄片开裂，不脱落，小枝细，有棘刺。叶为偶数二回羽状复叶，互生。总状花序腋生，花黄色或白色。荚果扁而薄，紫褐色，有光泽，有种子7~8枚。

【生境分布】生长于向阳坡地。产于云南西双版纳傣族自治州，广西等地也有栽培。另一种为茜草科常绿藤本植物儿茶钩藤的带叶嫩枝煎汁浓缩而成，称方儿茶、棕儿茶。分布于印度尼西亚及中南半岛诸国。

【采收加工】儿茶膏：一般在12月至翌年3月，采收儿茶的枝干，剥去外皮，砍成碎片，加水煎熬后，过滤，浓缩成糖浆状，冷却，倾于特制的模型中，干后即成。方儿茶：割取儿茶钩藤的带叶小枝，入铜锅内，加水煮沸6~8小时，并经常搅拌。使叶破碎，待叶变黄色时，取出枝叶，将浸出液过滤后，浓缩成糖浆状，倾入木盘中，待冷却凝固，切成方块状，干燥即成。

【性味归经】苦、涩，微寒。归肺、心经。

【功能主治】活血止痛，止血生肌，收湿敛疮，清肺化痰。用于跌仆伤痛，外伤出血，疮疡不敛，吐血衄血，湿疹湿疮，肺热咳嗽。

【用量用法】内服：1~3克，包煎；多入丸、散剂。外用：适量，研末撒或调敷。

验方

①**扁桃体炎**：儿茶、柿霜各15克，冰片2分，枯矾10克，共研细粉，用甘油调成糊状，擦患处。②**口疮糜烂**：儿茶5克，硼砂2.5克，研粉，敷患处。③**疮疡久不收口、湿疹**：儿茶、龙骨各5克，冰片0.5克，共研细粉，敷患处。④**肺结核咯血**：儿茶50克，明矾40克，共研细末，水煎服，每次0.1~0.2克，每日3次。

使用注意
寒湿之证忌用。

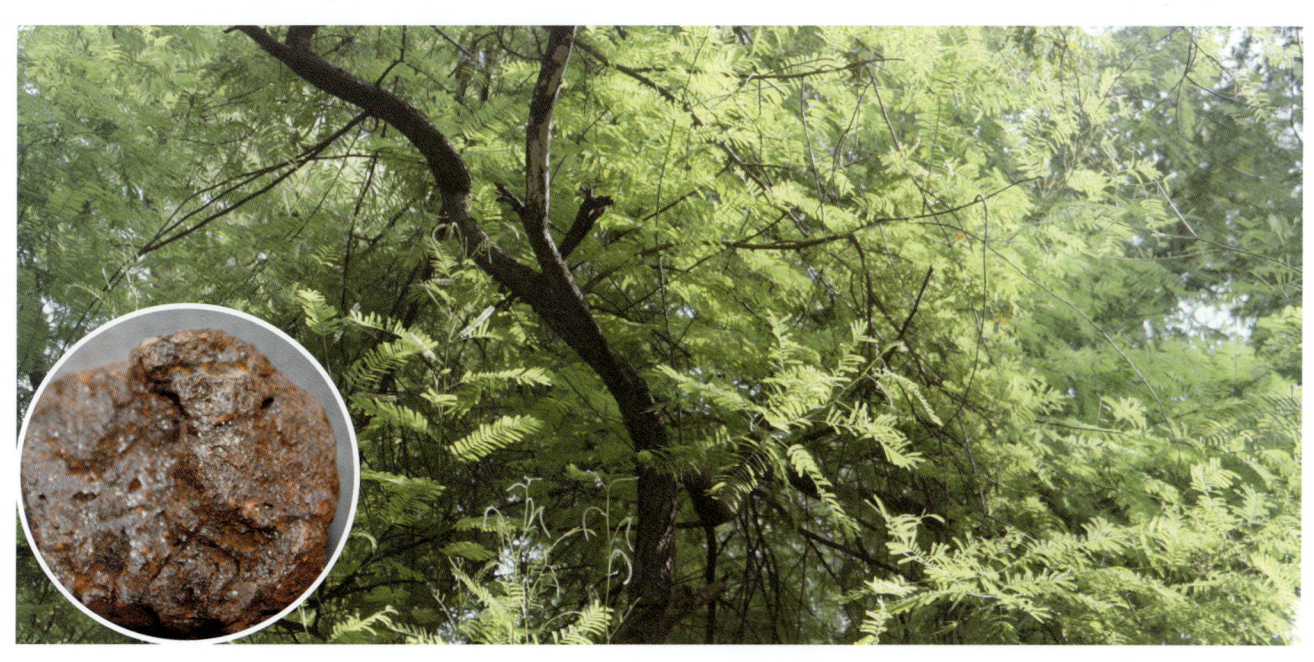

九里香

- **别名** 石辣椒、九秋香、九树香、万里香、山黄皮、千只眼。
- **来源** 本品为芸香科植物九里香 Murraya exotica L.和千里香的干燥枝叶和带叶嫩枝。

【形态特征】九里香有时可长成小乔木样。株姿优美,枝叶秀丽,花香浓郁。嫩枝呈圆柱形,直径1~5毫米,表面灰褐色,具纵皱纹。质坚韧,不易折断,断面不平坦。羽状复叶有小叶3~9片,多已脱落;小叶片呈倒卵形或近菱形,最宽处在中部以上,长约3厘米,宽约1.5厘米;先端钝,急尖或凹入,基部略偏斜,全缘;黄绿色,薄革质,上表面有透明腺点,小叶柄短或近无柄,下部有时被柔毛。盆栽株高1~2米,多分枝,直立向上生长。干皮灰色或淡褐色,常有纵裂。奇数羽状复叶互生,小叶3~9枚,互生,卵形、匙状倒卵形或近菱形,全缘,浓绿色有光泽。聚伞花序,花白色,径约4厘米,花期7~10月。浆果近球形,肉质红色,果熟期10月至翌年2月。果实气香,味苦、辛,有麻舌感。

【生境分布】性喜温暖、湿润气候,要求阳光充足、土层深厚、肥沃及排水良好的土壤,不耐寒。产于广东、广西、福建等地。

【采收加工】全年可采,晒干,切段。

【性味归经】辛、微苦,温;有小毒。归肝、胃经。

【功能主治】行气止痛,活血散瘀。用于胃痛,风湿痹痛;外治牙痛,跌仆肿痛,虫蛇咬伤。

【用量用法】内服:6~12克,煎服;或浸酒服。外用:适量捣敷或煎水洗搽。

验方
① **皮肤湿疹**:九里香鲜枝叶,水煎,擦洗患处。 ② **跌打肿痛**:鲜九里香叶、鲜地耳草、鲜小茴香、鲜山栀叶各等量,共捣烂,酒炒敷患处。 ③ **胃痛**:九里香3克,香附9克,水煎服。 ④ **慢性腰腿痛**:九里香15克,续断9克,水煎服。

使用注意

阴虚火亢者忌用。

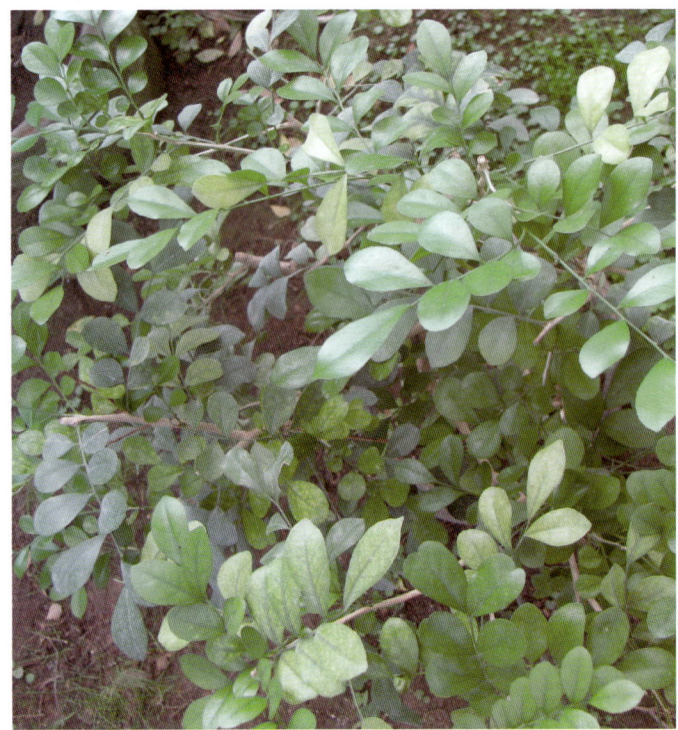

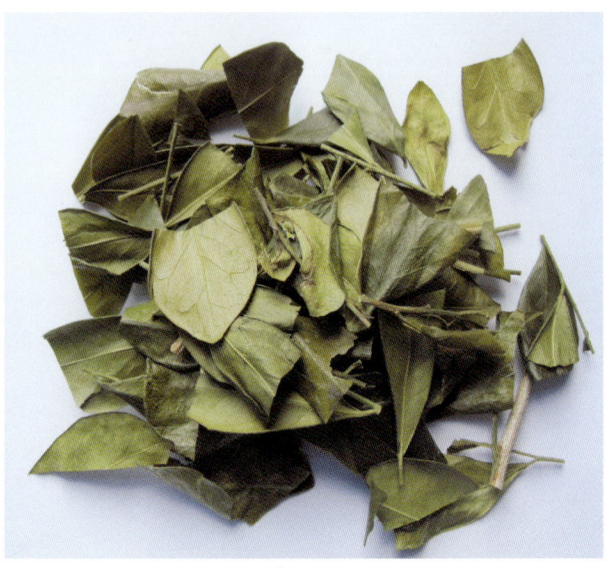

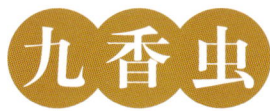

- **别名** 黑兜虫、瓜黑蝽、屁板虫、打屁虫、屁巴虫。
- **来源** 本品为蝽科昆虫九香虫 *Aspongopus chinensis* Dallas 的干燥体。

【形态特征】全体椭圆形，长1.7～2.2厘米，宽1～1.2厘米，体一般紫黑色，带铜色光泽，头部、前胸背板及小盾片较黑。头小，略呈三角形；复眼突出，呈卵圆形，位于近基部两侧；单眼1对，橙黄色；喙较短，触角6节，第1节较粗，圆筒形，其余4节较细长而扁，第2节长于第3节。前胸背板前狭后阔，九香虫前缘凹进，后缘略拱出，中部横直，侧角显著；表面密布细刻点，并杂有黑皱纹，前方两侧各有1相当大的眉形区，色泽幽暗，仅中部具刻点。小盾片大。翅2对，前翅为半鞘翅，棕红色，翅末为膜质，纵脉很密。足3对，后足最长，跗节3节。腹面密布细刻及皱纹，后胸腹板近前缘区有2个臭孔，位于后足基前外侧，能由此放出臭气。雄虫第9节为生殖节，其端缘弧形，中央尤为弓凸。

【生境分布】此虫以成虫越冬，隐藏于石隙间。分布于云南、贵州、四川、广西等地。

【采收加工】11月至次年3月前捕捉，置适宜容器内，用酒少许将其闷死，取出阴干。或置沸水中烫死，取出，干燥。

【性味归经】咸，温。归肝、脾、肾经。

【功能主治】理气止痛，温中助阳。用于胃寒胀痛，肝胃气痛，肾虚阳痿，遗精，腰膝酸痛。

【用量用法】内服：3～9克，煎服。

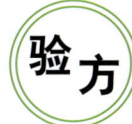

①**肾虚阳痿**：九香虫30克，油炒熟，放入花椒粉、盐少许嚼食，用酒或温开水送下。②**肝肾虚损，腰膝酸痛（而有脾虚少食、气滞脘腹满闷的症状者）**：九香虫30克，白术15克，杜仲25克，陈皮12克，共研为细末，炼蜜作丸服，每次5克，早、晚各服1次，淡盐开水送下。

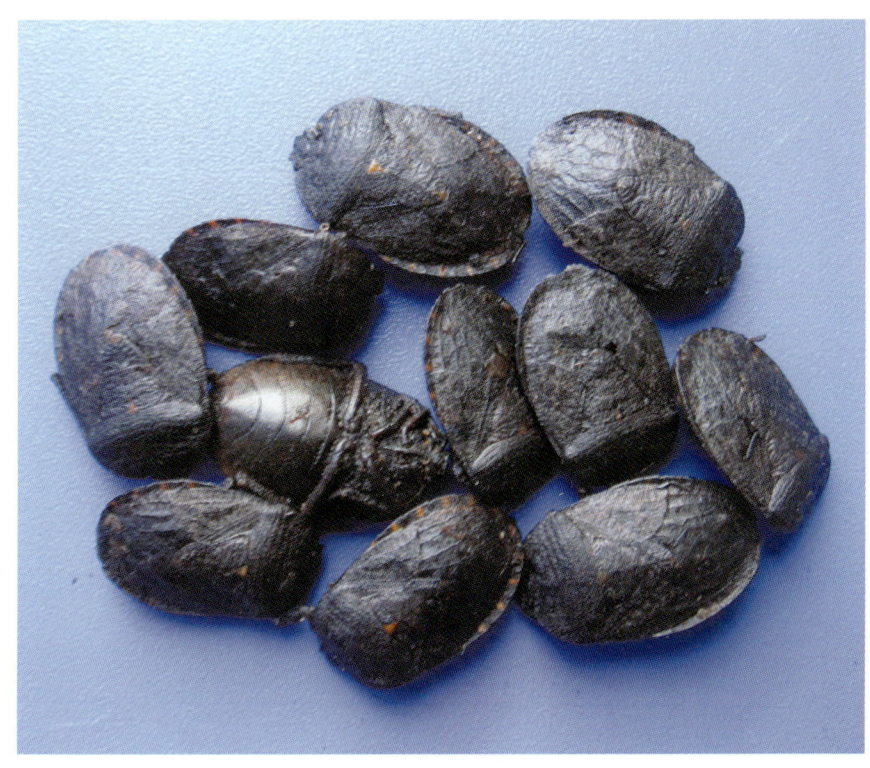

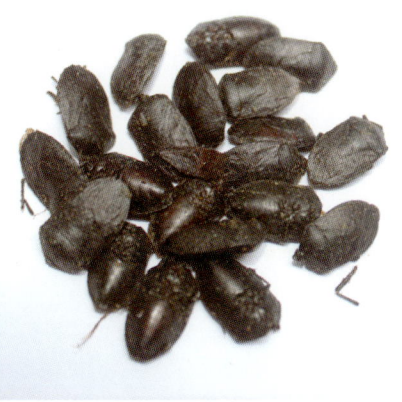

使用注意

阴虚内热者禁服。

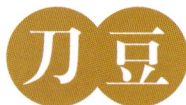 **刀豆**

- **别名** 葛豆、挟剑豆、刀豆角、大弋豆、关刀豆、马刀豆、野刀板藤。
- **来源** 本品为豆科植物刀豆 Canavalia gladiata (Jacq.) DC.的干燥成熟种子。

【形态特征】一年生半直立缠绕草本，高60～100厘米。三出复叶互生，小叶阔卵形或卵状长椭圆形。总状花序腋生，花萼唇形，花冠蝶形，淡红紫色，旗瓣圆形，翼瓣狭窄而分离，龙骨瓣弯曲。荚果带形而扁，略弯曲，长可达30厘米，边缘有隆脊。种子椭圆形，红色或褐色。

【生境分布】生长于排水良好、肥沃疏松的土壤。分布于江苏、安徽、湖北、四川等地。

【采收加工】秋季种子成熟时采收果实，剥取种子，晒干。

【性味归经】甘，温。归胃、肾经。

【功能主治】温中，下气，止呃。用于虚寒呃逆，呕吐，胃寒冷痛。

【用量用法】内服：6～9克，煎服；或烧炭状研末服。

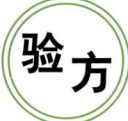 **验方**

①**脾胃虚弱，呕逆上气**：刀豆适量，研为细末，温开水送下，每次6～9克。②**久痢、久泻、饮食减少**：嫩刀豆120克，蒸熟，蘸白糖细细嚼食。③**胃寒呕吐**：刀豆、柿蒂各10克，半夏、砂仁各6克，水煎服。④**胃寒呕吐**：刀豆30克，烧灰存性，研末，每次6克，开水服用。⑤**肾虚腰痛**：大刀豆子1对，小茴香6克，补骨脂、吴茱萸各3克，大青盐6克，打成粉，蒸猪腰子吃。

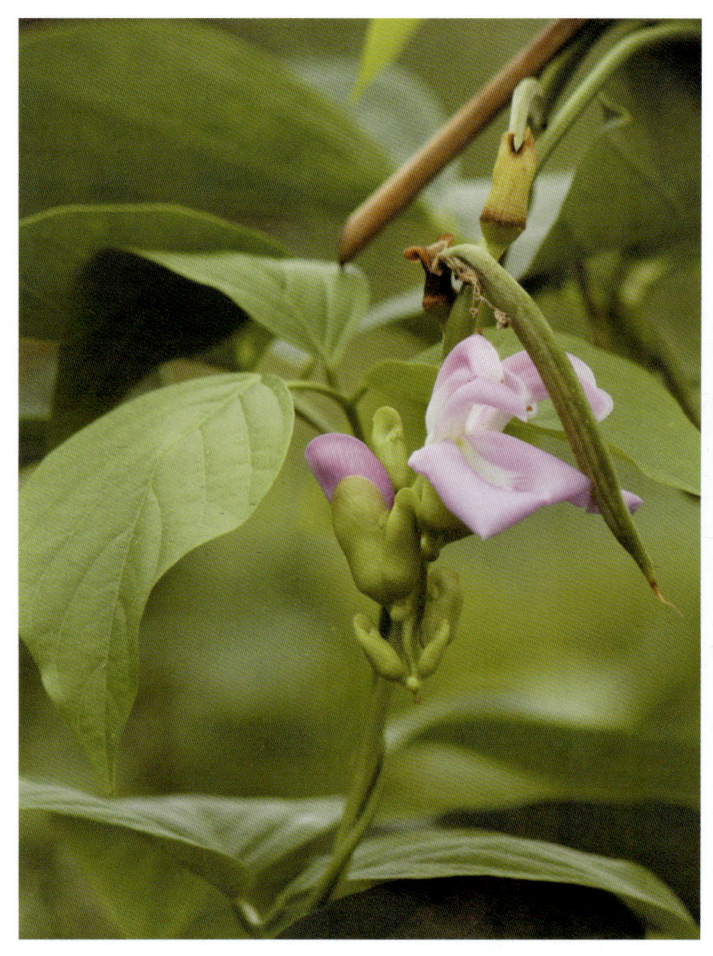
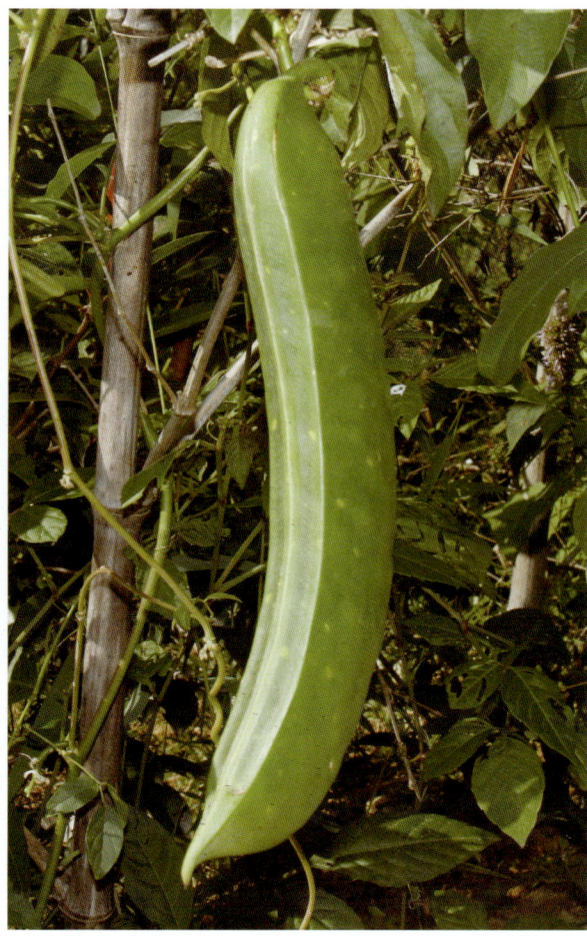

食疗药膳

●刀豆粥

原料：刀豆、水发香菇各50克，猪腰子100克，胡椒粉、味精、料酒、姜末、葱、盐各适量，籼米200克，小麻油20毫升。

制法：先将籼米淘洗干净，在锅内加入适量开水，小火煮熬，再将猪腰子、水发香菇切成小丁，然后将小麻油下锅，烧热后加入刀豆子、猪腰子、香菇一起翻炒，再依次加入料酒、盐、葱、姜末、胡椒粉、味精拌炒入味，待籼米煮成粥时，将其加入粥内，稍煮片刻即可。

用法：早餐食用。

功效：温中补脾，滋肾壮腰。

适用：肾虚腰痛，中寒呃逆。

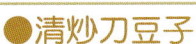

●清炒刀豆子

原料：鲜刀豆子250克，姜1片，葱1根。

制法：将刀豆子洗净；葱（去须）洗净，切段；姜洗净，切丝。起油锅放姜丝、刀豆子略炒几下，放盐、葱略炒，豆熟即可。

用法：随量食用，或佐膳。

功效：温中健脾，补肾纳气。

适用：可作放疗、化疗的辅助治疗。

使用注意

胃热盛者慎服。

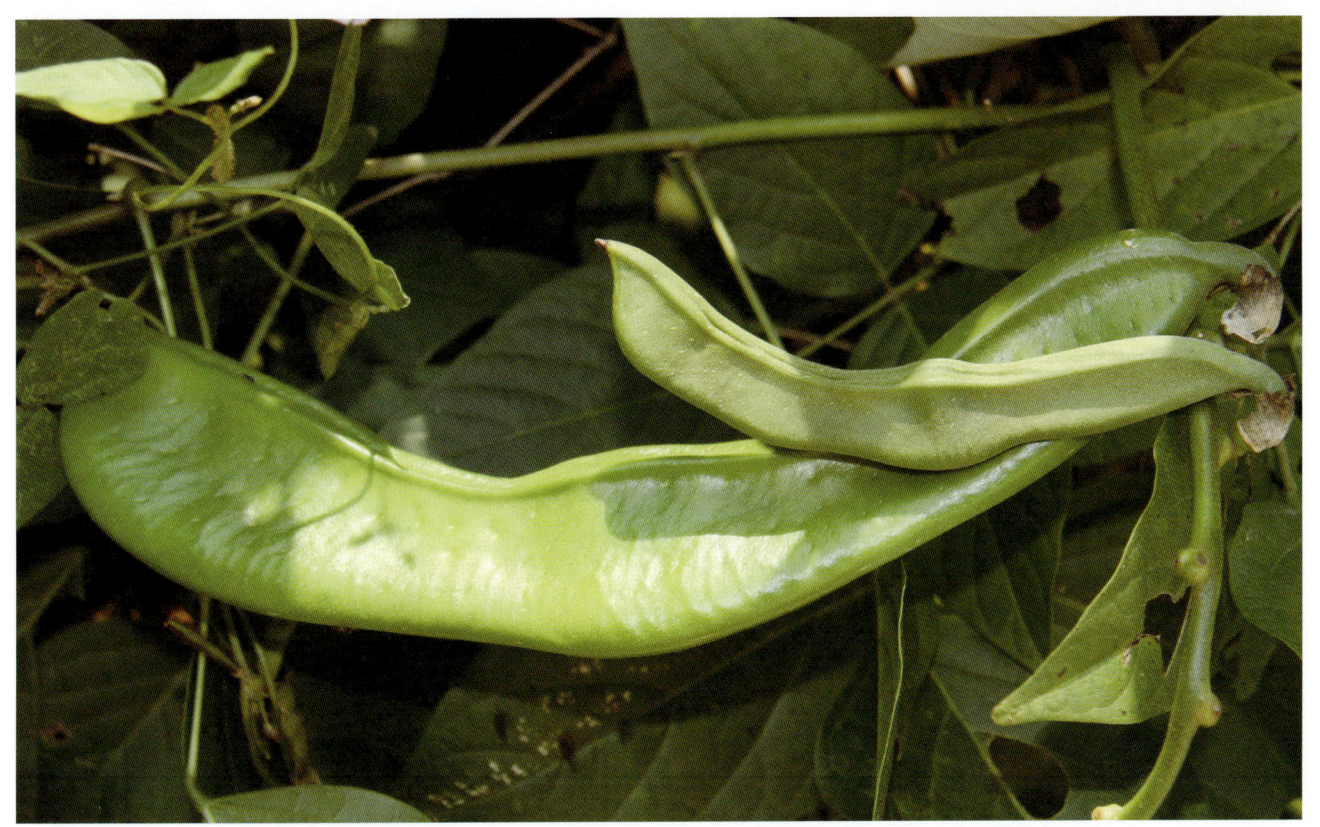

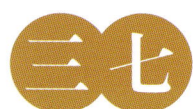

- **别名** 田七、出漆、金不换、参三七、铜皮铁骨。
- **来源** 本品为五加科植物三七 *Panax notoginseng*（Burk.）F.H.Chen的干燥根和根茎。

【形态特征】多年生草本，高达60厘米。根茎短，茎直立，光滑无毛。掌状复叶，具长柄，3~4片轮生长于茎顶；小叶3~7，椭圆形或长圆状倒卵形，边缘有细锯齿。伞形花序顶生，花序梗从茎顶中央抽出，花小，黄绿色。核果浆果状，近肾形，熟时红色。

【生境分布】生长于山坡丛林下。主产云南、广西。

【采收加工】秋季开花前采挖，洗净，分开主根、支根及茎基，干燥。支根习称"筋条"，茎基习称"剪口"。

【性味归经】甘、微苦，温。归肝、胃经。

【功能主治】散瘀止血，消肿定痛。用于咯血，吐血，衄血，便血，妇人崩漏，胸腹刺痛，外伤出血，跌仆肿痛。

【用量用法】内服：3~10克，煎服；或研粉吞服，每次1~3克。外用：适量，研末外掺或调敷。

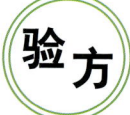

①**咯血**：三七粉0.5~1克，每日2~3次。②**外伤出血**：三七研极细末外敷，加压包扎。③**胃寒胃痛**：三七10克，玄胡5克，干姜3克，水煎代茶饮。④**慢性前列腺炎、阴部刺痛**：三七粉3克，水煎服，每日2次。

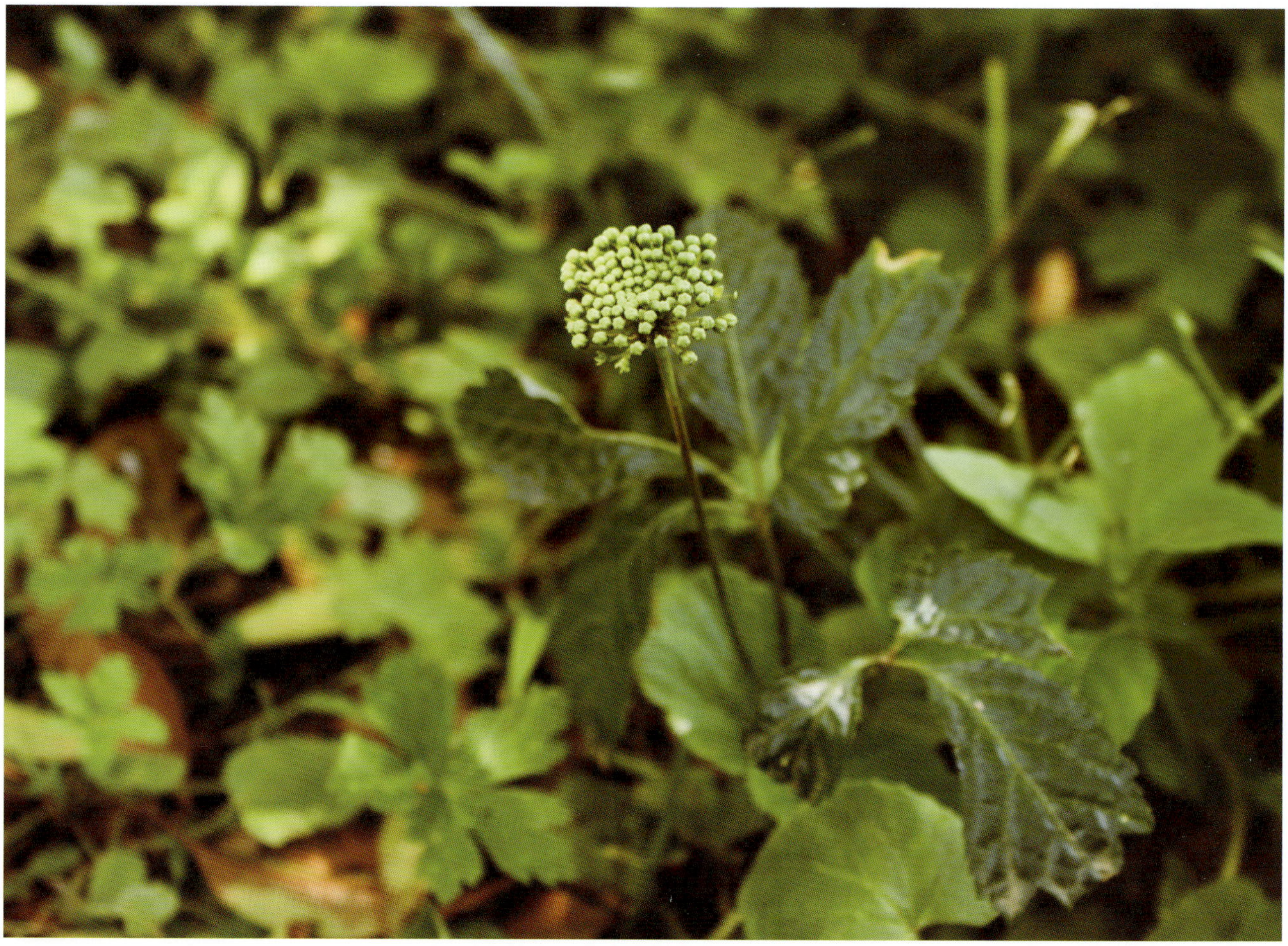

食疗药膳

●三七粉粥

原料：三七粉6克，粳米100克，白糖适量。
制法：先将粳米洗净、放入砂锅；加水适量，煮至米烂汤稠时，调入三七粉和白糖，再煮一二沸即可。
用法：每日2次，温热服，30日为1个疗程。
功效：活血散淤，止血定痛。
适用：高脂血症及冠心病、动脉硬化、各种出血症等。

●三七猪心

原料：三七粉4克，猪心200克，水发木耳2克，蛋清50克。
制法：将猪心切成薄片，用蛋清、盐、胡椒粉、淀粉上浆。再把三七粉、绍酒、酱油、白糖、味精、生姜末加水兑成卤汁。炒勺内放油适量，烧至四五成热，把猪心片放油中滑开，倒入漏勺内，在原炒勺内放姜末少许，待炒出味后，把滑好的猪心片和木耳倒入，翻炒几下，再加卤汁炒匀煮沸，淋入香油即成。
用法：佐餐食用，可常食。
功效：益气养血，活血化瘀。
适用：各种出血症。

使用注意

孕妇慎用。

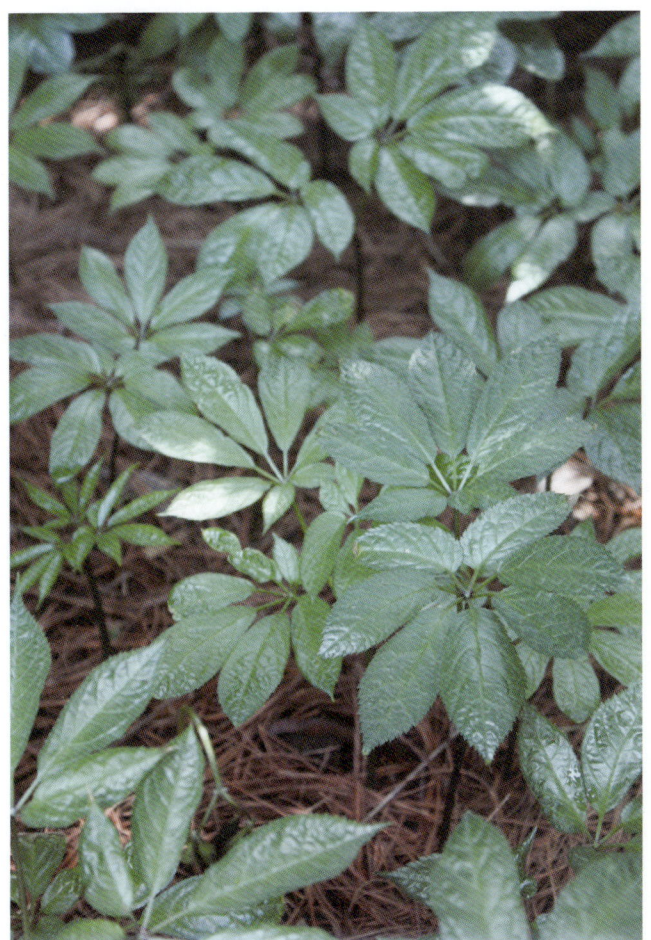

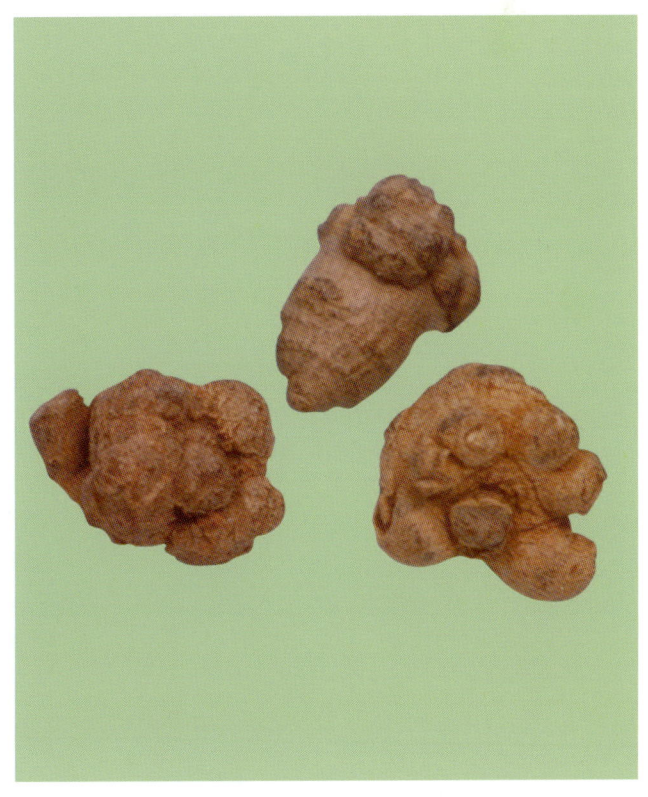

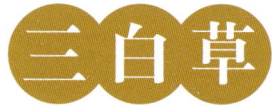

- **别名** 田三白、白黄脚、白面姑、三点白、白叶莲、水木通、白花照水莲。
- **来源** 本品为三白草科植物三白草 Saururus chinensis (Lour.) Baill. 的干燥地上部分。

【形态特征】多年生草本，高30~80厘米。根茎较粗，白色。茎直立，下部匍匐状。叶互生，纸质，叶柄长1~3厘米，基部与托叶合生为鞘状，略抱茎；叶片卵形或卵状披针形，长4~15厘米，宽3~6厘米，先端渐尖或短尖，基部心形或耳形，全缘，两面无毛，基出脉5。总状花序1~2枝顶生，花序具2~3片乳白色叶状总苞；花小，无花被，生长于苞片腋内；雄蕊6，花丝与花药等长；雌蕊1，由4个合生的心皮组成，子房上位，圆形，柱头4。果实分裂为4个果瓣，分果近球形，表面具多疣状突起，不开裂。种子球形。花期4~8月，果期8~9月。

【生境分布】生长于沟旁、沼泽等低湿处。主产江苏、浙江、安徽、广西、四川等地。

【采收加工】根茎7~9月采挖，去净泥土，置热水中浸泡数分钟，取出晒干。全草全年均可采挖，洗净、晒干。

【性味归经】甘、辛，寒。归肺、膀胱经。

【功能主治】利尿消肿，清热解毒。用于水肿，小便不利，淋沥涩痛，带下，脚气，外治疮疡肿毒，湿疹。

【用量用法】内服：15~30克，煎服。外用：鲜品适量捣敷患处。

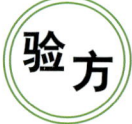

①**乳汁不足**：鲜三白草根50克，猪前脚1只，水煎，服汤食肉，每日1剂。②**妇女白带**：鲜三白草根100克，猪瘦肉200克，水煎，服汤食肉，每日1剂。③**风湿痹痛**：三白草根、牛膝根、白茅根、毛竹根各9~15克，水煎服，红糖、米酒为引。④**月经不调、白带过多**：三白草根、杜鹃花根各15克，猪肉汤适量。将杜鹃花根和三白草根挖取后洗净。水煎煮数沸后，留汁去渣，对猪肉汤服。

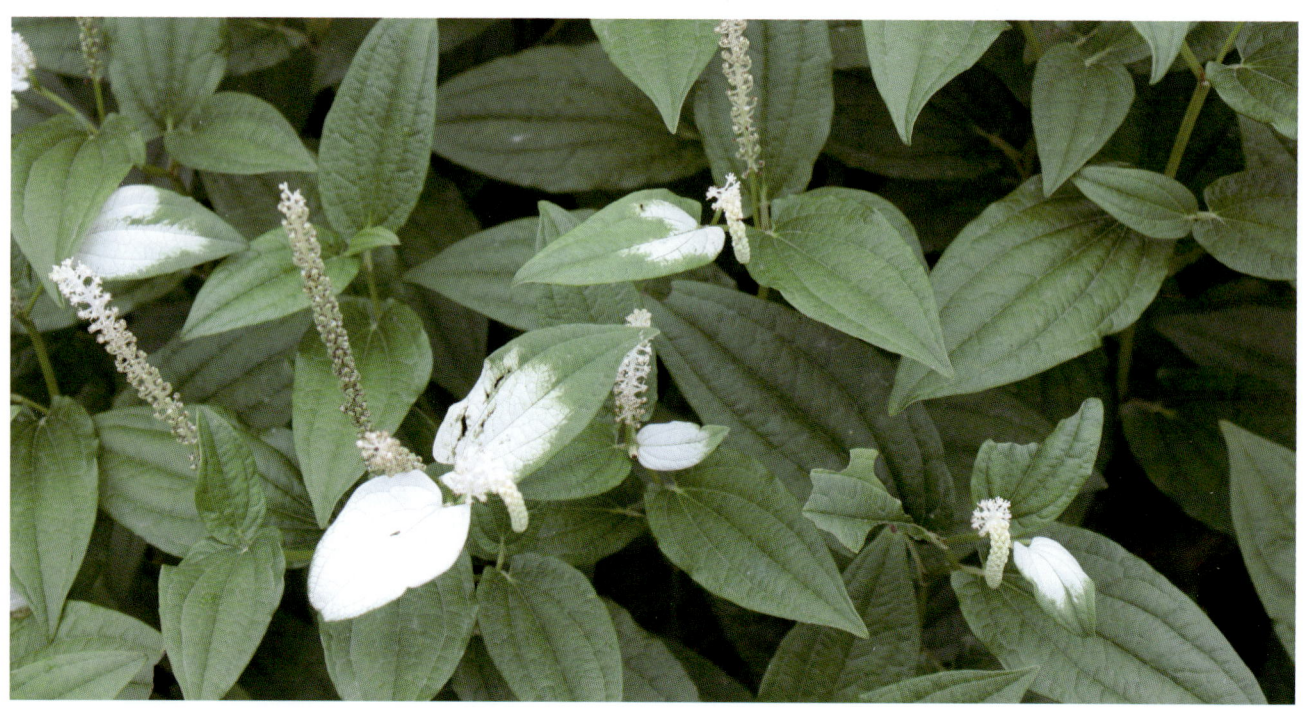

食疗药膳

● 三白五草茶

原料：三白草、白花蛇舌草各50克，鱼腥草、车前草、金钱草各20克，银花、蒲公英、白茅根各30克。
制法：将以上各种原料加适量水，煮沸后晾凉即可。
用法：每日1剂，分2次服。
功效：清热解毒利湿。
适用：急性淋病。

使用注意
脾胃虚寒者慎服。

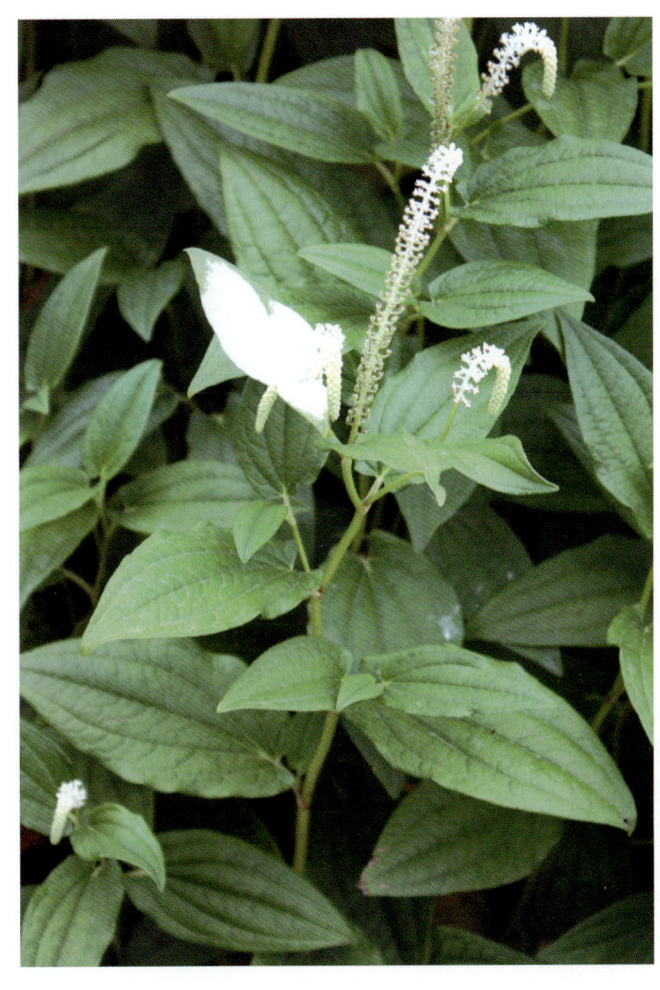

三棱

- **别名** 芩根、芩草、京三棱、红蒲根、光三棱、黑三棱、三棱草。
- **来源** 本品为黑三棱科植物黑三棱 Sparganium stoloniferum Buch.-Ham. 的干燥块茎。

【形态特征】多年生草本。根茎横走，下生粗而短的块茎。茎直立，圆柱形，光滑，高50～100厘米。叶丛生，2列；叶片线形，长60～95厘米，宽约2厘米，叶背具1条纵棱，先端钝尖，基部抱茎。花茎由叶丛抽出，单一，有时分枝；花单性，集成头状花序，有叶状苞片；雄花序位于雌花序的上部，直径约10毫米，通常2～10个；雌花序直径12毫米以上，通常1～3个；雄花花被3～4，倒披针形；雄蕊3；雌花有雌蕊1，罕为2，子房纺锤形，柱头长3～4毫米，丝状。果呈核果状，倒卵状圆锥形，长6～10毫米，径4～8毫米，先端有锐尖头，花被宿存。花期6～7月，果期7～8月。

【生境分布】生长于池沼或水沟等处。主要产于河北、辽宁、江西、江苏等地。

【采收加工】秋、冬季采挖其根茎，洗净泥土，除去茎叶，削去外皮，晒干或烘干。

【性味归经】辛、苦，平。归肝、脾经。

【功能主治】破血行气，消积止痛。用于癥瘕痞块，胸痹心痛，痛经，瘀血经闭，食积胀痛。

【用量用法】内服：5～10克，煎服。

验方

①**食积腹胀**：三棱、莱菔子各9克，水煎服。②**反胃恶心，药食不下**：三棱（炮）50克，生丁香1.5克，共研为末，每服5克，开水送下。③**慢性肝炎或迁延性肝炎**：三棱、莪术、青皮、当归各9克，赤芍12克，丹参24克，白茅根30克，水煎服。

使用注意

孕妇禁用；不宜与芒硝、玄明粉同用。

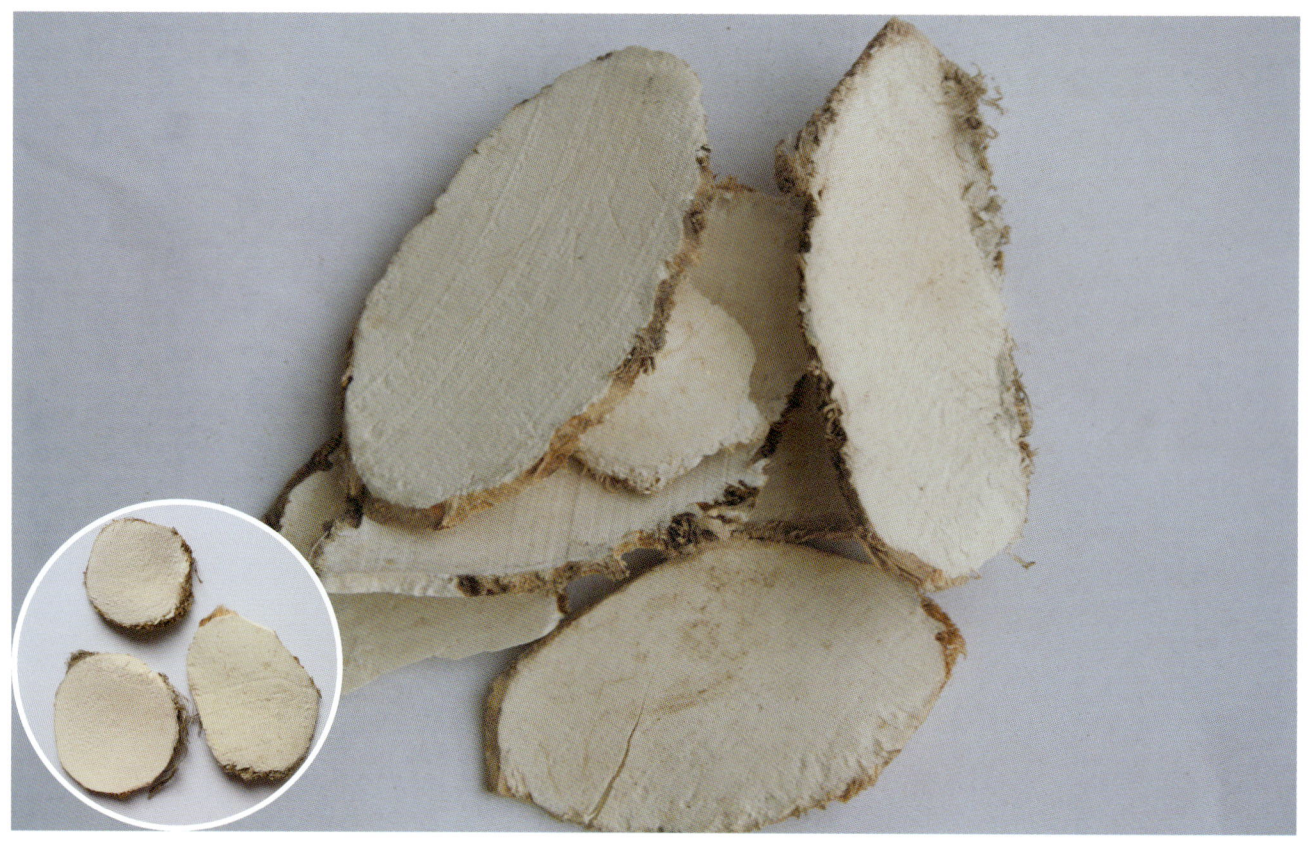

三棵针

- **别名** 小檗、刺黄连、土黄连。
- **来源** 本品为小檗科植物拟獠猪刺 Berberis soulieana Schneid.、小黄连刺、细叶小檗或匙叶小檗等同属数种植物的干燥根。

【形态特征】常绿灌木,高1～3米,茎圆柱形,节间长3～6厘米,幼枝带红色,老枝黄灰色或棕褐色,有时具稀疏而明显的疣点。刺坚硬,3分叉,长1～3厘米。单叶互生或3片簇生;几无柄;叶革质;叶片长圆状椭圆形或长圆状披针形,长4～10厘米,宽1～3厘米,先端急尖,有小尖刺,基部楔形,上面暗绿色,下面淡绿色或黄色,边缘具15～25个刺状小锯齿,齿距2.5～4毫米,叶脉网状密集。花3～10朵簇生,花梗长1～2厘米;小苞片披针形;萼片6,长圆形或卵形;花淡黄色,直径约1厘米,花瓣6,先端微凹,基部有2枚蜜腺;雄蕊6,长约4.5毫米,与花瓣对生;子房圆柱形,内有2～3粒胚珠,柱头头状扁平。浆果卵形至球形,蓝黑色,长6～7毫米,直径4～6毫米,柱头宿存,无花柱,无粉或微有粉。花期4～5月,果期6～7月。

【生境分布】生长于海拔1000～2000米的向阳山坡、荒地、路旁及山地灌丛中。分布湖北、四川、贵州、陕西、甘肃、宁夏、西藏等地。

【采收加工】根皮全年可采。茎皮春、秋季采收,取茎枝刮去外皮,剥取深黄色的肉皮。晒干。

【性味归经】苦,寒;有毒。归肝、胃、大肠经。

【功能主治】清热燥湿,泻火解毒。用于湿热泻痢,黄疸,咽喉肿痛,目赤,聤耳流脓,湿疹湿疮,痈肿疮毒。

【用量用法】内服:9～15克,鲜品60～120克,煎服;或研末、泡酒。外用:研末撒。

验方 ①痢疾、肠炎、腹泻:三棵针15克,水煎服;也可用三棵针、秦皮、黄连、白头翁各9克,木香、陈皮各6克,水煎服。②痈肿疮毒:三棵针、双花、蒲公英、紫花地丁各12克,水煎服。③风火目赤、咽喉肿痛:三棵针15克,水煎服。也可用茎或叶60克,煎水代茶饮。

使用注意

脾胃虚寒者慎用。

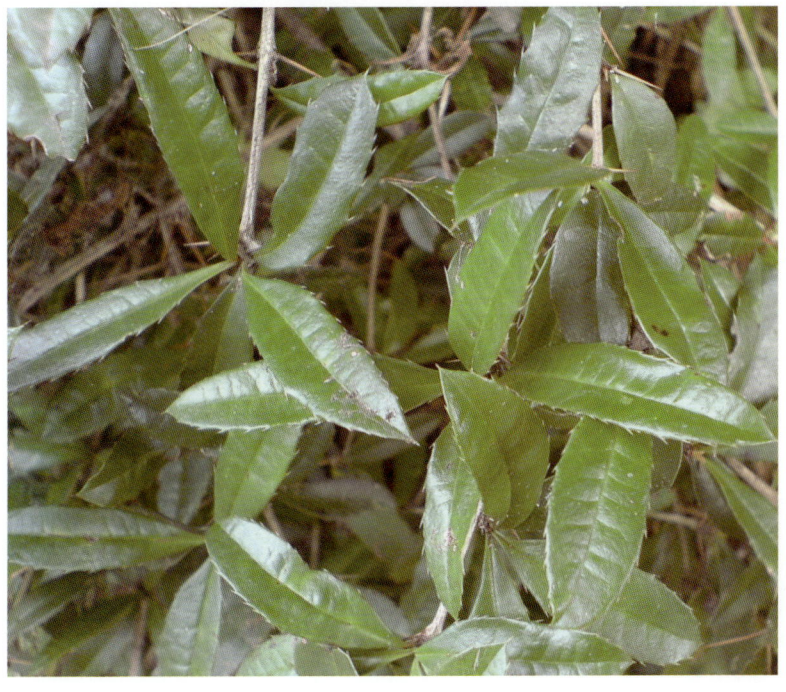
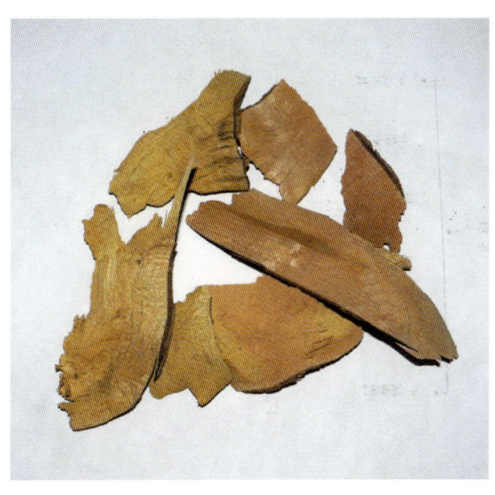

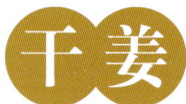

干姜

- **别名** 白姜、均姜、淡干姜、白干姜、干生姜。
- **来源** 本品为姜科植物姜Zingiber officinale Rosc.的干燥根茎。

【形态特征】本品呈扁平块状，长3~6厘米。表皮皱缩，灰黄色或灰棕色。质硬，断面粉性和颗粒性，白色或淡黄色，有黄色油点散在。气香，味辣。去皮干姜表面平坦，淡黄白色。

【生境分布】生长于阳光充足、排水良好的沙质地。主产四川、广东、广西、湖北、贵州、福建等地。

【采收加工】冬季采挖，除去须根及泥沙，晒干或低温干燥。

【性味归经】辛，热。归脾、胃、肾、心、肺经。

【功能主治】温中散寒，回阳通脉，温肺化饮。用于脘腹冷痛，呃逆呕吐，泄泻，肢冷脉微，寒饮喘咳。

【用量用法】内服：3~10克，煎服。

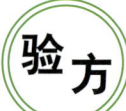

①**中寒水泻**：干姜（炮）研末，饮服10克。②**脾寒疟疾**：干姜、高良姜等量，研末，每次6克，水冲服。③**崩漏、月经过多**：干姜（炮）10克，艾叶15克，红糖适量，水煎服。④**赤痢**：干姜烧黑存性，候冷为末，每次3克，用米汤送饮。⑤**痛经**：干姜、红糖、大枣各30克，将大枣去核洗净，干姜洗净切片，加红糖同煎汤服，每日2次，温热服。

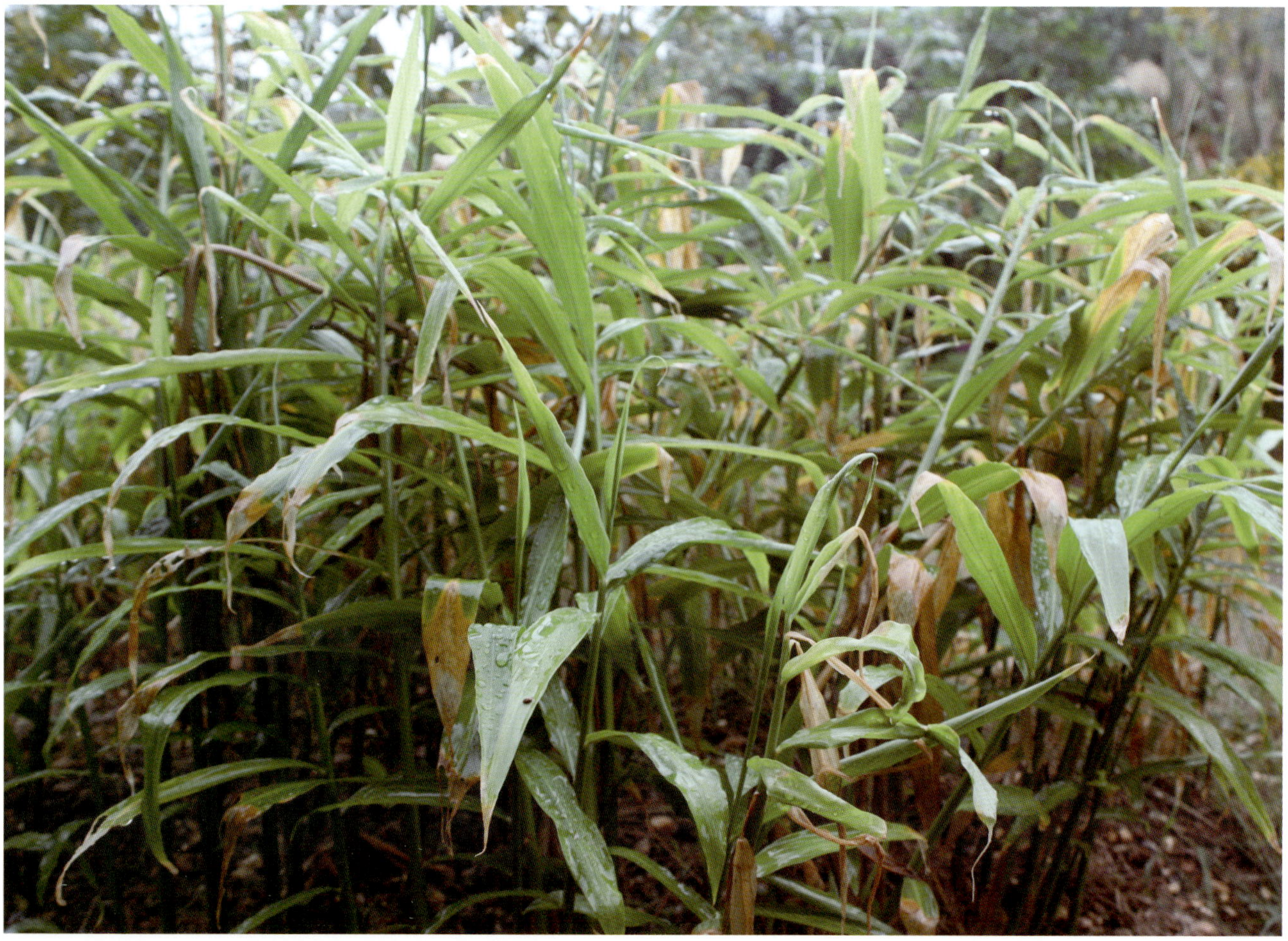

食疗药膳

● 干姜粥

原料：干姜3～6克，大米100克。

制法：先将干姜研成末（或煮汁去渣），再将洗净的粳米与姜末（或姜汁）同入开水锅内熬粥，粥熟即可食用。

用法：每日早、晚服用。

功效：温中回阳，温肺化饮。

适用：脘腹冷痛、呕吐泄泻，或咳嗽气喘、形寒背冷、痰多清稀等。

● 干姜花椒粥

原料：干姜5克，高良姜4克，花椒3克，粳米100克，红糖15克。

制法：将干姜、高良姜、花椒洗净，姜切片，用白净纱布包好，粳米淘洗净，入锅掺水，烧开30分钟以后取出药包，煎成粥食用。

用法：每食适量。

功效：暖胃散寒，温中止痛。

适用：脾胃虚寒、心腹冷痛、呕吐、呃逆、口吐清水、肠鸣腹泻等。

● 干姜木瓜粥

原料：干姜30克，木瓜15克，茯苓粉50克，粳米60克。

制法：用清水适量先煮干姜、木瓜半小时，去渣取汁，再煮粳米，米将烂时加茯苓粉、红糖，小火熬粥，搅匀即可。

用法：早晚空腹餐食，连服数日。

功效：温中补虚，化湿止痢。

适用：寒湿下痢、泄泻、腹胀、纳差、舌淡苔厚等。

使用注意

阴虚内热，血热妄行者忌用。孕妇慎用。

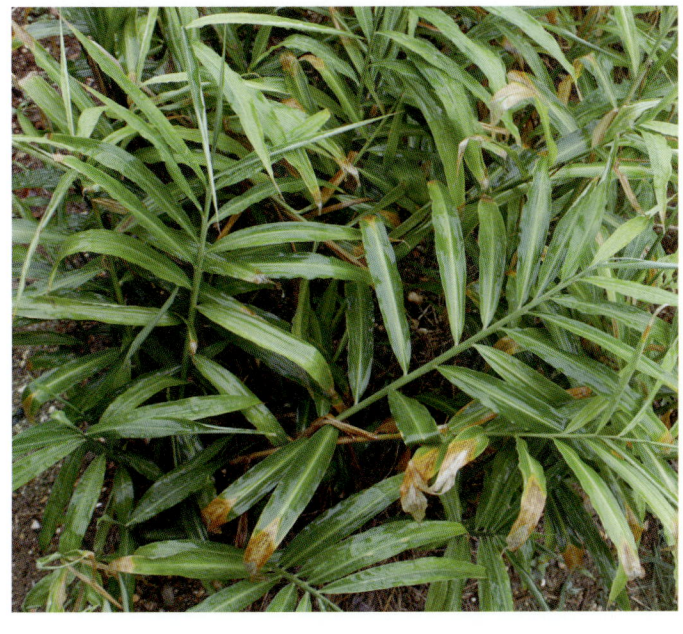
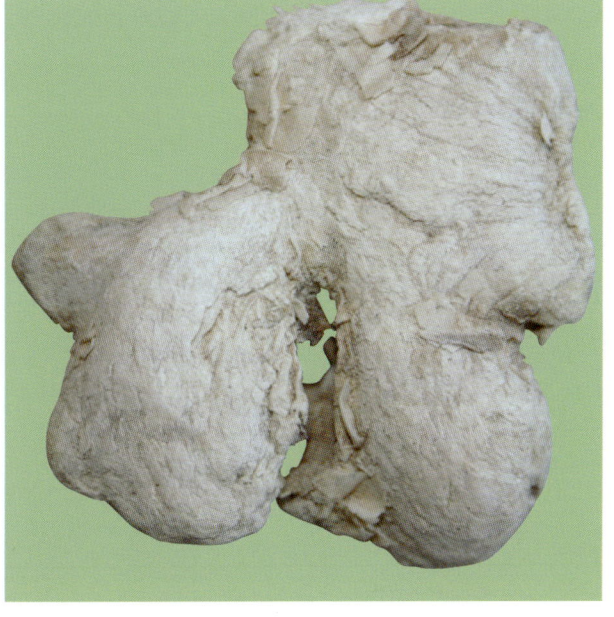

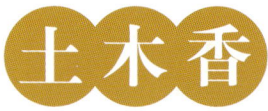

- **别名** 玛奴、祁木香。
- **来源** 本品为菊科植物土木香 *Inula helenium* L. 的根。

【形态特征】多年生草本，高达1.8米，全株密被短柔毛。基生叶有柄，阔大，广椭圆形，长25～50厘米，先端锐尖，边缘具不整齐齿牙；茎生叶大形，无柄，半抱茎，长椭圆形，基部心脏形，先端锐尖，边缘具不整齐齿牙。头状花序腋生，黄色，直径5～10厘米；排成伞房花序，花序梗长6～12厘米；总苞半球形，直径2.5～5厘米，总苞片覆瓦状排列，约9～10层，外层苞片叶质，卵形，表面密被短毛；内层苞片干膜质，先端略尖，边缘带紫色；花托秃裸，有窠点；边缘舌状花雌性，先端3齿裂；中心管状花两性，先端5裂。瘦果长约4毫米，表面4～5棱，冠毛多。花期6～7月。

【生境分布】各地有栽培。

【采收加工】霜降后叶枯时采挖，除去茎叶、须根及泥土，截段，较粗的纵切成瓣，晒干。

【性味归经】辛、苦，温。归肝、脾经。

【功能主治】健脾和胃，行气止痛，安胎。用于胸胁胀痛，胸胁挫伤，岔气作痛，脘腹胀痛，呕吐泻痢，胎动不安。

【用量用法】内服：3～9克，煎服；或入丸、散。

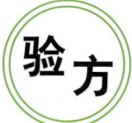 ①胃痛：土木香6克，川楝子、杭白芍各9克，神曲、谷芽、麦芽、蒲公英各15克，水煎服。②慢性肠炎：土木香6克，神曲、凤尾草、马齿苋各15克，水煎服。③痢疾：土木香6克，地榆、隔山消各9克，水煎服。

使用注意

内热口干，喉干舌绛者忌用。

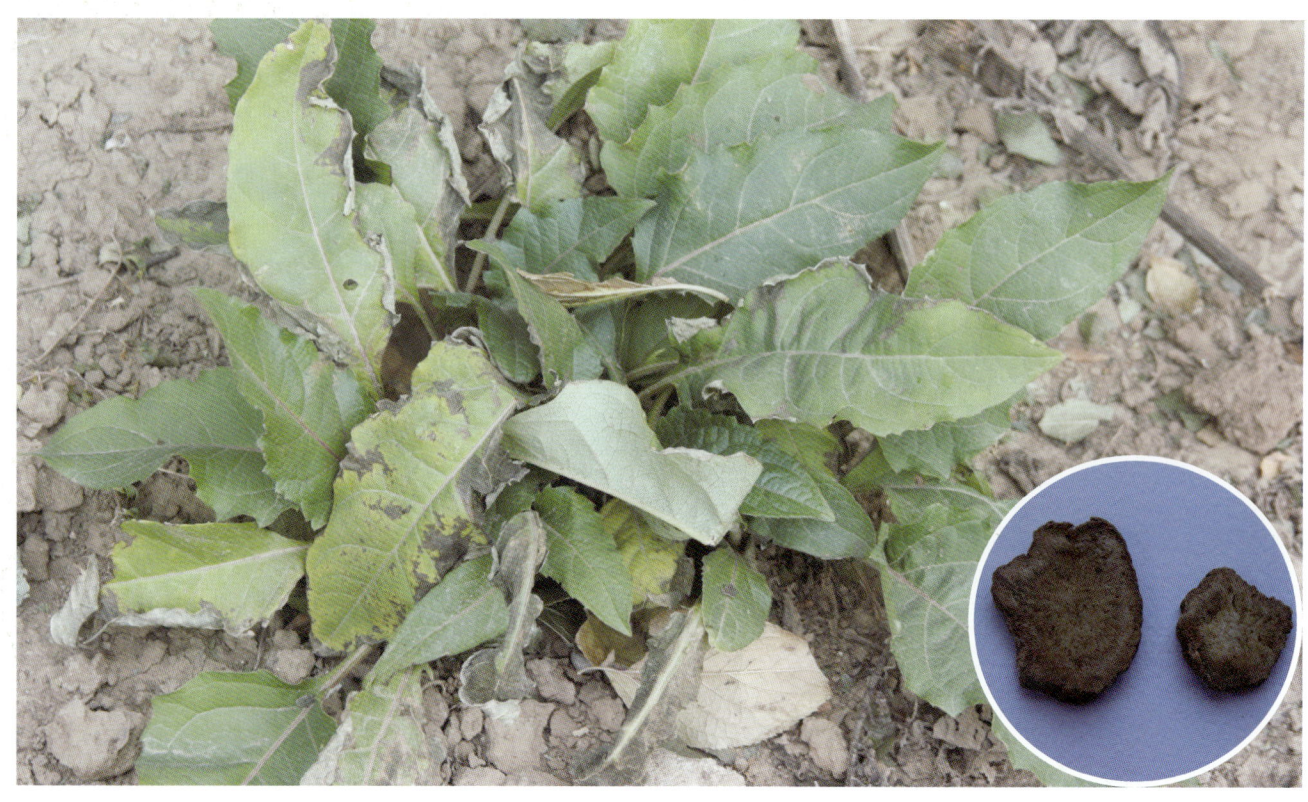

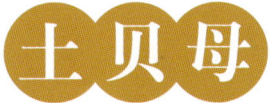

土贝母

- **别名** 土贝、草贝、大贝母、地苦胆。
- **来源** 本品为葫芦科植物土贝母 *Bolbostemma paniculatum*（Maxim.）Franquet的干燥块茎。

【形态特征】攀缘性蔓生草本。块茎肉质，白色，扁球形，或不规则球形，直径达3厘米。茎纤弱，有单生的卷须。叶互生，具柄；叶片心形，长宽均约4~7厘米，掌状深裂，裂片先端尖，表面及背面粗糙，微有柔毛，尤以叶缘为显著。腋生疏圆锥花序；花单性，雌雄异株；花萼淡绿色，基部合生，上部5深裂，裂片窄长，先端渐尖，呈细长线状；花冠与花萼相似，但裂片较宽；雄蕊5，花丝1枚分离，其余4枚基部两两成对连合；雌花子房下位，3室，柱头6枚。蒴果圆筒状，成熟后顶端盖裂。种子4枚，斜方形，表面棕黑色，先端具膜质翅。花期6~7月，果期8~9月。

【生境分布】生长于山坡或平地。分布河南、河北、山东、山西、陕西、甘肃、云南等地。

【采收加工】秋、冬采挖，洗净泥土，将联结的小瓣剥下，蒸透后晒干。

【性味归经】苦，微寒。归肺、脾经。

【功能主治】解毒，散结，消肿。用于乳痈，瘰疬，痰核。

【用量用法】内服：5~10克，煎服。

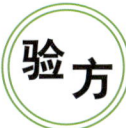

验方

①**乳痈初起：** 白芷、土贝母各等份，研为细末，每服9克，陈酒热服，护暖取汗即消，重者再一服。②**瘰串：** 牛皮胶（水熬化）30克，入土贝母末15克，摊油纸上贴之。③**颈淋巴结核未破者：** 土贝母9克，水煎服，同时用土贝母研粉，醋调外敷。

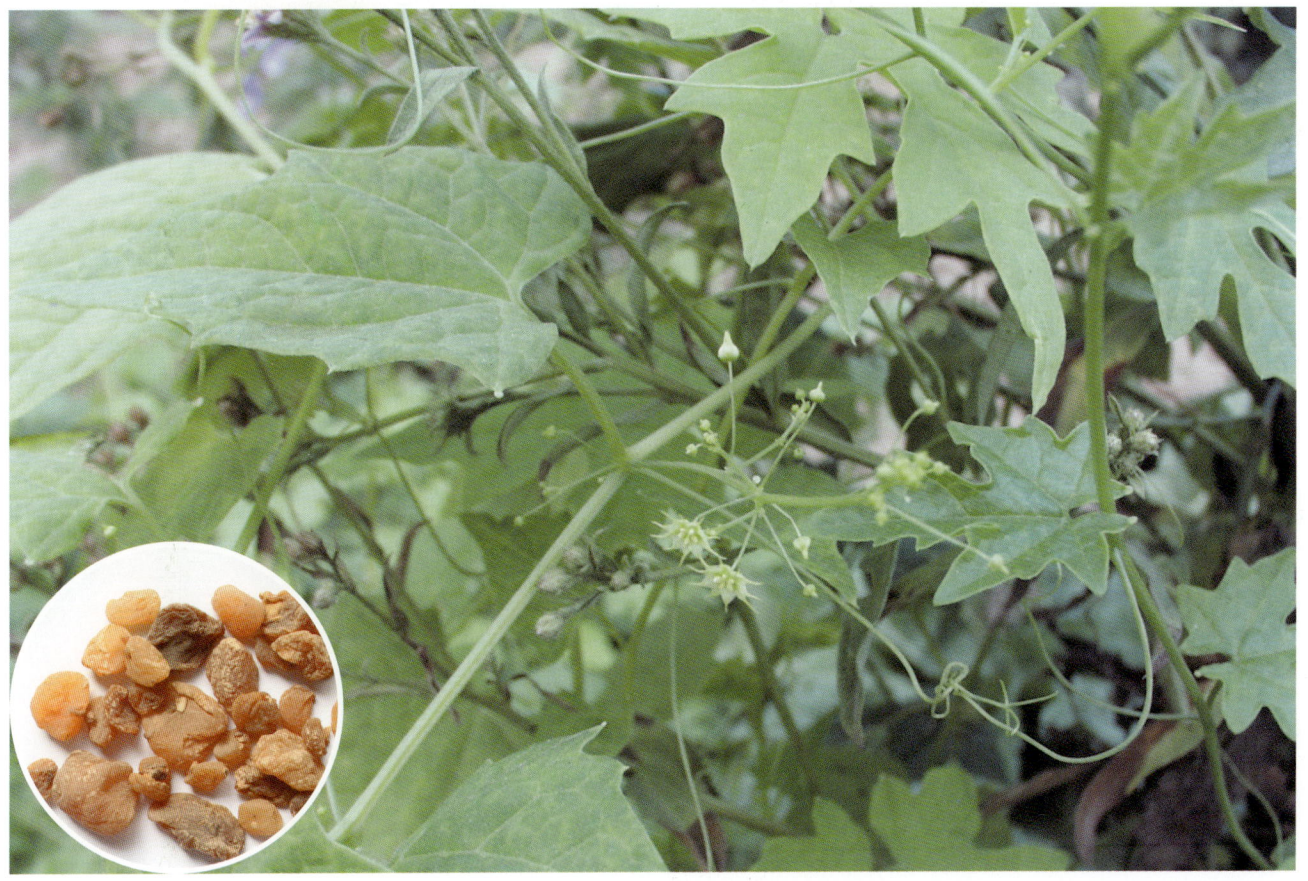

土荆皮

- **别名** 土槿皮、荆树皮、金钱松皮。
- **来源** 本品为松科植物金钱松 *Pseudolarix amabilis*（Nelson）Rehd.的干燥根皮或近根树皮。

【形态特征】落叶乔木，高20～40米。茎干直立，枝轮生平展；长枝有纵纹细裂，叶散生其上，短枝有轮纹密生，叶簇生其上，作辐射状，叶线形，长约3～7厘米，宽1～2毫米，先端尖，基部渐狭，至秋后叶变金黄色。花单性，雌雄同株；雄花为荑荑状，下垂，黄色，数个或数十个聚生在小枝顶端，基部包有无数倒卵状楔形之膜质鳞片；雌花单生长于有叶之短枝顶端，由多数螺旋状排列的鳞片组成。球果卵形，直立，长约5～7.5厘米，径约3～6厘米，鳞片木质，广卵形至卵状披针形，先端微凹或钝头，基部心脏形，成熟后脱落，苞片披针形，长6～7毫米，先端长尖，中部突起。种子每鳞2个，长8毫米，富油脂，有膜质长翅，与鳞片等长或梢短。花期4～5月，果期10～11月。

【生境分布】喜生长于多阳光处。产于浙江、安徽、江苏等地。

【采收加工】秋末剥取树皮或根皮，晒干。

【性味归经】辛，温；有毒。归肺、脾经。

【功能主治】杀虫，疗癣，止痒。用于疥癣瘙痒。

【用量用法】外用：适量，醋或酒浸搽擦，或研末调搽患处。

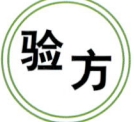

局限性神经性皮炎：土荆皮、蛇床子、百部根各30克，五倍子24克，密陀僧18克，轻粉6克，共研细末备用。先以皂角煎水洗患处，再以元醋调药粉呈糊状，搽敷患部，上盖一层油纸，以保持药物潮润，每日1次，直至痊愈。

使用注意

本品有毒，一般不作内服。

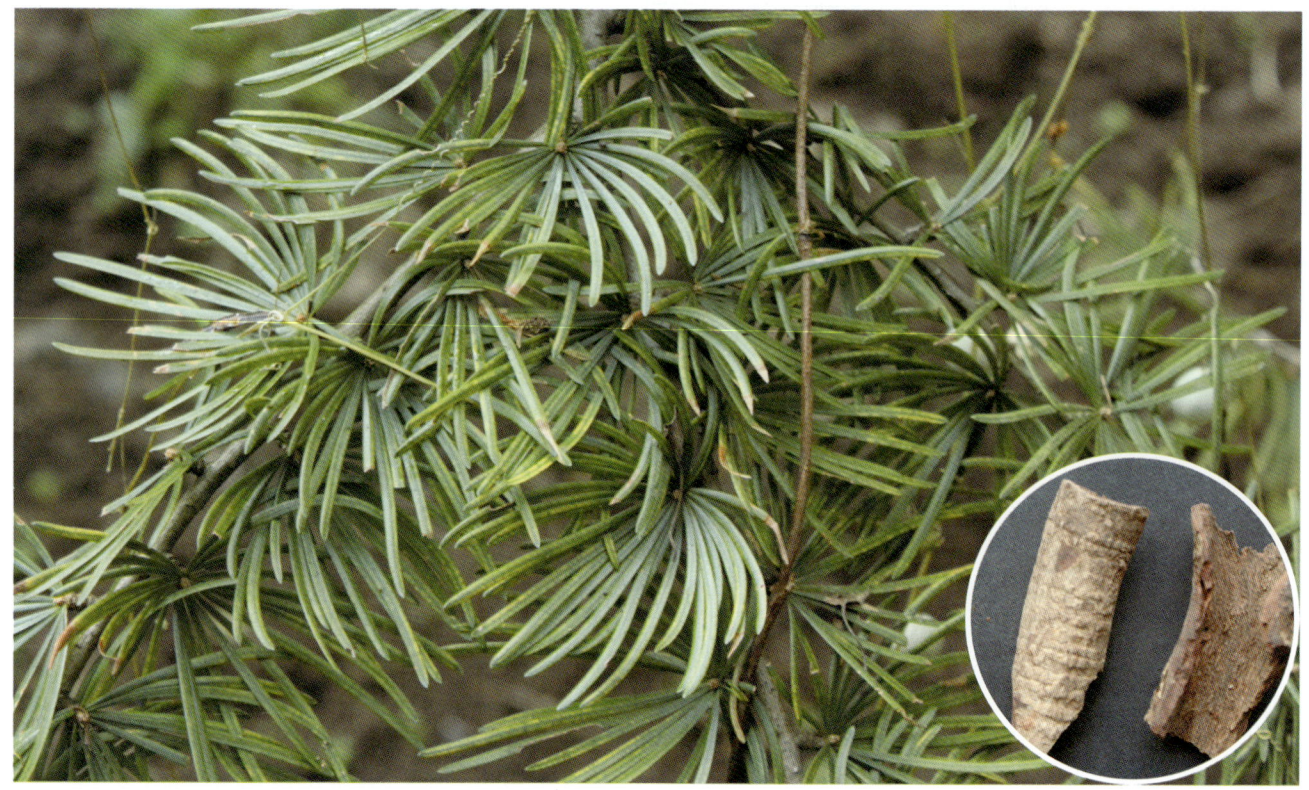

土茯苓

- **别名** 刺猪苓、过山龙、冷饭团、山归来、久老薯、红土苓。
- **来源** 本品为百合科植物光叶菝葜 *Smilax glabra* Roxb. 的干燥根茎。

【形态特征】多年生常绿攀缘状灌木，茎无刺。单叶互生，薄革质，长圆形至椭圆状披针形，先端渐尖，全缘，表面通常绿色，有时略有白粉，有卷须。花单性异株，腋生伞形花序；花被白色或黄绿色。浆果球形，红色，外被白粉。

【生境分布】生长于林下或山坡。长江流域南部各省（区）均有分布。

【采收加工】夏、秋二季采挖，除去须根，洗净，干燥，或趁鲜切成薄片，干燥。

【性味归经】甘、淡，平。归肝、胃经。

【功能主治】解毒，除湿，通利关节。用于梅毒及汞中毒所致的肢体拘挛，筋骨疼痛；湿热淋浊，筋骨挛痛，脚气，带下，痈肿，瘰疬，疥癣。

【用量用法】内服：15～60克，煎服。

验方 ①**钩端螺旋体病**：土茯苓60～150克，甘草6克，水煎服。②**疮疖**：土茯苓30克，苍耳子、大黄、金银花、蒲公英各9克，水煎服。③**阴痒**：土茯苓、蛇床子、地肤子各30克，白矾、花椒各9克，煎水，早晚熏洗或坐浴。④**天疱疮**：土茯苓30克，金银花、蒲公英、紫花地丁、白鲜皮、苦参、地肤子各15克，甘草6克，水煎服。⑤**疮疖**：土茯苓适量，研末，醋调敷。

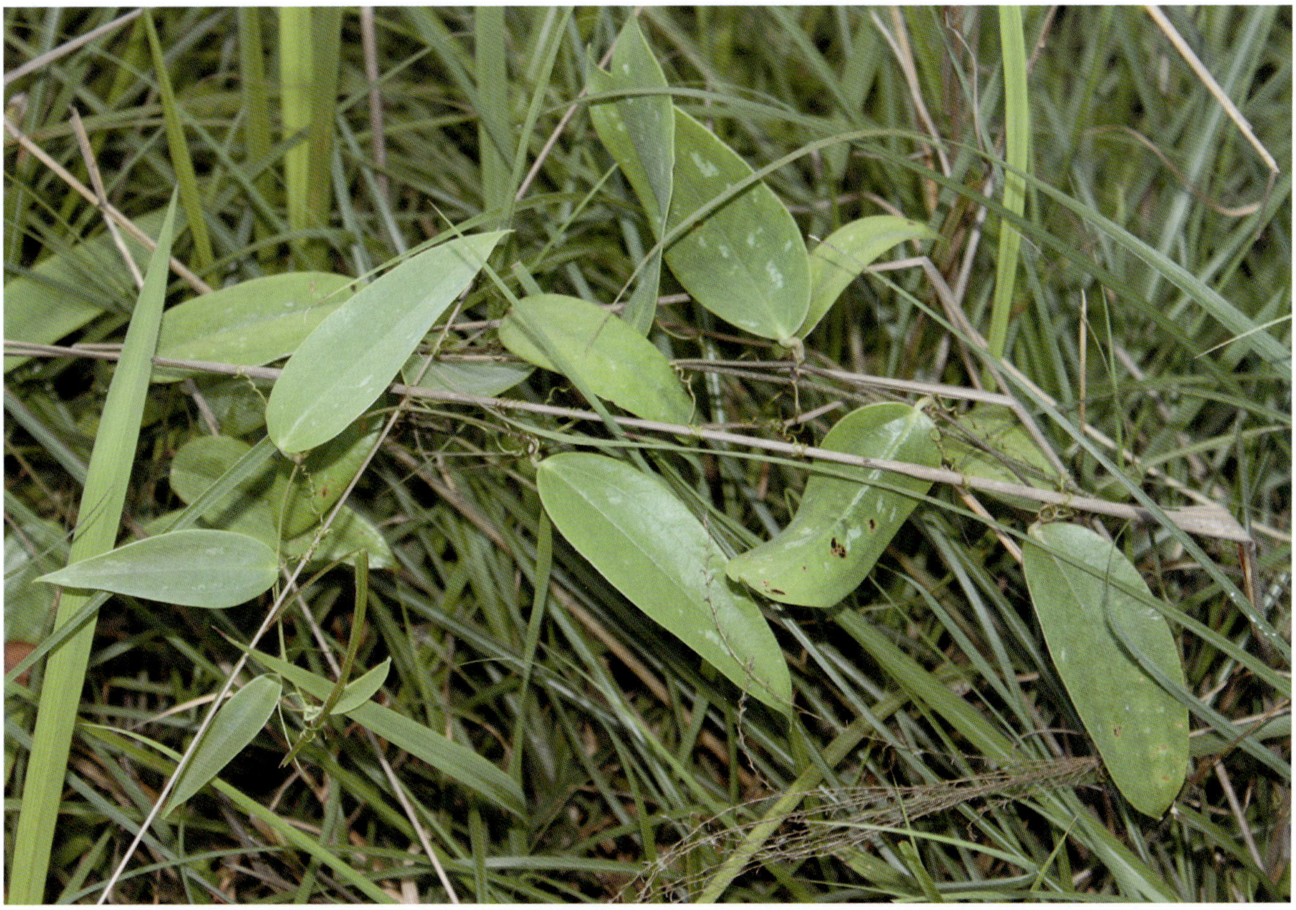

食疗药膳

●土茯苓茶
原料：土茯苓60克，绿茶2克。
制法：将上两味水煎取药汁。
用法：代茶频饮，每日1次，连服15日为1个疗程。
功效：解毒化瘀。
适用：梅毒。

●土茯苓郁金蜜汁
原料：土茯苓60克，郁金、蜂蜜各30克。
制法：将土茯苓、郁金分别拣杂，洗净，晒干或烘干，切成片，同放入砂锅，加水浸泡片刻，浓煎30分钟，用洁净纱布过滤，去渣，收取滤汁放入容器，温热时调入蜂蜜，拌和均匀即成。
用法：早晚2次饮。
功效：行气活血，抗癌止痛。
适用：肝郁气滞型肺癌等多种癌症疼痛。

●土茯苓糖水
原料：土茯苓50克，白糖适量。
制法：将土茯苓放入锅中，加清水3碗，用小火煎至1碗，滤取药汁，加白糖即成。
用法：每日1剂，1次饮完，连饮5~7日。
功效：清热，解毒，除湿。
适用：子宫颈癌，症见白带增多。

●土茯苓眉豆蟾蜍粥
原料：土茯苓120克，眉豆60克，粳米30克，蟾蜍2只，姜蒜、红枣各适量。
制法：蟾蜍去头、皮、内脏，用清水冲洗干净，入清水锅中，再加进粳米、土茯苓、眉豆、红枣、姜蒜一同熬煮，待粥熟后适当地调入一些调味料即可。
用法：温热服食，每日2次。
功效：清湿毒。
适用：疳疮，症见阴茎龟头出现小疮、四周焮肿、亮如水晶、逐渐增大、破后糜烂等。

●土茯苓猪骨汤
原料：土茯苓30~60克，猪脊骨500克。
制法：将上两味加水适量炖汤。
用法：每日2次。
功效：利水退肿。
适用：肾炎水肿，消除肾炎蛋白尿。

使用注意
服药期间忌饮茶，否则可致脱发。

土鳖虫

- **别名** 地鳖、土元、土鳖、簸箕虫、地鳖虫。
- **来源** 本品为鳖蠊科昆虫地鳖 *Eupolyphaga sinensis* Walker 或冀地鳖的雌虫干燥体。

【形态特征】地鳖：雌雄异形，雄虫有翅，雌虫无翅。雌虫长约3厘米，体上下扁平，黑色而带光泽。头小，向腹面弯曲。口器咀嚼式，大颚坚硬。复眼发达，肾形；单眼2个。触角丝状，长而多节。前胸盾状，前狭后阔，盖子头上。雄虫前胸呈波状纹，有缺刻，具翅2对。生活于地下或沙土间，多见于粮仓底下或油坊阴湿处。冀地鳖：雌虫体宽卵圆形，较地鳖宽。虫体表面暗黑色，无光泽，不如地鳖光亮。体背较地鳖扁。前胸背板前缘及身体周围具红褐色或黄褐色边缘。体背面有密集的小颗粒状突起，无翅。雄虫有翅，体灰黑色，除前胸背板前缘处有明显的淡色宽边外，身体其他部分无细碎斑纹。多生活于厨房、灶脚及阴湿处。

【生境分布】生活于阴暗、潮湿、腐殖质丰富的松土中，全国均有，前者主产浙江、湖北、江苏、河南；后者分布于福建、广东、广西等地。习惯认为江苏产品质优。

【采收加工】野生者夏季捕捉，饲养者全年可捕捉。置沸水中烫死，晒干或烘干。

【性味归经】咸，寒；有小毒。归肝经。

【功能主治】破血逐瘀，续筋接骨。用于跌打损伤，筋骨折伤，瘀血经闭，产后瘀阻腹痛，癥瘕痞块。

【用量用法】内服：3~10克，煎服；或研末服，每次1~1.5克，以黄酒送服佳。外用：适量。

验方 ①**腰椎间盘突出症并发坐骨神经痛：** 土鳖、全蝎、乌梢蛇、穿山甲各9克，地龙21克，加味，急性发作期用汤剂，每日1剂。恢复期用散剂（上方药焙干研末）每次3~4克，每日2次酒兑服，并配合腰背肌功能锻炼。②**骨、淋巴结核：** 土鳖虫30克，蜈蚣10条，全蝎、乳香、没药各60克，土茯苓120克，土贝母100克，共研细末，与白面炒水丸成600粒，每次6粒，每日3次。

使用注意 孕妇禁用。

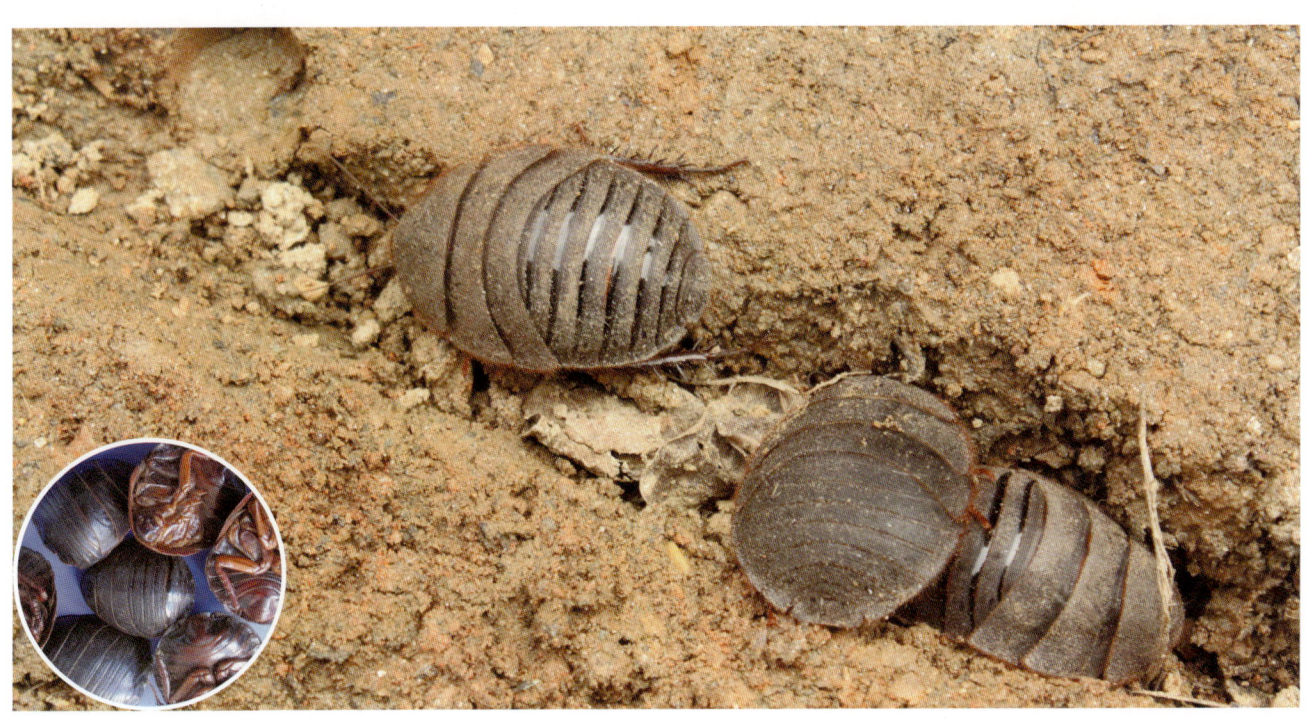

大叶紫珠

- **别名** 紫珠草、大风叶、赶风紫、红大曰、假大艾。
- **来源** 本品为马鞭草科植物大叶紫珠 Callicarpa macrophylla Vahl 的干燥叶或带叶嫩枝。

【形态特征】灌木至小乔木,全株被灰白色长茸毛。叶对生,长椭圆形,长15~24厘米,宽7~9厘米,先端渐尖,基部钝或楔尖,边缘有锯齿,侧脉12~15对;叶柄长1~2厘米。聚伞花序腋生,宽5~8厘米;花序柄长2~3.5厘米;花萼被星状柔毛,裂齿钝三角形;花冠紫色,略被细毛;雄蕊长突出,药室纵裂。果实球形,径约2毫米,熟时紫红色。花期6月。

【生境分布】生长于山坡、丘陵、村边灌木丛中。分布广东、广西、福建、贵州、云南等地。

【采收加工】夏、秋二季采摘,晒干。

【性味归经】辛、苦,平。归肝、肺、胃经。

【功能主治】散瘀止血,消肿止痛。用于衄血,咯血,吐血,便血,外伤出血,跌仆肿痛,风湿骨痛。

【用量用法】内服:15~30克,煎服。外用:适量,研末敷于患处。

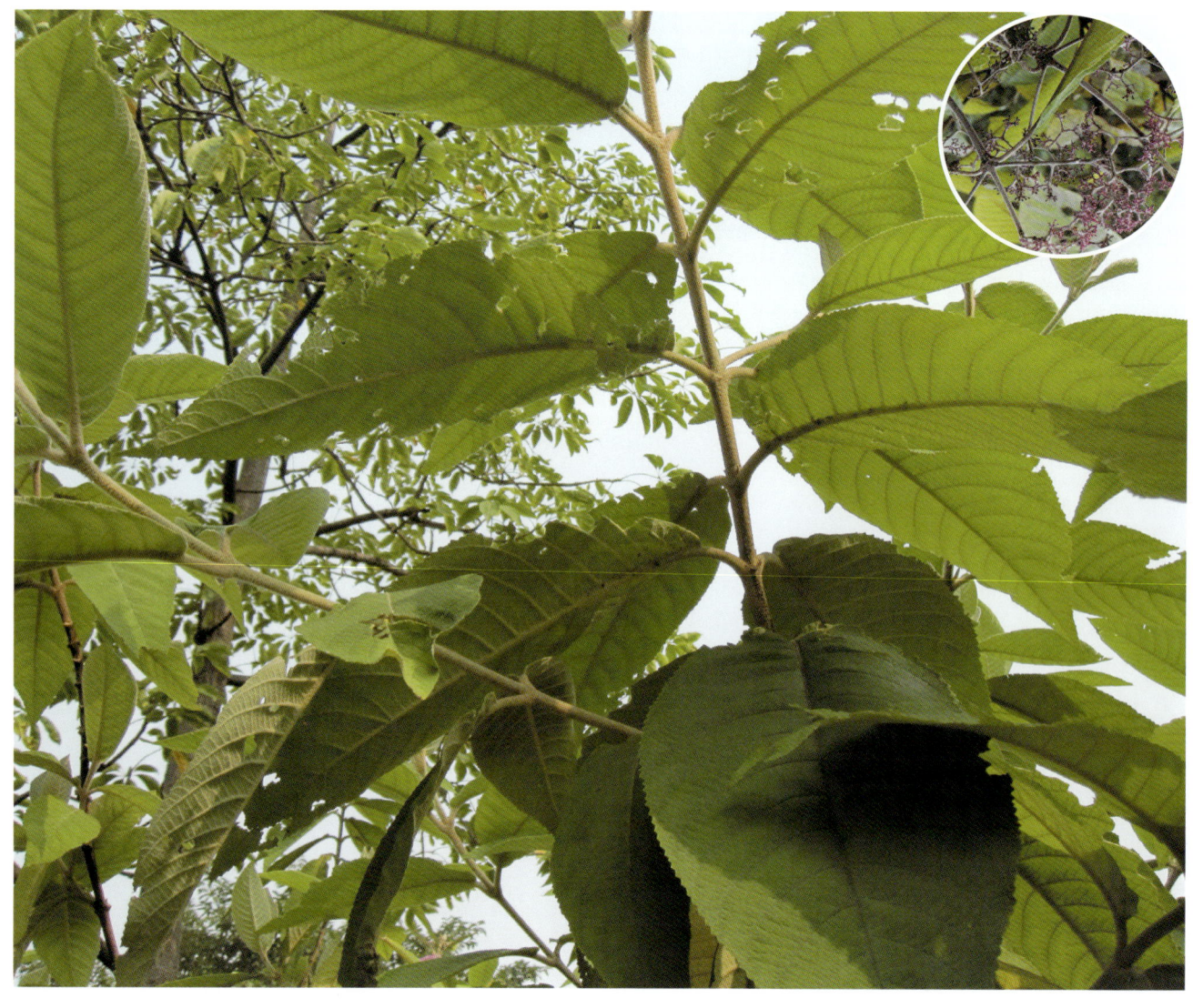

大血藤

- **别名** 血藤、血通、血木通、血节藤、活血藤、过血藤、红皮藤、五花血藤。
- **来源** 本品为木通科植物大血藤Sargentodoxa cuneata（Oliv.）Rehd.et Wils.的干燥藤茎。

【形态特征】木质大藤本，长达数十米，老茎扁圆柱形，稍扭转。三出复叶互生，有长柄，小叶宽卵形，先端短尾尖，基部圆形或浅心形，背脉腋间常有黄色簇毛，小托叶针状。大型圆锥花序生枝顶叶腋。花近无柄，单生或2～3朵簇生长于序轴的节上成穗状，花萼肉质筒状，被白毛，蝶形花冠白色，肉质。荚果扁平，刀状，长8～10.5厘米，宽2.5～3厘米。

【生境分布】生长于灌木丛中或山野间。分布于广西、广东、江西、福建、云南、四川等地。

【采收加工】秋、冬二季采收，除去枝叶，切片，晒干。

【性味归经】苦，平。归大肠、肝经。

【功能主治】清热解毒，活血，祛风止痛。用于肠痈腹痛，热毒疮疡，经闭，痛经，跌仆肿痛，风湿痹痛，疳积，虫痛。

【用量用法】内服：9～15克，煎服；或浸酒服，或熬成膏服。

验方 ①**风湿筋骨疼痛，经闭腰痛：**大血藤30～50克，水煎服。②**血崩（阴道大出血）：**大血藤、仙鹤草、茅根各25克，水煎服。③**盆腔腹膜炎：**大血藤30克，败酱草、金钱草各20克，银花、连翘各15克，水煎服，每日1剂。④**急性阑尾炎：**大血藤60克，蒲公英30克，生大黄、厚朴各6克，每日1剂，分2煎服。

使用注意 月经过多者慎用。

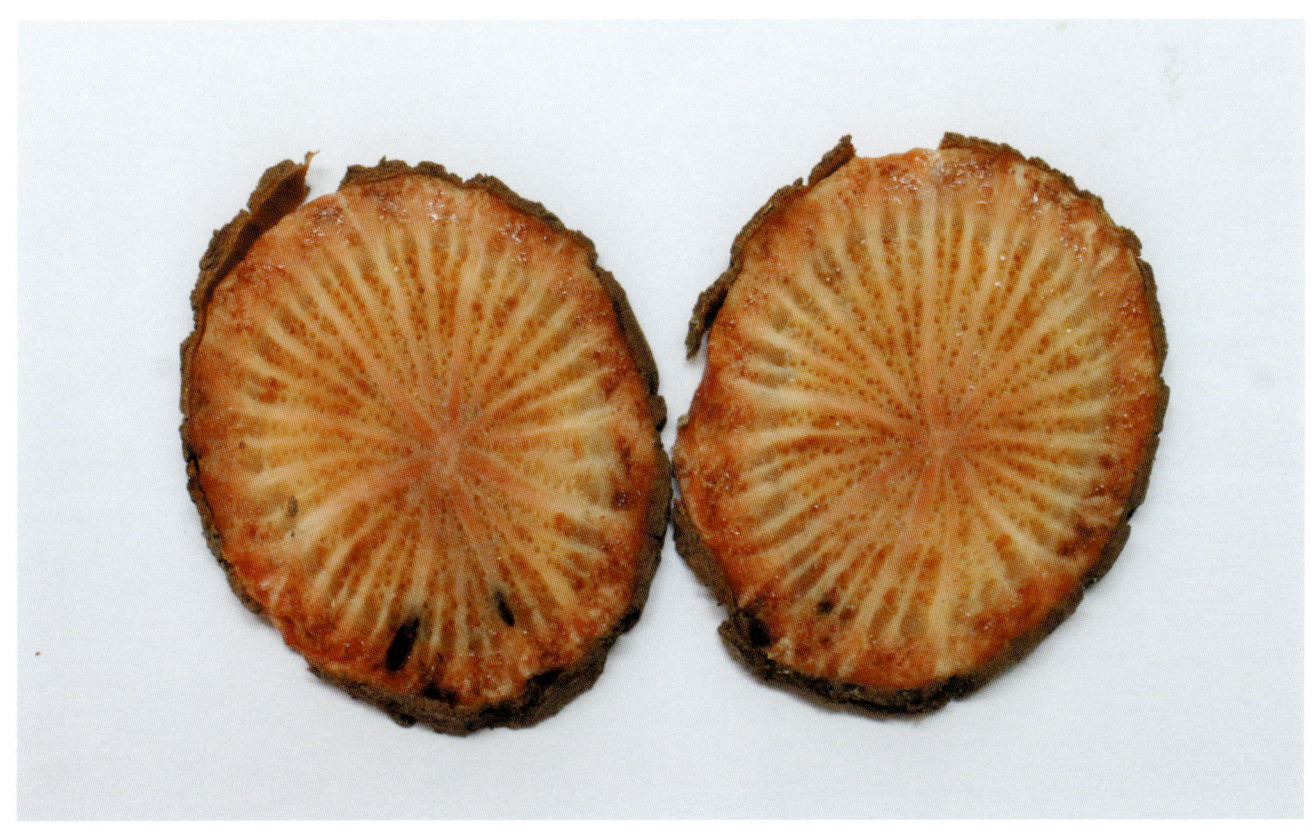

大豆黄卷

- **别名** 豆蘖、黄卷、卷蘖、菽蘖、大豆卷、大豆蘖、黄卷皮、豆黄卷。
- **来源** 本品为豆科植物大豆Glycine max（L.）Merr.的成熟种子经发芽干燥的炮制加工品。

【形态特征】一年生直立草本，高60~180厘米。茎粗壮，密生褐色长硬毛。叶柄长，密生黄色长硬毛；托叶小，披针形；三出复叶，顶生小叶菱状卵形，长7~13厘米，宽3~6厘米，先端渐尖，基部宽楔形或圆形，两面均有白色长柔毛，侧生小叶较小，斜卵形；叶轴及小叶柄密生黄色长硬毛。总状花序腋生；苞片及小苞片披针形，有毛；花萼钏状，萼齿5，披针形，下面1齿最长，均密被白色长柔毛；花冠小，白色或淡紫色，稍较萼长；旗瓣先端微凹，翼瓣具1耳，龙骨瓣镰形；雄蕊10，二体；子房线形，被毛。荚果带状长圆形，略弯，下垂，黄绿色，密生黄色长硬毛。种子2~5颗，黄绿色或黑色，卵形至近球形，长约1厘米。花期6~7月，果期8~10月。

【生境分布】全国各地广泛栽培。

【采收加工】秋季采收，脱壳后放阴凉干燥处，用水浸泡至膨胀，放去水，用湿布覆盖，每日淋水二次，待芽长至0.5~1厘米时，取出，干燥。

【性味归经】甘，平。归脾、胃、肺经。

【功能主治】解表祛暑，清热利湿。用于湿温初起，暑湿感冒，发热汗少，胸闷脘痞，肢体酸重，骨节疼痛，小便不利。

【用量用法】内服：9~15克，煎服；或捣汁；或入散剂。

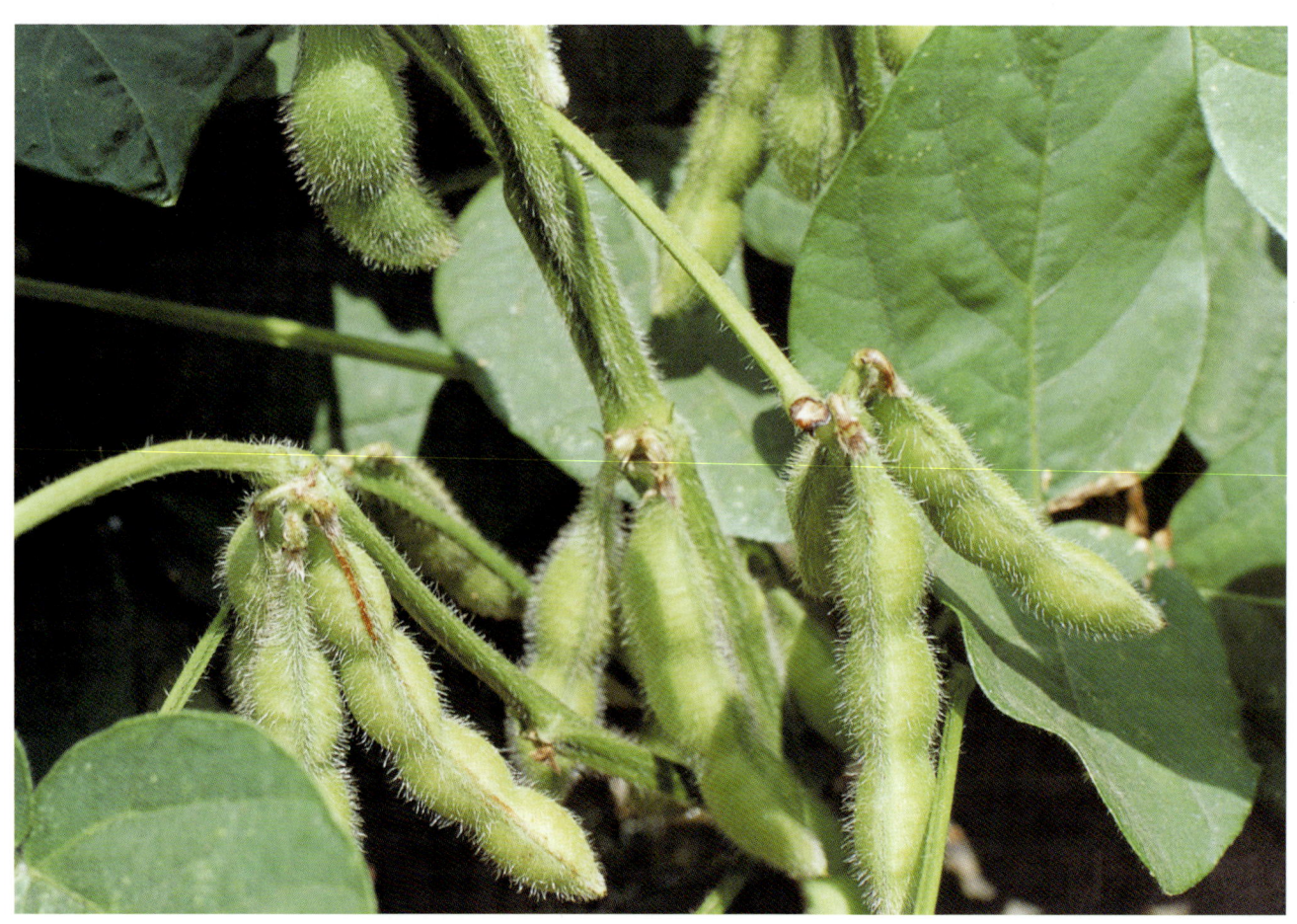

大皂角

- **别名** 皂角、悬刀、皂荚、鸡栖子、大皂荚、长皂荚、长皂角。
- **来源** 本品为豆科植物皂荚 *Gleditsia sinensis* Lam. 的干燥成熟果实。

【形态特征】皂荚，落叶乔木，高达15米。棘刺粗壮，红褐色，常分枝。双数羽状复叶；小叶4~7对，小叶片卵形、卵状披针形或长椭圆状卵形，长3~8厘米，宽1~3.5厘米，先端钝，有时稍凸，基部斜圆形或斜楔形，边缘有细锯齿。花杂性，成腋生及顶生总状花序，花部均有细柔毛；花萼钟形，裂片4，卵状披针形；花瓣4，淡黄白色，卵形或长椭圆形；雄蕊8，4长4短；子房条形，扁平。荚果直而扁平，有光泽，紫黑色，被白色粉霜，长12~30厘米，直径2~4厘米。种子多数，扁平，长椭圆形，长约10毫米，红褐色，有光泽。花期5月，果期10月。

【生境分布】生长于村边，路旁，向阳温暖的地方。全国大部分地区有分布。

【采收加工】秋季果实成熟时采摘，晒干。

【性味归经】辛、咸，温；有小毒。归肺、大肠经。

【功能主治】祛痰开窍，散结消肿。用于中风口噤，㖞口眼斜，昏迷不醒，癫痫痰盛，关窍不通，喉痹痰阻，顽痰喘咳，咳痰不爽，大便燥结；外治痈肿，疮癣疥癞。

【用量用法】内服：1~1.5克，多入丸散用。外用：适量，研末吹鼻取嚏或研末调敷患处。

验方

①**小便淋闭**：皂角刺（烧存性）、破故纸各等份，研为细末，酒送服适量。②**肠风下血**：皂角刺灰100克，胡桃仁、破故纸（炒）、槐花（炒）各50克，共研为末，每服5克，米汤送下。③**乳痈**：皂角刺（烧存性）50克，蚌粉5克，共研细末，每服5克，温酒送下。④**疮肿无头**：皂角刺烧灰，酒送服15克，另嚼葵子三五粒，以患处如针刺为见效。⑤**背疮不溃**：皂角刺（麦麸炒黄）、绵黄芪（焙）各50克，甘草25克，共研细末，每服5克，以酒一碗乳香去渣趁热送下。

使用注意

孕妇及咯血、吐血患者忌服。

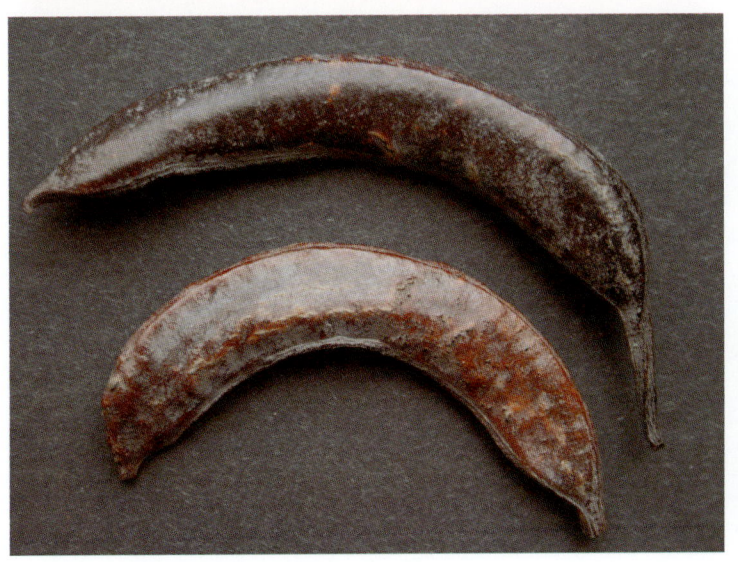
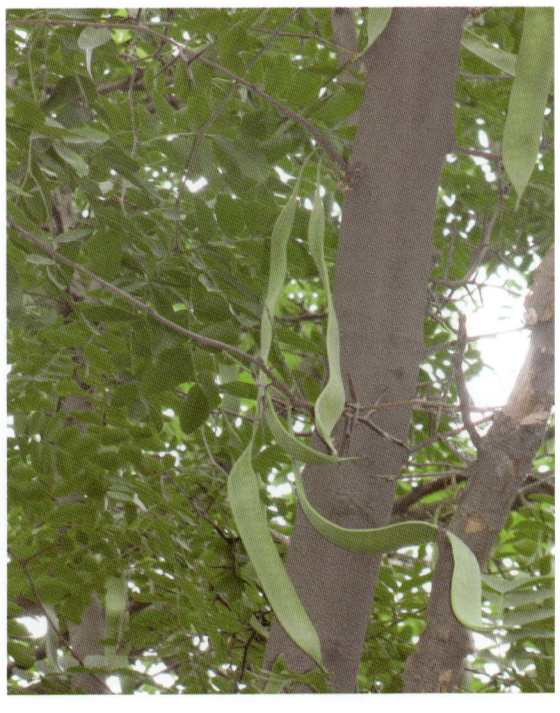

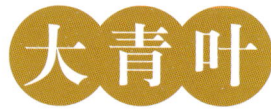 大青叶

- **别名** 蓝菜、大青、蓝叶、菘蓝叶、靛青叶、板蓝根叶。
- **来源** 本品为十字花科植物菘蓝 Isatis indigotica Fort.的干燥叶。

【形态特征】两年生草本，茎高40～90厘米，稍带粉霜。基生叶较大，具柄，叶片长椭圆形，茎生叶披针形，互生，无柄，先端钝尖，基部箭形，半抱茎。花序复总状；花小，黄色短角果长圆形，扁平有翅，下垂，紫色；种子一枚，椭圆形，褐色。

【生境分布】生长于山地林缘较潮湿的地方。野生或栽培。分布于江苏、安徽、河北、河南、浙江等地。

【采收加工】夏、秋二季分2～3次采收，除去杂质，晒干。

【性味归经】苦，寒。归心、胃经。

【功能主治】清热解毒，凉血消斑。用于温病高热神昏，发斑发疹，痄腮，喉痹，丹毒，痈疮肿毒。

【用量用法】内服：9～15克，鲜品30～60克，煎服。外用：适量。

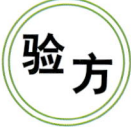 **验方**

①**预防流行性乙型脑炎、流行性脑脊髓膜炎**：大青叶25克，黄豆50克，水煎服，每日1剂，连服7日。②**感冒发热、腮腺炎**：大青叶25～50克，海金沙根50克，水煎服，每日2剂。③**热甚黄疸**：大青叶100克，茵陈、秦艽各50克，天花粉40克，水煎服。④**无黄疸型肝炎**：大青叶100克，丹参50克，大枣10枚，水煎服。⑤**暑疖、痱子**：鲜大青叶50克，水煎代茶饮。

食疗药膳

●大青银花茶

原料：大青叶20克（干品），金银花20克，茶叶5克。

制法：将上三味药加水煎茶，或以沸水冲泡10分钟，即可。

用法：每日1剂，不拘时饮服。

功效：清热祛暑，化浊解毒，生津止渴。

适用：暑热、流行性乙型脑炎等。

使用注意

脾胃虚寒者忌用。

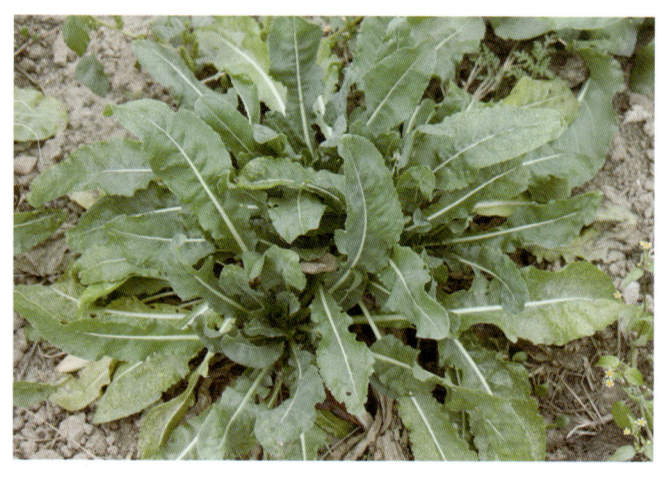
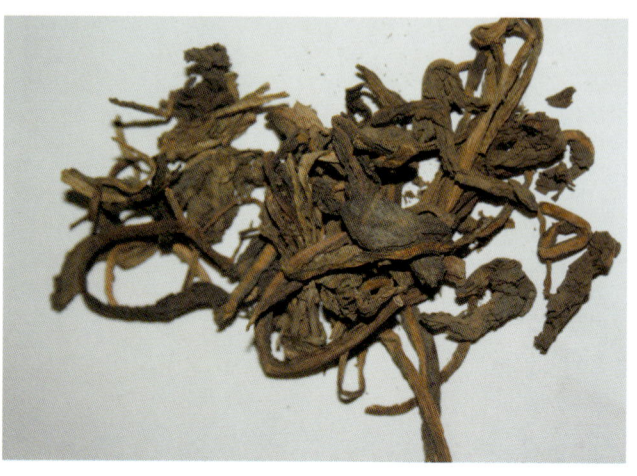

大枣

- **别名** 红枣、干枣、枣子。
- **来源** 本品为鼠李科植物枣 Ziziphus jujuba Mill. 的干燥成熟果实。

【形态特征】灌木或小乔木，高达10米。小叶有成对的针刺，嫩枝有微细毛。叶互生，椭圆状卵形或卵状披针形，先端稍钝，基部偏斜，边缘有细锯齿，基出三脉。花较小，淡黄绿色，2~3朵集成腋生的聚伞花序。核果卵形至长圆形，熟时深红色。

【生境分布】生长于海拔1700米以下的山区、丘陵或平原，全国各地均有栽培，分布于河南、河北、山东、陕西等省。

【采收加工】秋季果实成熟时采收，晒干。

【性味归经】甘，温。归脾、胃、心经。

【功能主治】补中益气，养血安神。用于脾虚食少，乏力便溏，妇人脏躁。

【用量用法】内服：6~15克，煎服；或3~12枚，劈开，入丸去皮核捣烂，入散宜去核；也可生食。

验方

①**腹泻**：大枣10枚，薏苡仁20克，干姜3片，山药、糯米各30克，红糖15克，共煮粥服食。
②**贫血**：大枣、绿豆各50克，同煮，加红糖适量服用，每日1次。
③**中老年人低血压**：大枣20枚，太子参、莲子各10克，山药30克，薏苡仁20克，大米50克，煮粥食用。
④**病后体虚**：大枣、花生各30克，羊肉100克，调料少许炖汤，喝汤食肉。
⑤**自汗、盗汗**：大枣、乌梅各10个，或加桑叶10克，浮小麦15克，水煎服。
⑥**小儿过敏性紫癜**：每日煮大枣500克，分5次食完。

使用注意

实热、湿热、痰热诸疾均不宜。

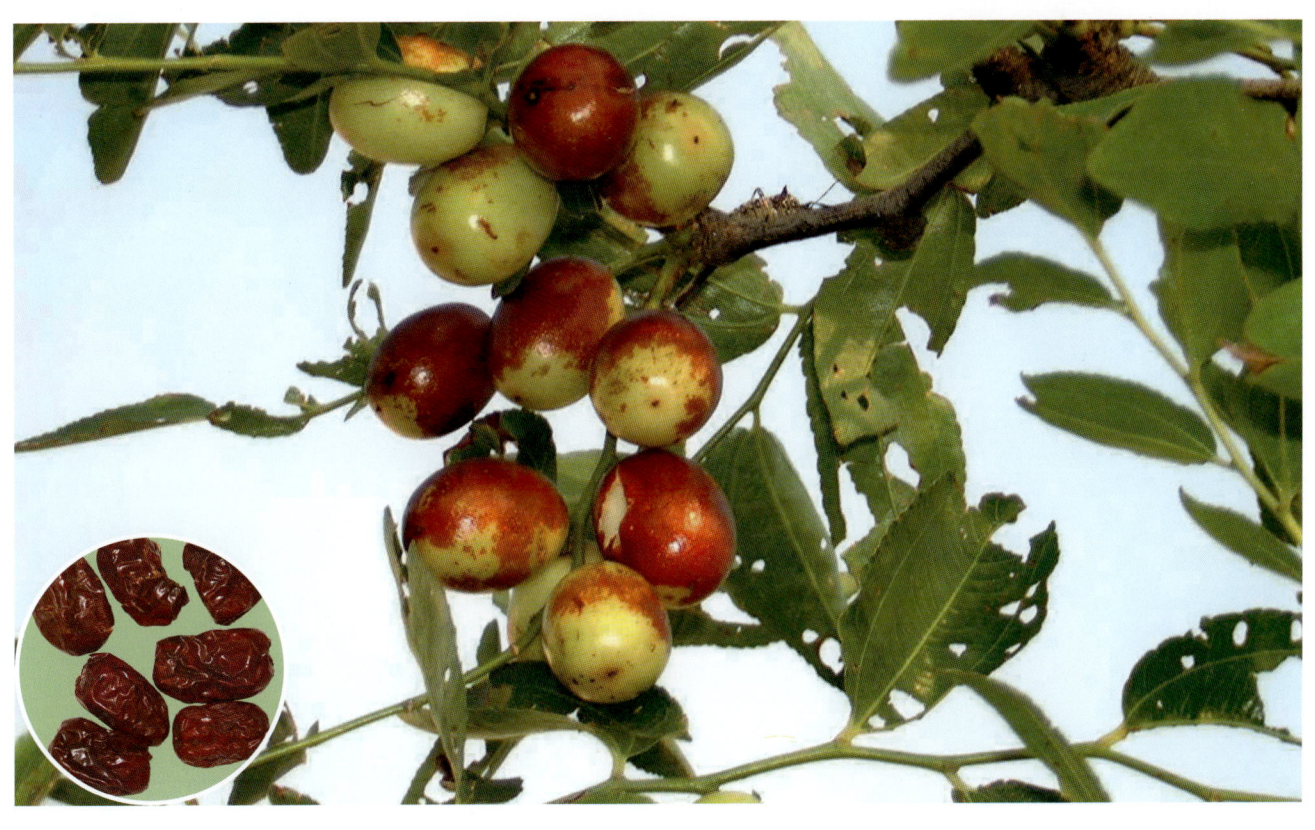

食疗药膳

● 大枣粥
原料：大枣10~15个，粳米100克。
制法：将上两种原料加适量水，一起煮粥。
用法：早餐食用。
功能：补气血，健脾胃。
适用：胃虚食少、脾虚便溏、气血不足以及血小板减少、贫血、慢性肝炎、营养不良等。

● 大枣汤
原料：大枣15个。
制法：大枣洗净，浸泡1小时，用小火炖烂。
用法：每服1剂，每日3次，7日为1个疗程。
功能：健脾益气，止血。
适用：脾虚气弱、食欲不振等。

● 红枣炖兔肉
原料：红枣20枚，兔肉200克。
制法：选色红、肉质厚实的大红枣，洗净备用。将兔肉洗净，切块，与红枣一起放砂锅内，隔水炖熟，即可服用；也可调味服用。
用法：每日1次，每次吃兔肉100克。
功效：健脾益气，补血壮体。
适用：脾虚气弱、病后体虚、过敏性紫癜等。

● 红枣木耳汤
原料：红枣30枚，水发黑木耳60克，白糖适量。
制法：将水发黑木耳去杂洗净，撕成小片；将红枣洗净，去核。将红枣、黑木耳、红糖同放砂锅中，注入适量清水，煮至红枣、黑木耳熟，盛入碗中即成。
用法：每日1次，温热食用。
功效：活血润燥，凉血止血。
适用：贫血症。

使用注意
孕妇及月经期、哺乳期慎用。

大黄

- **别名** 将军、川军、锦文、雅黄、锦纹、锦纹大黄。
- **来源** 本品为蓼科植物掌叶大黄（*Rheum palmatum* L.）、唐古特大黄、药用大黄的干燥根或根茎。

【形态特征】掌叶大黄：多年生高大草木。叶多根生，根生具长柄，叶片广卵形，深裂至叶片1/2处。茎生叶较小，互生。花小紫红色，圆锥花序簇生。瘦果三角形有翅。唐古特大黄：与上种相似，不同处：叶片分裂极深，裂片成细长羽状。花序分枝紧密。常向上贴于茎。药用大黄：叶片浅裂达1/4处。花较大，黄色。

【生境分布】生长于山地林缘半阴湿的地方。主产于四川、甘肃、青海、西藏等地。

【采收加工】秋末茎叶枯萎或次春发芽前采挖，除去细根，刮去外皮，切瓣或段，绳穿成串干燥或直接干燥。

【性味归经】苦，寒。归脾、胃、大肠、肝、心包经。

【功能主治】泻下攻积，清热泻火，凉血解毒，逐瘀通经，利湿退黄。用于实热积滞便秘，湿热痢疾，肠痈腹痛，黄疸尿赤，淋证，水肿，血热吐衄，目赤咽肿，痈肿疔疮，瘀血经闭，产后瘀阻，跌打损伤；外治烧烫伤。酒大黄善清上焦血分热毒。用于目赤咽肿，齿龈肿痛。熟大黄泻下力缓，泻火解毒。用于火毒疮疡。大黄炭凉血化瘀止血。用于血热有瘀出血症。

【用量用法】内服：3～15克，煎服；用于泻下不宜久煎。外用：适量，研末敷于患处。

验方
①**腹泻**：大枣10枚，薏苡仁20克，干姜3片，山药、糯米各30克，红糖15克，共煮粥服食。
②**贫血**：大枣、绿豆各50克，同煮，加红糖适量服用，每日1次。③**中老年人低血压**：大枣20枚，太子参、莲子各10克，山药30克，薏苡仁20克，大米50克，煮粥食用。④**病后体虚**：大枣、花生各30克，羊肉100克，调料少许炖汤，喝汤食肉。⑤**自汗、盗汗**：大枣、乌梅各10个，或加桑叶10克，浮小麦15克，水煎服。⑥**小儿过敏性紫癜**：每日煮大枣500克，分5次食完。

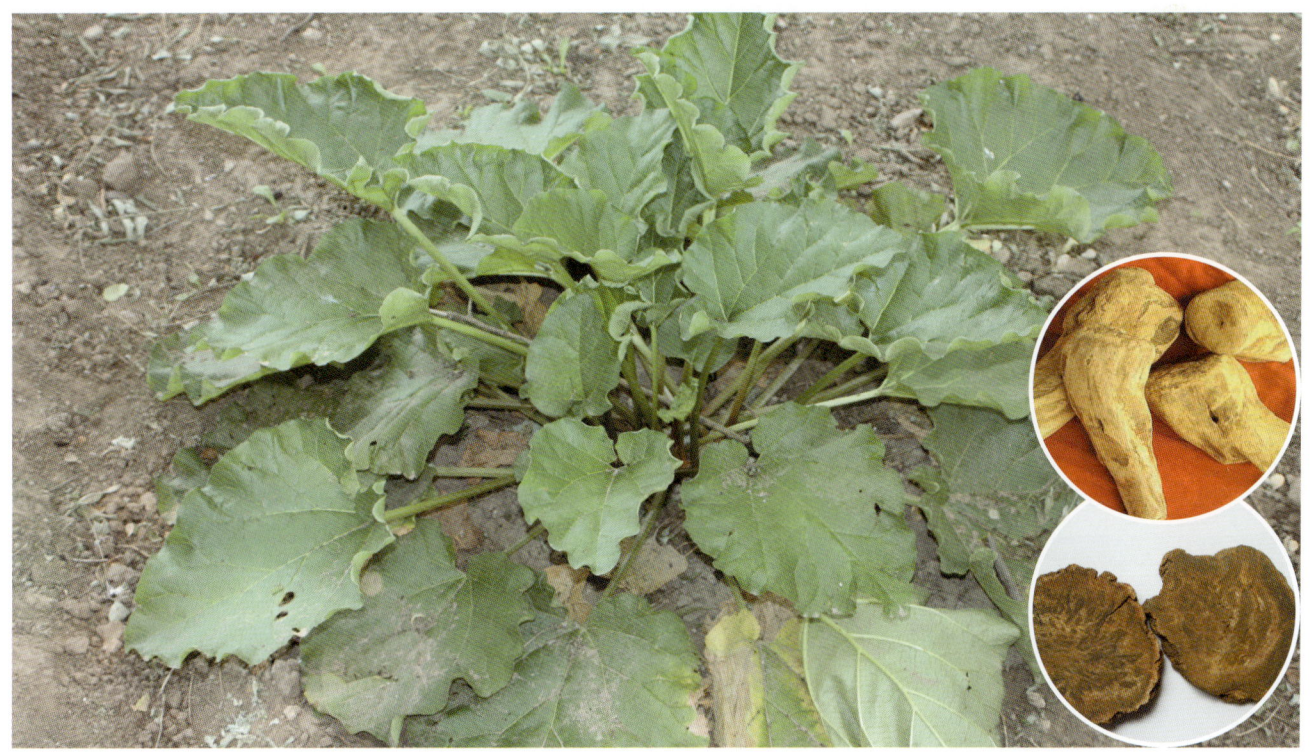

大蒜

- **别名** 独头蒜、紫皮蒜。
- **来源** 本品为百合科多年生草本植物大蒜 Allium sativum L. 的鳞茎。

【形态特征】多年生草本，具强烈蒜臭气。鳞茎大形，具6～10瓣，外包灰白色或淡棕色干膜质鳞被。叶基生，实心，扁平，线状披针形，宽约2.5厘米左右，基部呈鞘状。花茎直立，高约60厘米；佛焰苞有长喙，长7～10厘米；伞形花序，小而稠密，具苞片1～3枚，片长8～10厘米，膜质，浅绿色；花小形，花间多杂以淡红色珠芽，长4毫米，或完全无珠芽；花柄细，长于花；花被6，粉红色，椭圆状披针形；雄蕊6，白色，花药突出；雌蕊1，花柱突出，白色，子房上位，长椭圆状卵形，先端凹入，3室。蒴果，1室开裂。种子黑色。花期夏季。

【生境分布】全国各地均有栽培。

【采收加工】夏初叶枯萎时采挖，除去泥沙，于通风处晾干或烘烤至外皮干燥，生用。

【性味归经】辛，温。归脾、胃、肺经。

【功能主治】解毒消肿，杀虫，止痢。用于疮疡痈肿，疥癣，肺痨，顿咳，泄泻，痢疾，白秃癣疮，蛇虫咬伤。

【用量用法】内服：9～15克，煎服。外用：适量。

验方

①**百日咳**：20%大蒜浸出液（加适量食糖），5岁以上每次15毫升，5岁以下酌减，每日服8～10次；或取生大蒜2～3个捣碎，盛于干燥瓶内，患者把嘴唇紧贴瓶口，每分钟经口作15～20次深吸气。并经鼻作15～20次深呼气，每次持续15分钟，每日2次，5日为1个疗程；或用生大蒜30～40克捣烂装瓶加塞，用气球作加压吸入，每日1次，每次15分钟，7～17日为1个疗程。②**萎缩性鼻炎**：40%大蒜液或50%大蒜甘油搽鼻腔，每日3次，3～4日见效；或以50%大蒜甘油用消毒棉花制成大蒜油棉栓，均匀铺盖鼻腔各个部位，半小时后取出。6～12次为1个疗程，须持续进行3个疗程。③**滴虫性阴道炎**：50%大蒜甘油明胶栓剂，于阴道冲洗后置2枚（每枚1.2～1.5克）于阴道内，每日1次，7日为1个疗程。④**蛲虫病**：新鲜大蒜，每50克加水200毫升，微火煮烂，纱布过滤，装瓶中备用。选用大号注射器接上导尿管，吸取煎液灌肠，每次注入10～15毫升，于下午4～5时或8～9时进行。⑤**关节炎**：大蒜头（去皮）100克，捣成糊状，李树皮50克，加水100毫升，煎取20毫升，生姜10克，捣烂取汁，加蜂蜜6克调匀，以上诸药调成糊剂，摊在塑料布上，厚约0.2厘米，外敷关节周围，外用绷带包扎固定，待局部有发热、刺痛30～50分钟后，除去敷药，暴露患部即可，9～50日为1个疗程。⑥**小儿真菌性肺炎**：生大蒜6～9克，用冷开水洗净，捣碎，冲入沸水60毫升，浸泡1小时，去渣，分3次口服，以上为1岁小儿1日剂量，其他年龄的酌情增减。

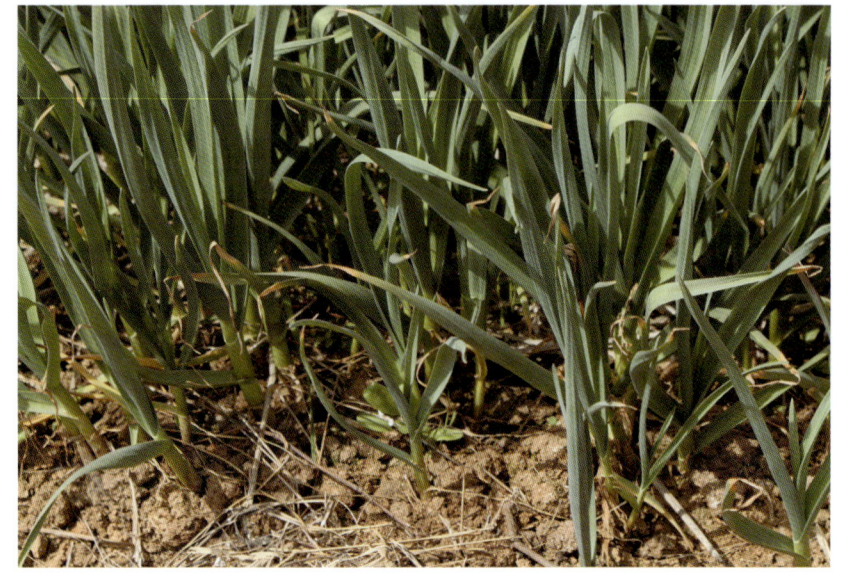

食疗药膳

● 大蒜粥
原料：紫皮大蒜30克，粳米100克。
制法：将大蒜去皮后放沸水中煮1分钟后捞出，然后取粳米放入煮蒜水中煮成稀粥，再将蒜重新放入粥内同煮为粥。
用法：早餐食用。
功效：暖脾胃，行气滞，降血压，止痢。
适用：饮食积滞、脘腹冷痛、泄泻痢疾等。

● 蒜头煮苋菜
原料：大蒜头2个，苋菜500克。
制法：将苋菜择洗干净，大蒜去皮切成薄片，锅中油烧热，放入蒜片煸香，投入苋菜煸炒，加入盐炒至苋菜入味，再入味精拌匀，出锅装盘。
用法：佐餐食用，每日1次。
功效：清热解毒，补血止血，暖脾胃，杀细菌。
适用：痢疾、腹泻、小便涩痛、尿道炎等。

● 大蒜小米粥
原料：紫皮大蒜头30克，小米60克，白及粉6克，蜂蜜10克。
制法：先将小米淘洗，放锅内加水适量，小火煮成稀粥，再将蒜（去皮）、白及粉、蜂蜜放粥内搅匀，沸后停火。
用法：分2次服，每日内服完，连服数日。
功效：解毒，润肺，补虚，止血。
适用：肺结核咳嗽、咳血、消瘦、盗汗等。

● 大蒜肺米粥
原料：紫皮大蒜、核桃仁各30克，三七粉5克，虫草粉3克，粳米、猪肺各60克。
制法：大蒜去皮，切片。猪肺洗净，切块。粳米用清水淘洗干净。上三物加核桃仁共煮粥，米烂后把三七、虫草粉放入粥内，搅匀微沸即成。
用法：每日3次服完，连服1个月为1个疗程，亦可常食服。
功效：化瘀消症，补肺，止血。
适用：肺癌咳血。

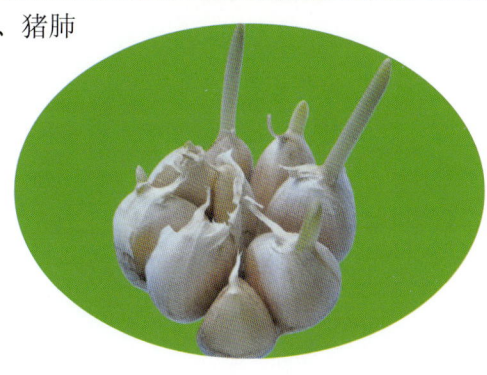

使用注意
阴虚火旺及有目疾、舌喉口齿诸疾均不宜服。外敷易引起皮肤发红。灼热起泡，故不可敷之过久。

大蓟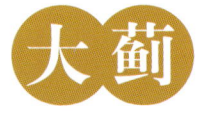

- **别名** 马蓟、刺蓟、虎蓟、鸡项草、山牛蒡、鸡脚刺、野红花。
- **来源** 本品为菊科植物蓟 *Cirsium japonicum* Fisch.ex DC.的干燥地上部分。

【形态特征】多年生草本，高50~100厘米。根长圆锥形，丛生，肉质，鲜时折断可见橙红色油滴渗出。茎直立，基部被白色丝状毛。基生叶有柄，倒卵状披针形或披针状长椭圆形，长10~30厘米，宽5~8厘米，羽状深裂，边缘不整齐，浅裂，齿端具针刺，上面疏生丝状毛。背面脉上有毛；茎生叶无柄，基部抱茎。头状花序，顶生或腋生；总苞钟状，有蛛丝状毛，总苞片多层，条状披针形。外层顶端有刺；花两性，全部为管状花，花冠紫红色。瘦果椭圆形，略扁，冠毛暗灰色，羽毛状，顶端扩展。大蓟草茎呈圆柱形，棕褐色或绿褐色，有纵直的棱线。质略硬而脆，断面灰白色，髓部疏松或中空。叶皱缩，多破碎，绿褐色，边缘具不等长针刺，茎、叶均被灰白色蛛丝状毛。质松脆。头状花序球形或椭圆形；总苞枯褐色；苞片披针形，先端微带紫黑色；花冠常脱落，露出黄白色羽状冠毛。气微，味淡。大蓟根呈纺锤形或长椭圆形，长5~10厘米，直径约1厘米，数枚丛生而扭曲。表面暗褐色。有不规则纵皱纹和细横皱纹。质坚脆，易折断，断面较粗糙，皮部薄，棕褐色，木部类白色。气特异，味微苦涩。

【生境分布】生长于山野、路旁、荒地。全国大部分地区均产。

【采收加工】夏、秋二季花开时割取地上部分，或秋末挖根，除去杂质，晒干。

【性味归经】甘、苦，凉。归心、肝经。

【功能主治】凉血止血，散瘀解毒消痈。用于衄血，吐血，尿血，血淋，便血，肠风，肠痈，崩漏，外伤出血，痈肿疮毒。

【用量用法】内服：9~15克，煎服；鲜品可用30~60克。外用：适量，捣敷患处。

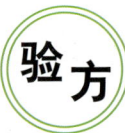 验方

①**传染性肝炎**：鲜大、小蓟适量，捣烂绞汁，温水和服，每次服1小杯；或大蓟根每日30克，分2次水煎服。②**血友病、口鼻出血、紫斑**：鲜大蓟捣汁，和入少许黄酒，每次服1小杯，每日2~3次。③**血崩、经漏**：大、小蓟连根苗30克，益母草15克，水煎，每日2次。④**荨麻疹**：鲜大蓟100克，水煎分2~3次服，每日1剂。

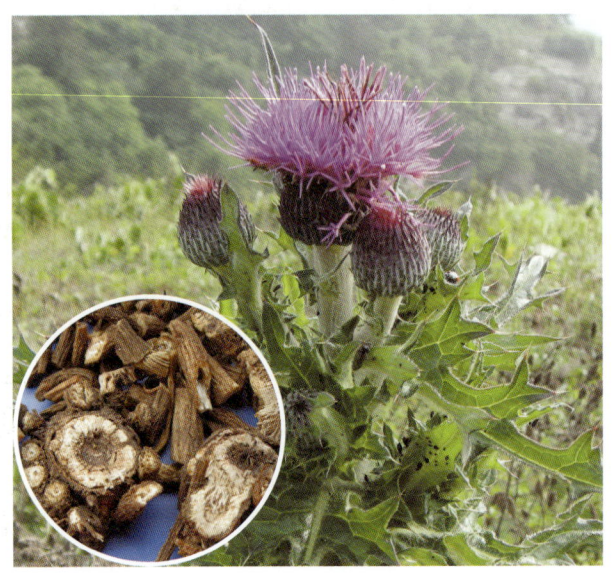

食疗药膳

● **大小蓟薄荷蜜**

原料：大小蓟各18克，薄荷9克，蜂蜜适量。
制法：将大小蓟、薄荷洗净，入锅，加水适量，煎煮2次，合并滤汁即成。
用法：上、下午分别服用，或佐餐食用。
功效：清热化湿，凉血止血，散瘀抗癌。
适用：湿热淤毒型子宫颈癌等癌症。

使用注意

虚寒性出血不宜用。

大蓟炭

- **别名** 无。
- **来源** 本品为大蓟的炮制加工品。

【形态特征】同大蓟。
【生境分布】同大蓟。
【采收加工】取大蓟段，炒至表面焦黑色。
【性味归经】苦、涩，凉。归心、肝经。
【功能主治】凉血止血。用于衄血，吐血，尿血，肠痈，便血，崩漏，外伤出血。
【用量用法】内服：5～10克，多入丸散服。

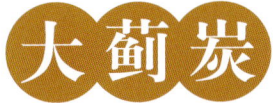

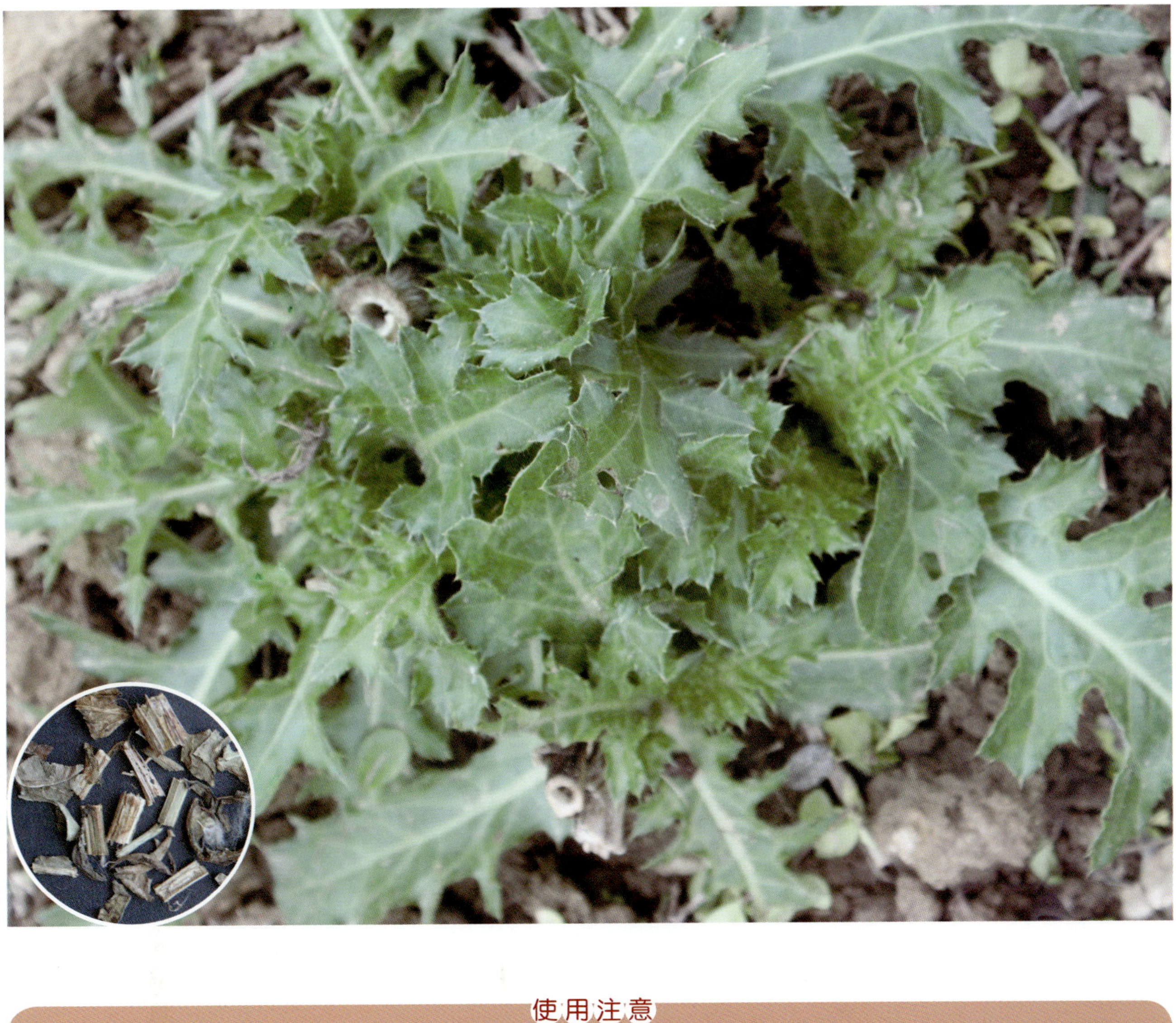

使用注意

虚寒性出血不宜用。

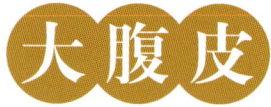

- **别名** 茯毛、槟榔皮、大腹毛、槟榔衣、大腹绒。
- **来源** 本品为棕榈科植物槟榔Areca catechu L.的干燥果皮。

【形态特征】为瓢状椭圆形、长椭圆形或长卵形，外凸内凹，长4～7厘米，少数为3厘米，最宽处达2～3.5厘米，厚0.2～0.5厘米。外界皮为深棕色至近黑色，稍嫩的有不规则的皱纹及横纹隆起，其他为近光滑或微带纵皱纹，稍显光泽；顶端有柱基痕，另一端是果柄及残存萼片。中果皮为黄白色至灰黄色的疏松纤维，纤维略呈纵向排列。内果皮凹陷，呈黄褐色或深褐色。表面略光滑呈硬壳状。体轻，质硬，可纵向撕裂。气微，味淡微涩。以身干、深褐色、长椭圆形、皱皮结实、有光泽者为佳。大腹毛（纤维性果肉）：为疏松纤维，略呈纵向排列或松散，长4～7厘米，厚0.3～0.6厘米。黄白色或淡棕色，间有粘附外界皮及硬壳状的内果皮碎片。体轻松，质柔韧，易纵向撕开，外层松散成缕，内层纤维较粗，呈棕毛状。气无，味淡。

【生境分布】生长于无低温地区和潮湿疏松肥沃的土壤、高环山梯田。产于海南、广西、云南等地。

【采收加工】冬季至次春采收未成熟的果实，煮后干燥，纵剖两瓣，剥取果皮，习称"大腹皮"；春末至秋初采收成熟果实，煮后干燥，剥取果皮，打松，晒干，习称"大腹毛"。

【性味归经】辛，微温。归脾、胃、大肠、小肠经。

【功能主治】行气宽中，行水消肿。用于湿阻气滞，脘腹胀闷，大便不爽，水肿，脚气，小便不利。

【用量用法】内服：5～10克，煎服。

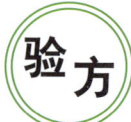

①**漏疮恶秽：** 大腹皮适量，煎汤洗患处。 ②**肿满腹胀、大小便秘涩：** 大腹皮（锉）、郁李仁（汤浸去皮，微炒）、槟榔各50克，木香25克，木通（锉）、牵牛子（微炒）、桑根白皮（锉）各100克，上药捣筛为散，每次20克，入生姜、葱白适量，水煎至六分，去滓，温服。

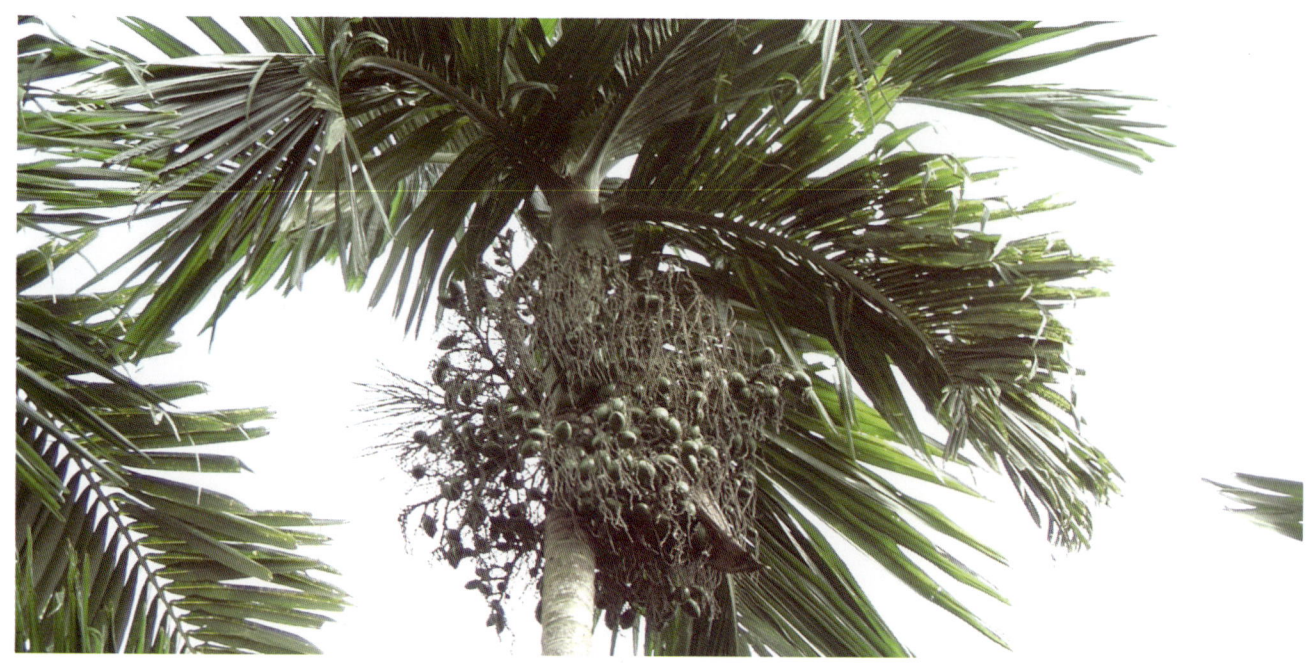

食疗药膳

●五皮茶

原料：大腹皮、陈皮、生姜皮各3～6克，茯苓皮10～12克，桑白皮6～8克。
制法：将上五味药清洗干净，加水煎服。
用法：每日1剂。
功效：宣肺祛寒湿，利水。
适用：慢性肾炎急性发作，急性肾炎出现畏寒、发热、水肿、腰痛、体痛。

●瓜蒌大腹皮猪肚汤

原料：瓜蒌20克，大腹皮25克，猪肚1个，姜、葱、盐各5克，大蒜10克。
制法：先将大腹皮、瓜蒌清洗干净；猪肚洗净，放沸水焯透，捞起待用。姜切片、葱切段，大蒜去皮切段。把猪肚放炖锅内，大腹皮、瓜蒌放在猪肚内，加水1500毫升，放入盐、姜、葱。把炖锅置大火上烧沸，再用小火炖煮1小时即成。
用法：每日1次，每次吃猪肚50克，随意喝汤。
功效：宽胸散结，利水疏肝。
适用：肝硬化兼糖尿病患者。

使用注意
本品辛散耗气，气虚者慎用。

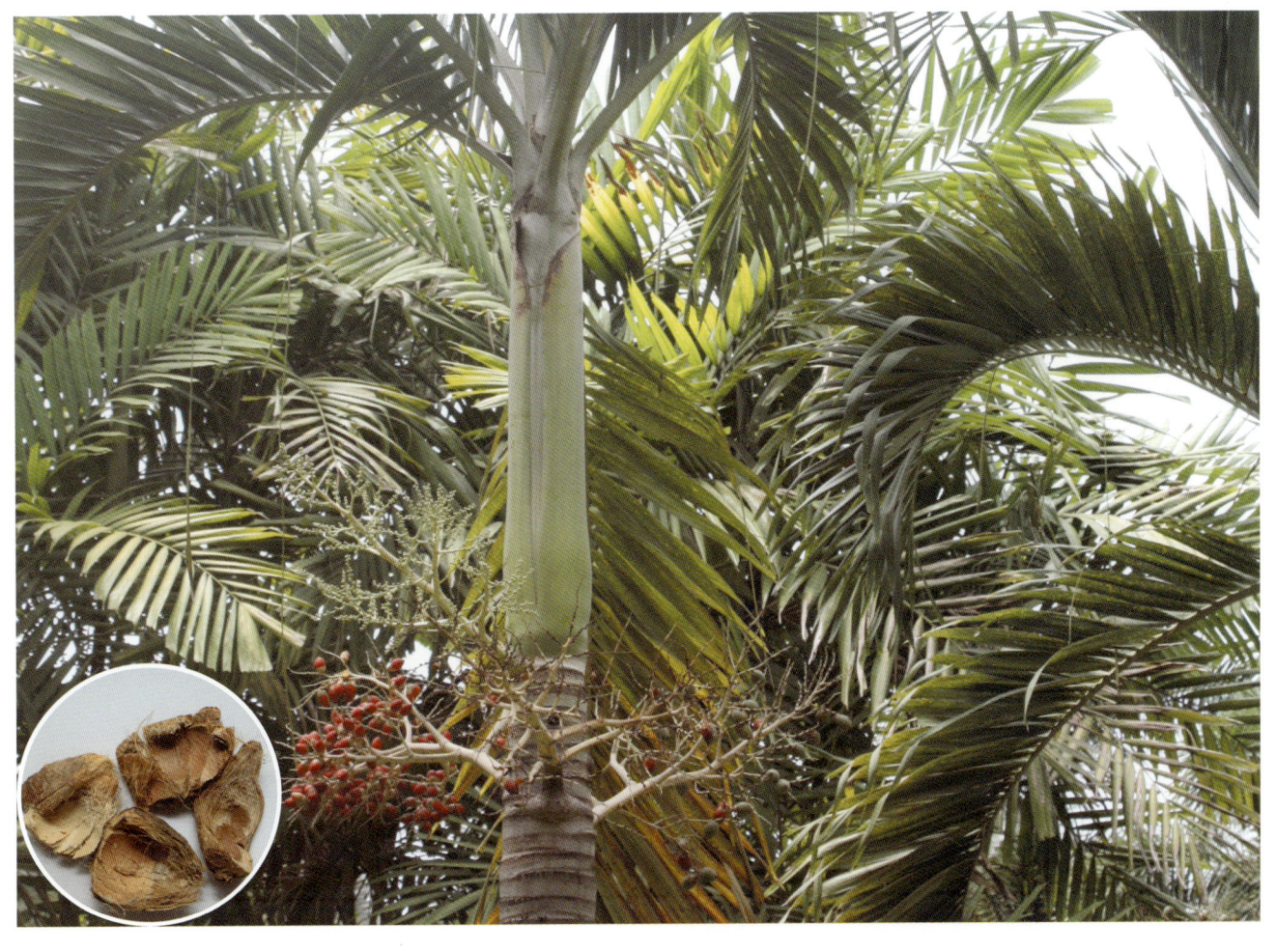

山麦冬

- **别名** 大麦冬、土麦冬、鱼子兰。
- **来源** 本品为百合科植物湖北麦冬 Liriope spicata（Thunb.）Lour.var.prolifera Y.T.Ma 或短葶山麦冬的干燥块根。

【形态特征】多年生草本。根状茎粗短，生有许多长而细的须根，其中部膨大成连珠状或纺锤形的肉质小块根。叶丛生；叶柄有膜质鞘；叶片革质，条形，长15～30厘米，宽4～7毫米。花茎直立，高15～30厘米，总状花序顶生，长达12厘米，有花多数，常1～4朵聚生长于苞腋，花被淡紫色或浅蓝色，长圆形或披针形；花梗长约3～4毫米子房上位。浆果球形，熟时蓝黑色。花期5～7月，果期8～10月。

【生境分布】喜阴湿，忌阳光直射，对土壤要求不严，以湿润肥沃为宜。在长江流域终年常绿，北方地区可露地越冬，但叶枯萎，次年重发新叶。产中国及日本。

【采收加工】夏初采挖，洗净，反复暴晒、堆置，至近干，除去须根，干燥。

【性味归经】甘、微苦，微寒。归心、肺、胃经。

【功能主治】养阴生津，润肺清心。用于肺燥干咳，阴虚痨嗽，津伤口渴，咽喉肿痛，内热消渴，心烦失眠，肠燥便秘。

【用量用法】内服：9～15克，煎服；或熬膏，或入丸、散。外用：适量，研末调敷，煎汤洗，或鲜品捣汁搽。

验方 ①咽干口燥，或身热，或干咳，舌红少苔，脉细数者：山麦冬、沙参各9克，玉竹6克，生甘草3克，冬桑叶、生扁豆、天花粉各4.5克，水5杯，煮取2杯服用，次日再服，久热久咳者，加地骨皮9克。②头痛身热，干咳无痰，气逆而喘，咽喉干燥，口渴鼻燥，胸膈满闷，舌干少苔，脉虚大而数：山麦冬4克，桑叶9克，石膏8克，杏仁、人参各2克，甘草、枇杷叶、胡麻仁、真阿胶各3克，水一碗，煎六分，频频二三次滚热服。③喉间起白如腐，不易拭去，咽喉肿痛，初起或发热或不发热，鼻干唇燥，或咳或不咳，呼吸有声，似喘非喘，脉数无力或细数：山麦冬、玄参各9克，大生地12克，生甘草、薄荷各3克，贝母、丹皮、炒白芍各5克，水煎服。

使用注意

虚寒泄泻、湿浊中阻、风寒或寒痰咳喘者禁用。

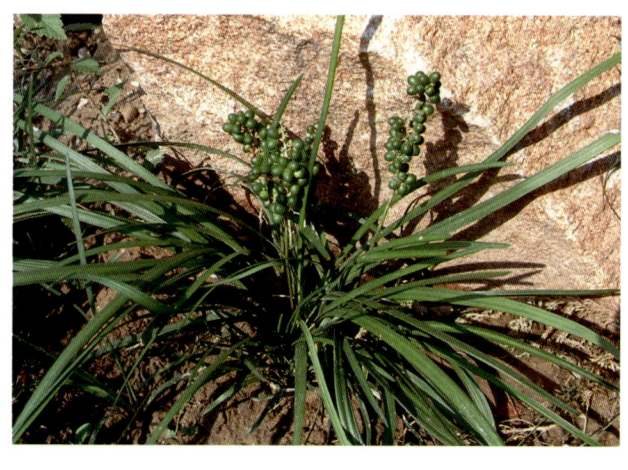
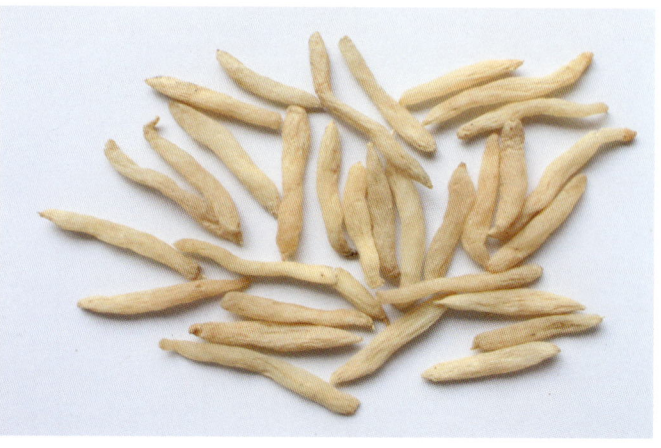

- **别名** 豆根、黄结、广豆根、南豆根、小黄连、山大豆根。
- **来源** 本品为豆科蔓生性矮小灌木植物越南槐 *Sophora tonkinensis* Gagnep.（广豆根）的干燥根及根茎。

【形态特征】为灌木，高1~2米。羽状复叶互生，小叶11~17，卵形或长圆状卵形，长1~2.5厘米，宽0.5~1.5厘米，顶端一小叶较大，上面疏生短柔毛，下面密生灰棕色短柔毛；小叶柄短，被毛。总状花序顶生及腋生，有毛；花萼阔钟形；花冠蝶形，黄白色；雄蕊10；子房密生柔毛，花柱弯曲，柱头上簇生长柔毛。荚果连珠状。花期5~6月，果期7~8月。

【生境分布】生长于坡地、平原等地。产于广西、广东、江西、贵州等省（区）。

【采收加工】全年可采，以秋季采者为佳，除去杂质，洗净，干燥。

【性味归经】苦，寒；有毒。归肺、胃经。

【功能主治】清热解毒，消肿利咽。用于火毒蕴结，喘满热咳，乳蛾喉痹，咽喉肿痛，牙龈肿痛，口舌生疮。

【用量用法】内服：3~6克，煎服。外用：适量。

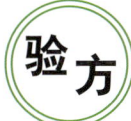

①**急性咽喉炎、扁桃体炎**：山豆根、板蓝根各10克，金银花、连翘各12克，桔梗6克，甘草5克，水煎服。②**慢性咽炎**：山豆根、板蓝根、玄参各30克，麦门冬、生地、牛蒡子、黄芩各15克，桔梗、化橘红各12克，水煎服。③**咽喉肿痛、口舌生疮、大便不通**：山豆根12克，大黄、芒硝、升麻各6克，水煎服。④**食管癌**：山豆根、七叶一枝花、夏枯草各30克，水煎服。

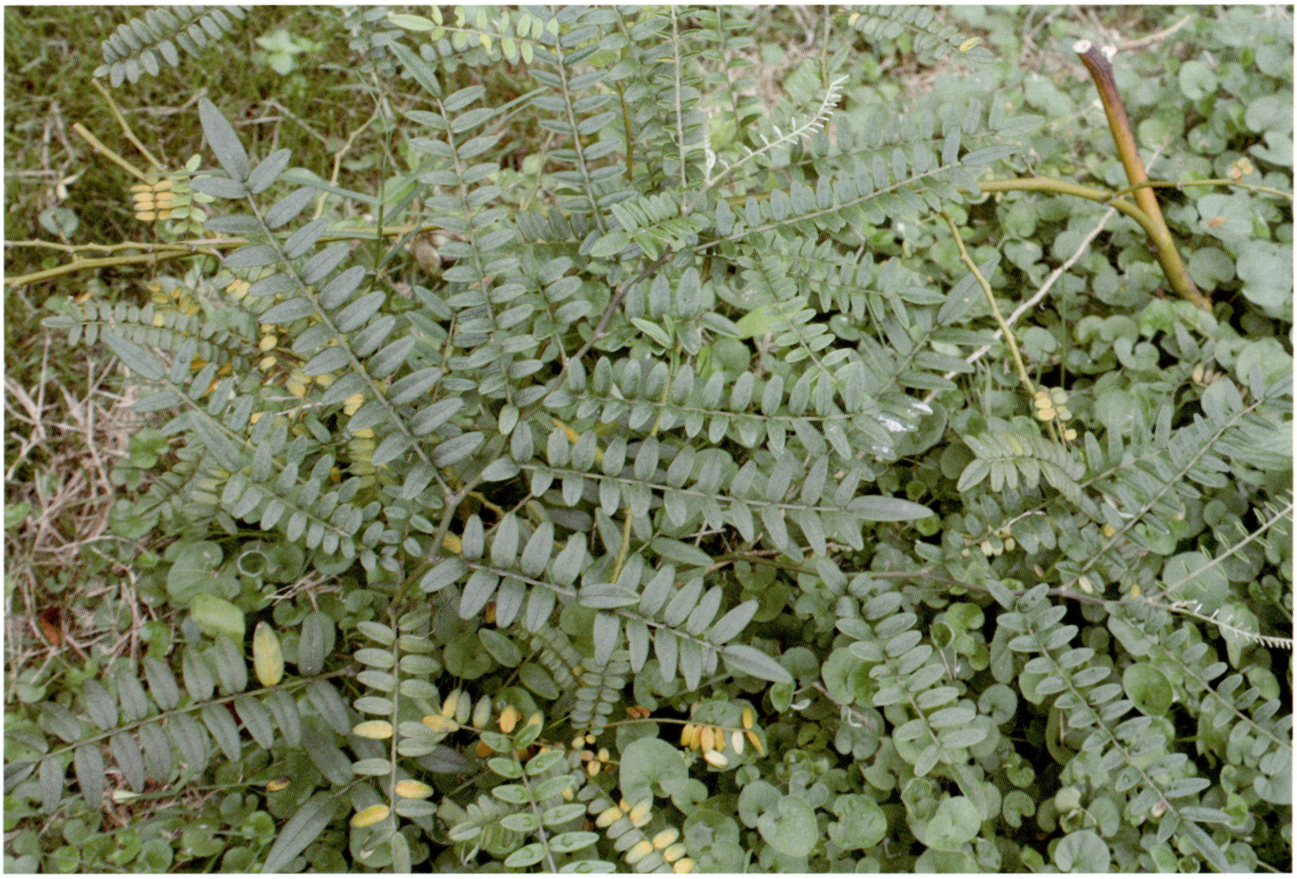

食疗药膳

●双根大海汁

原料：板蓝根、山豆根各15克，甘草10克，胖大海5克。
制法：将上几味共放置于保温瓶中，用沸水冲泡，闷盖20分钟后当茶水饮用。
用法：代茶频饮。
功效：清肺化痰。
适用：慢性咽炎者。

●山豆根野菊花茶

原料：山豆根60克，野菊花120克。
制法：将上两味水煎取药汁。
用法：10岁以上者顿服，3岁以下分3次服。
功效：清热解毒。
适用：猩红热。

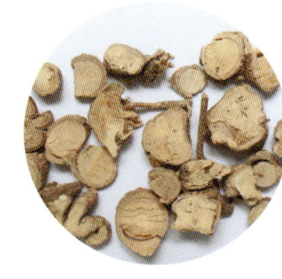

使用注意

本品大苦大寒，过量服用易引起呕吐、腹泻、胸闷、心悸等副作用，故用量不宜过大。脾胃虚寒者慎用。

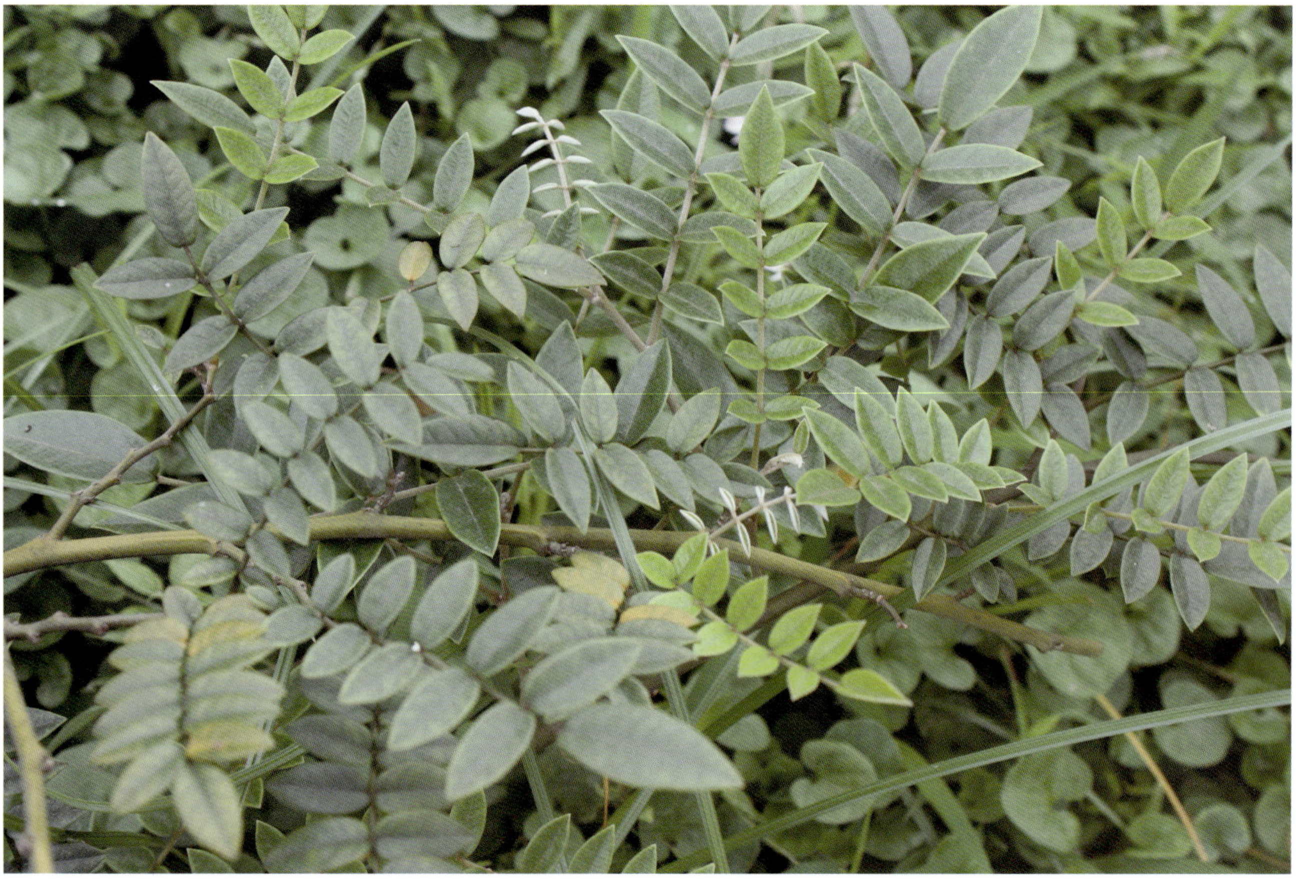

山茱萸

- **别名** 药枣、枣皮、萸肉、山萸肉、蜀酸枣、天木籽、山芋肉、实枣儿。
- **来源** 本品为山茱萸科落叶小乔木植物山茱萸 Cornus officinalis Sieb.et Zucc.的干燥成熟果肉。

【形态特征】落叶小乔木。单叶对生,卵形至椭圆形,稀卵状披针形叶地生,长5～7厘米,全缘,脉腋间有黄褐色毛丛,侧脉5～8对,弧形平行排列。伞形花序,具卵状苞片4,花先叶开放,黄色。核果长椭圆形,熟时樱红色。

【生境分布】生长于山沟、溪旁或较湿润的山坡。分布于浙江、安徽、河南、陕西等省。

【采收加工】10～11月间果实成熟变红后采摘,采后除去枝梗或果柄,用小火焙烘,冷后,取下果肉,再晒干或用小火烘干。

【性味归经】酸、涩,微温。归肝、肾经。

【功能主治】补益肝肾,收涩固脱。用于眩晕耳鸣,腰膝酸痛,阳痿,遗精,遗尿尿频,妇人崩漏,带下清冷,大汗虚脱,内热消渴。

【用量用法】内服:6～12克,煎服。止汗固脱可大剂量应用,30～60克。

验方 ①**自汗、盗汗:** 山茱萸、黄芪、防风各9克,水煎服。②**大汗不止、四肢发冷、脉搏微弱、体虚欲脱:** 山茱萸50～100克,水煎服。③**肩周炎:** 山茱萸35克,水煎分2次服,每日1剂。病情好转后,剂量减为10～15克,煎汤或代茶泡服。④**遗尿:** 山茱萸、茯苓、覆盆子各10克,附子3克,熟地12克,水煎服。

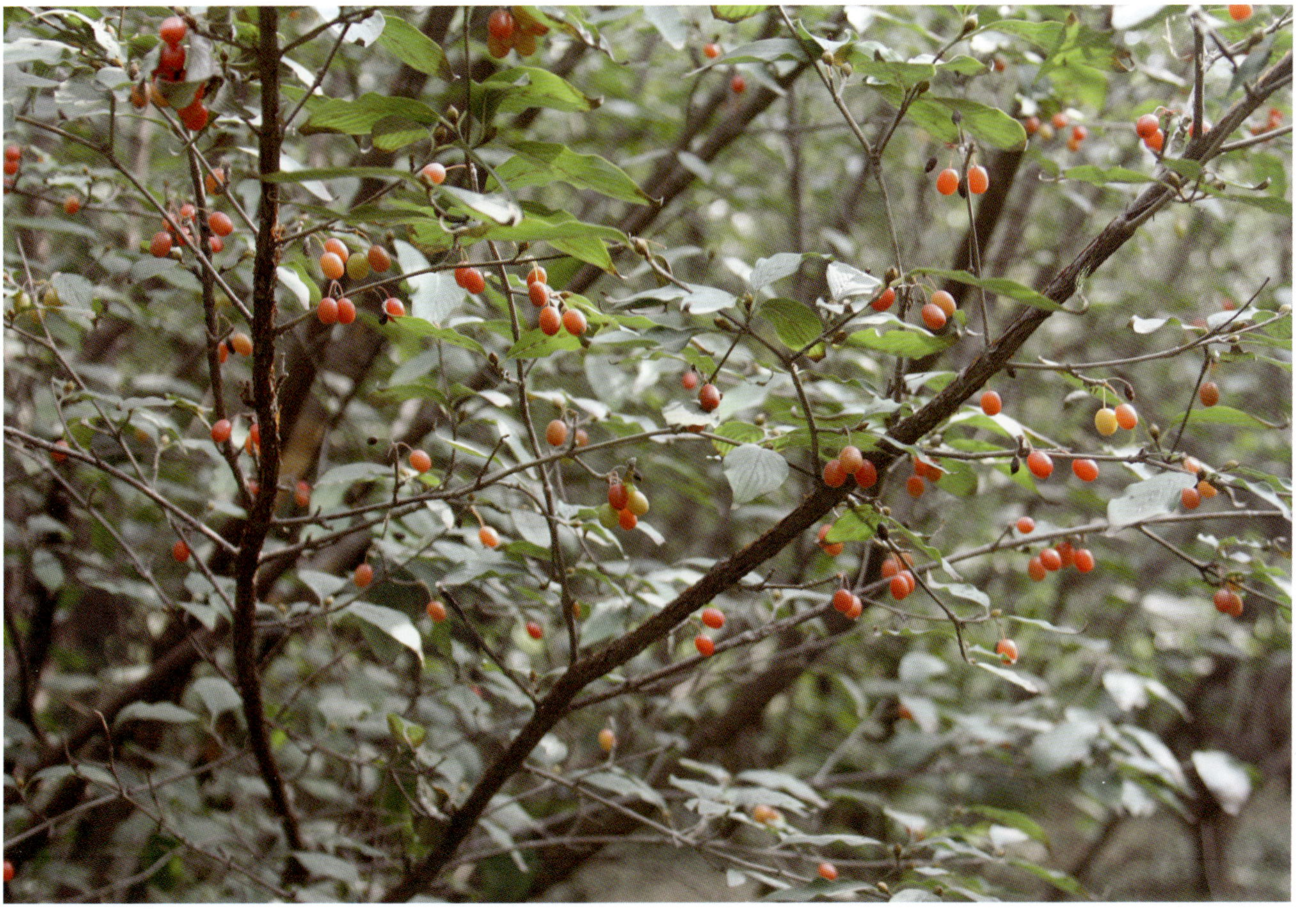

食疗药膳

●山萸二皮茶
原料：山萸肉20克，地骨皮、黄芪皮3克，红糖适量。
制法：将上述3味共为粗末，置茶杯中用沸水冲泡焖15分钟，加红糖适量调味，代茶饮用；也可用水煎，取汁去渣。
用法：代茶频饮，每日1剂，连服5日。
功效：滋阴清热，生津止渴，补虚敛汗。
适用：阴虚型产后盗汗。

●山茱萸酒
原料：山茱萸250克，白酒2500毫升。
制法：将山茱萸加工捣碎，放入酒坛中，倒入白酒，密封坛口，置于阴凉处，经常摇动，7日后即成。
用法：每日2次，每次10~20毫升。
功效：益肝补肾，敛汗涩精。
适用：肾虚、腰痛、遗精、体虚自汗、月经过多。

使用注意
本品酸涩收敛，实邪、湿热证不宜用。

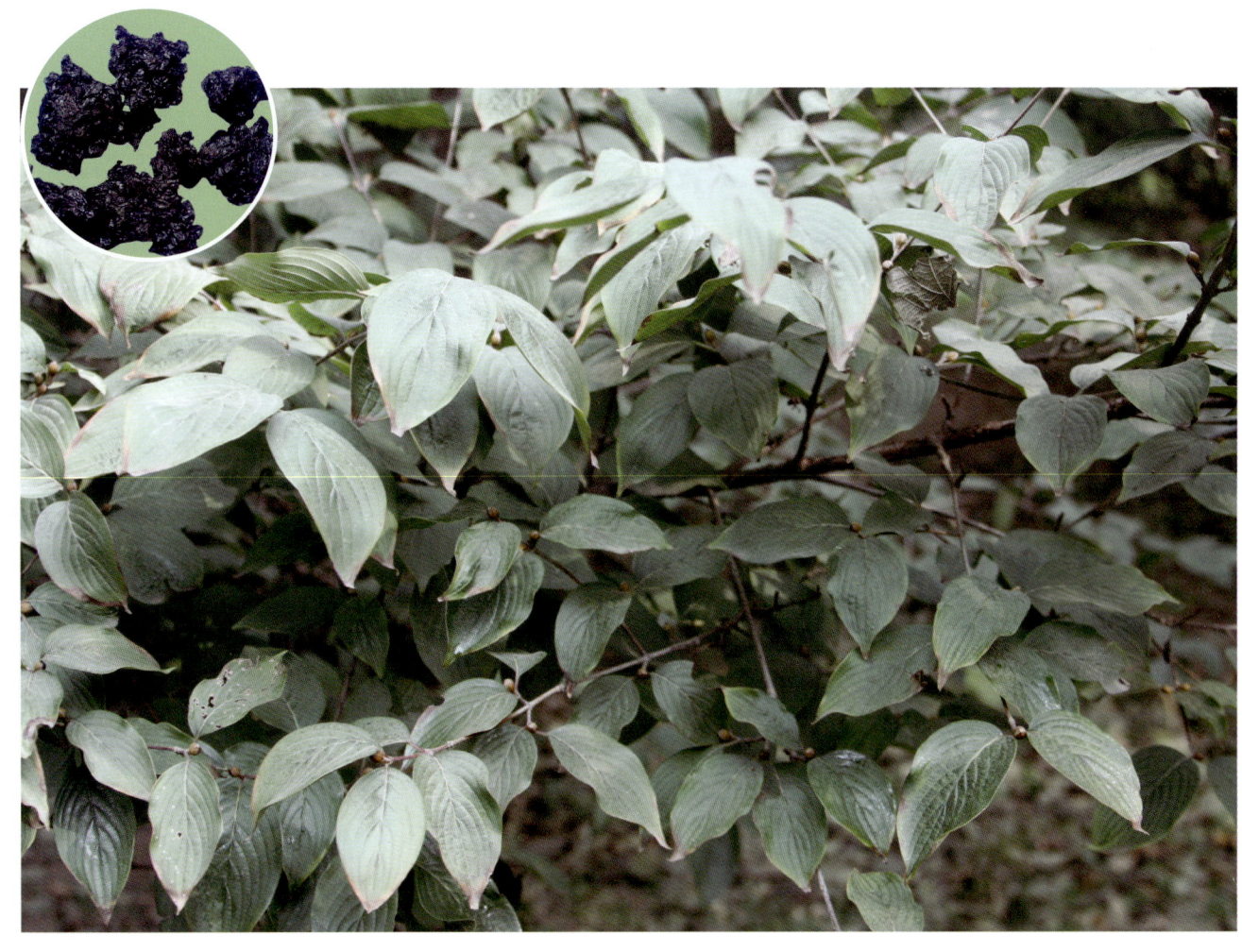

山药

- **别名** 薯蓣、土薯、山薯、玉延、怀山药、淮山药。
- **来源** 本品为薯蓣科多年生蔓生草本植物薯蓣 Dioscorea opposita Thunb. 的干燥根茎。

【形态特征】 年生缠绕性宿根草质藤本。块茎长而粗壮，外皮灰褐色，有须根，茎常带紫色。单叶在茎下部互生，中部以上对生。少数为三叶轮生，叶片三角形至宽卵形或戟形，变异大。花极小，单性，雌雄异株，穗状花序，雄花序直立，聚生长于叶腋内。蒴果扁圆形，具三棱翅状，表面被白粉。种子扁圆形，四周有膜质宽翅。

【生境分布】 生长于排水良好、疏松肥沃的壤土中。全国各地均有栽培。分布于河南焦作市，习称怀山药，质量最佳。

【采收加工】 冬季（11～12月）茎叶枯萎后采挖，切去根头，洗净，除去外皮及须根，用硫黄熏后干燥，为毛山药；也有选择肥大顺直的干燥山药，置清水中，浸至无干心，闷透，用硫黄熏后，切齐两端，用木板搓成圆柱状，晒干，打光，习称光山药。

【性味归经】 甘，平。归脾、肺、肾经。

【功能主治】 补脾养胃，生津益肺，补肾涩精。用于脾虚食少，食欲不振，倦怠无力，久泻不止，肺虚喘咳，肾虚遗精，尿频，带下，腰膝酸软，虚热消渴。麸炒山药补脾健胃。用于脾虚食少，泄泻便溏，白带过多。

【用量用法】 内服：15～30克，煎服；或研末吞服，每次6～10克。外用：鲜品适量，捣敷。

验方 ①**久病咳喘、痰少或无痰、咽干口燥：** 鲜山药60克，切碎，捣烂，加甘蔗汁半碗和匀，火上炖熟服用。②**健脾益肾、补肺定喘、润肤养颜：** 山药50克，核桃仁20克，大枣10克，小米30～50克，加水适量，煮至米烂汤黏，代粥佐餐。③**遗尿：** 山药，炒研末，每次10克，每日3次，开水冲服。④**白带过多、腰痛：** 生山药、生薏苡仁、芡实各30克，加水适量煮至米烂汤黏，分2次服下。

食疗药膳

● **山药粥**

原料：干山药片45～60克，或鲜山药100～120克，粳米100～150克。

制法：将山药洗净切片，同粳米加适量水共煮粥。

用法：早晚餐分食。

功效：补脾胃，滋肺肾。

适用：脾虚腹泻、慢性久痢、虚劳咳嗽、食少体倦以及老年性糖尿病等。

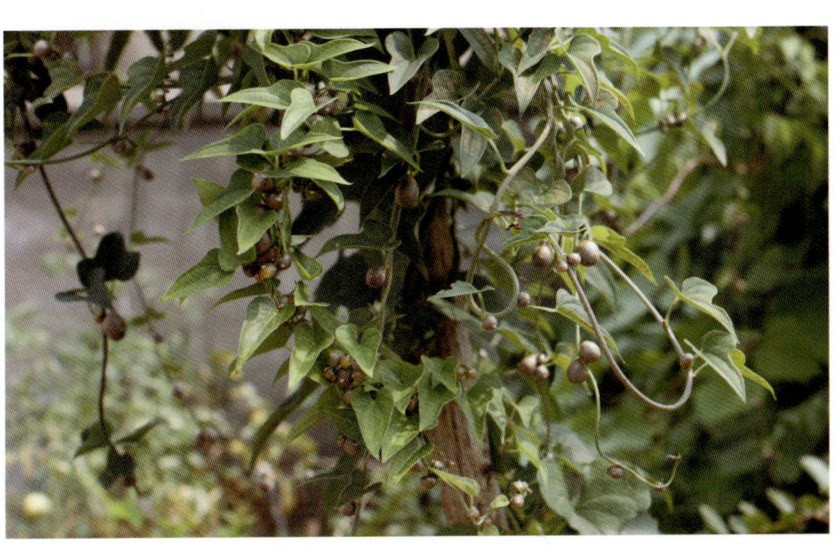

● 山药饼

原料：山药粉50克，白面300克，素油、味精、葱、盐各适量。

制法：山药烘干，碾成细粉；葱洗净，切碎。山药粉、面粉，加盐、味精、葱花和适量清水，揉成面团，制成饼子生坯，备用。将炒锅置大火上烧热，加入素油，烧六成热时，下入饼，两面煎成金黄色即成。

用法：每日1次，每次吃饼100~150克，正餐食用。

功效：健脾补肺，固肾益精。

适用：脾虚泄泻、久痢、虚劳咳嗽、消渴、遗精、带下、小便频数等。

● 山药糯米炖猪肚

原料：山药50克，糯米250克，猪肚1只，胡椒粉、味精、料酒、葱、姜、盐各适量。

制法：将山药润透切片；糯米去泥沙，淘洗干净；猪肚洗净；姜切片，葱切段。将山药、糯米装入猪肚内，缝上口，置入锅内，加入姜、葱、料酒和水，用大火烧沸，再用小火炖煮45分钟，加入盐、味精、胡椒粉即成。

用法：每日1次，每次吃猪肚、山药、糯米，佐餐食用。

功效：暖脾胃，补中气，固肾腰。

适用：脾胃虚寒、小便频数、小儿疳积等。

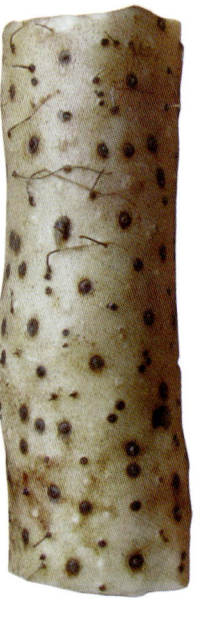

● 山药薏苡仁粥

原料：生山药、生薏苡仁、粳米各50克，柿饼30克。

制法：将生山药洗净，切成薄片，生薏苡仁去壳洗净，粳米淘洗净，柿饼去净灰渣，去核，入锅内，掺水煮成粥食用。

用法：每食适量。

功效：补肺气，健脾气，养胃阴。

适用：阴虚内热、劳伤干咳、大便泄泻、食欲不振、四肢乏力等。

● 山药大枣粥

原料：山药30克，大枣10枚，粳米100克，冰糖适量。

制法：将粳米、山药、大枣（去核）洗净，放入砂锅，加水适量，煮烂成粥，再加入冰糖，搅拌均匀即可。

用法：可供早点或晚餐食用。

功效：补气血，健脾胃，抗衰老。

适用：脾胃虚弱、气血不足者。

使用注意

本品养阴而兼湿性，能助湿，故湿盛中满或有积滞者不宜单独使用。实热邪实者忌用。

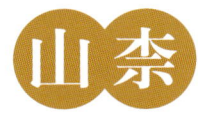

山柰

- **别名** 三赖、山辣、沙姜、三萘子。
- **来源** 本品为姜科植物山柰 *Kaempferia galanga* L. 的干燥根茎。

【形态特征】多年生宿根草本。块状根茎,单生或数枚连接,淡绿色或绿白色,芳香;根粗壮。无地上茎。叶2枚,几无柄,平卧地面上;圆形或阔卵形,长8～15厘米,宽5～12厘米,先端急尖或近钝形;基部阔楔形或圆形,质薄,绿色,有时叶缘及尖端有紫色渲染;叶脉10～12条;叶柄下延成鞘,长1～5厘米。穗状花序自叶鞘中出生,具花4～12朵,芳香;苞片披针形,绿色,长约2.5厘米,花萼与苞片等长;花冠管细长,长2.5～3厘米;花冠裂片狭披针形,白色,长1.2～1.5厘米;唇瓣阔大,径约2.5厘米,中部深裂,2裂瓣顶端各微凹白色,喉部紫红色;侧生的退化雄蕊花瓣状,倒卵形,白色,长约1.2厘米;药隔宽,顶部与方形冠筒连生;子房下位,3室,花柱细长,基部具二细长棒状附属物,柱头盘状,具缘毛。果实为蒴果。花期8～9月。

【生境分布】产于台湾、广东、广西、云南等地。

【采收加工】冬季采挖,洗净,除去须根,切片,晒干。

【性味归经】辛,温。归胃经。

【功能主治】行气温中,消食,止痛。用于胸膈胀满,脘腹冷痛,肠鸣腹泻,不思饮食,停食不化。

【用量用法】内服:6～9克,煎服。外用:适量。

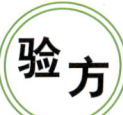

①**心腹冷痛:** 山柰、丁香、当归、甘草各等份,共为末,醋糊丸如梧子大,每服30丸,酒下。②**感冒食滞、胸腹胀满、腹痛泄泻:** 山柰15克,山苍子根6克,南五味子根9克,乌药4.5克,陈茶叶3克,研末,每次15克,开水泡或水煎数沸后取汁服。③**一切牙痛:** 山柰6克(用面裹煨熟),麝香1.5克,研为细末,每用1克,口含温水,搽于牙痛处,漱口吐去。④**风虫牙痛:** 肥皂荚1个,去心,内入山柰、甘松各3克,花椒、盐不限量,以塞肥皂荚满为度,用面粉包裹,烧红,取研为末,每日擦牙。

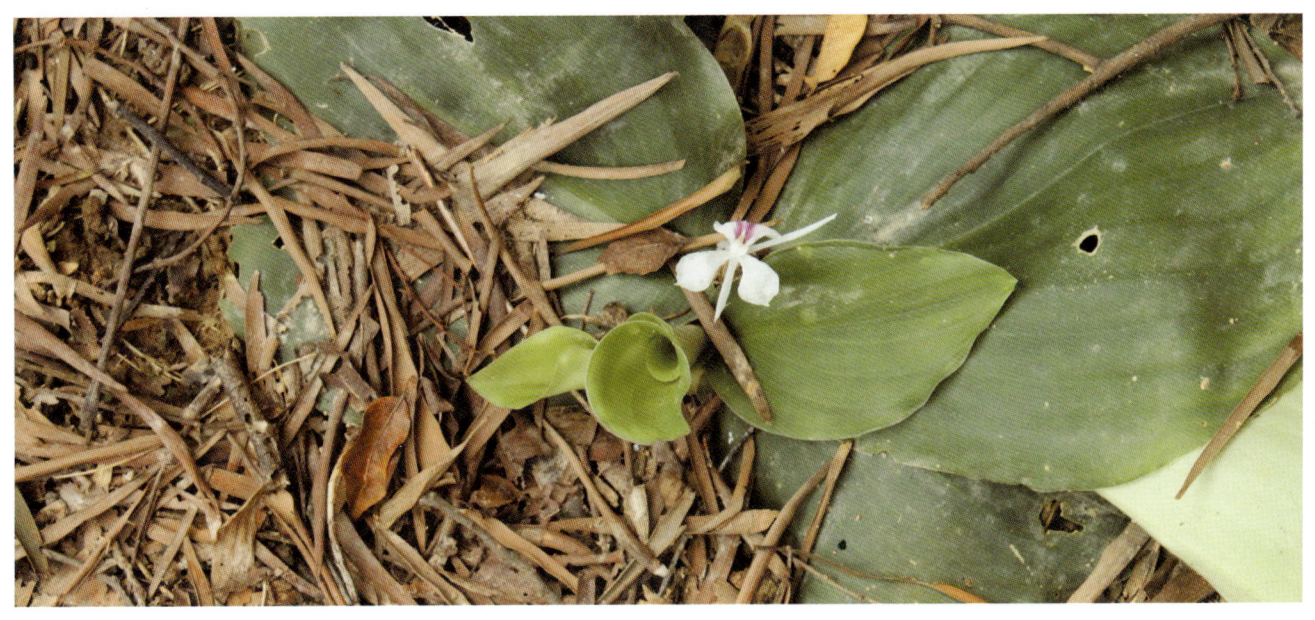

食疗药膳

● 山柰炒鸡

原料：山柰数块，土鸡半只，黄酒、蚝油适量。

制法：将鸡斩成小块，盐和料酒腌制。将山柰拍碎或切小块。锅油热，放入山柰爆炒。把鸡块倒进去，大火炒2～3分钟。稍焖，熟后加调料起锅。

用法：佐餐食用。

功效：提高免疫力，预防流感。

适用：免疫力低的患者。

使用注意

阴虚血亏、胃有郁火者忌用。

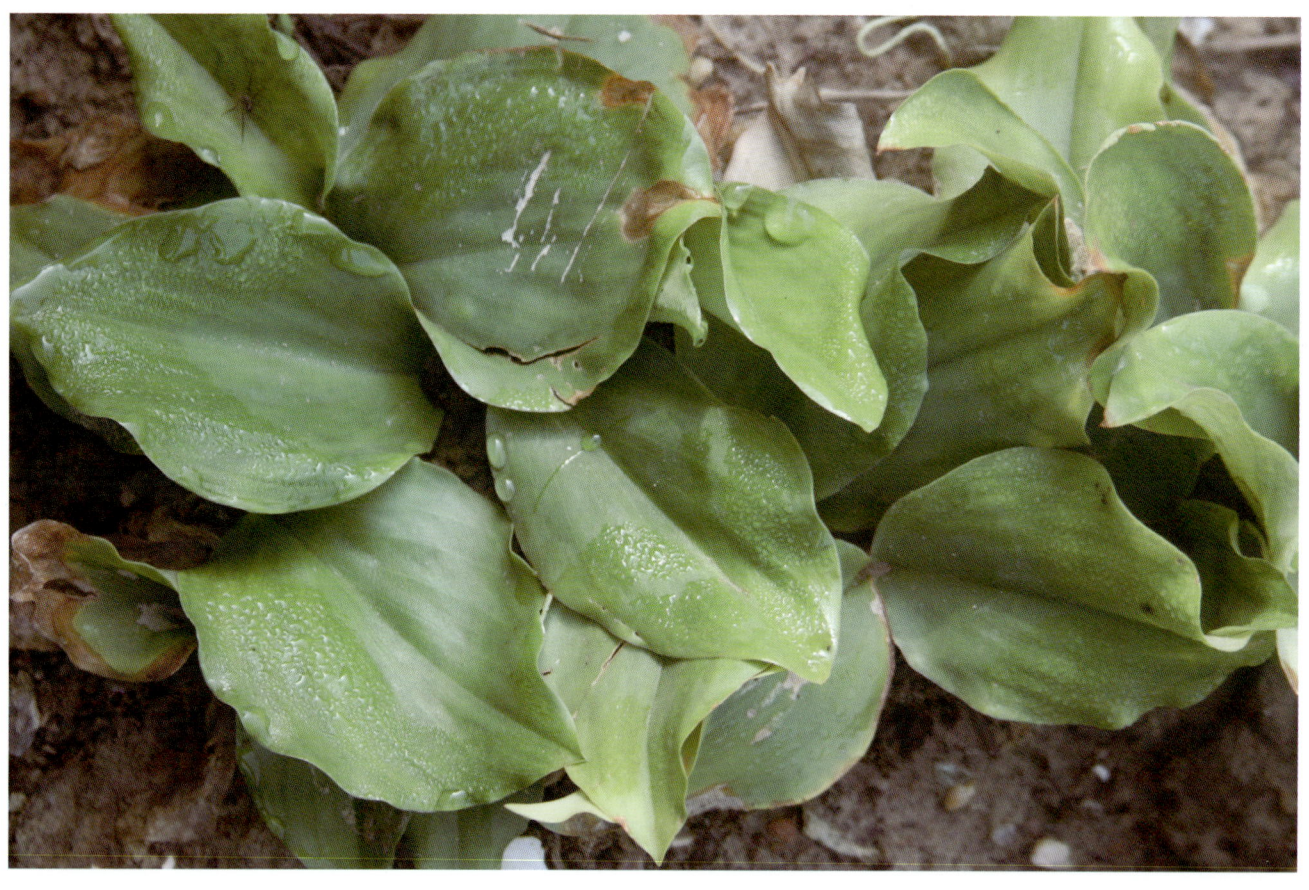

山楂

- **别名** 山梨、酸查、山查、鼠楂、羊梂、茅楂、赤爪实、赤爪子、棠棣子。
- **来源** 本品为蔷薇科落叶小乔木山里红 *Crataegus pinnatifida* Bge.var.major N.E.Br.或山楂的成熟果实。

【形态特征】落叶乔木，高达7米。小枝紫褐色，老枝灰褐色，枝有刺。单叶互生或多数簇生长于短枝先端；叶片宽卵形或三角状卵形，叶片小，分裂较深。叶柄无毛。伞房花序，花白色，萼筒扩钟状。梨果近球形，深红色。

【生境分布】生长于山谷或山地灌木丛中。全国大部分地区均产。

【采收加工】秋末冬初果实成熟后采收。北山楂采摘后横切成厚1.5～3毫米的薄片，立即晒干。南山楂采得后晒干即可，或压成饼状后再晒干。

【性味归经】酸、甘，微温。归脾、胃、肝经。

【功能主治】消食健胃，行气散瘀，化浊降脂。用于肉食积滞，胃脘胀满，食积泻痢，腹痛，瘀血经闭，产后瘀阻，胸痹心痛，疝气疼痛，高脂血症。焦山楂消食导滞作用增强。

【用量用法】内服：9～12克，大剂量可用至30克，煎服（生用消食散瘀；炒山楂收敛止泻）；或入丸、散。

验方 ①**消化不良**：焦山楂10克，研末加适量红糖，开水冲服，每日3次。②**痢疾初起**：山楂30克，红、白蔗糖各15克，水煎冲细茶5克饮服。③**产后腹痛**：山楂30克，香附15克，浓煎顿服，每日2次。④**闭经**：山楂60克，鸡内金、红花各10克，红糖30克，水煎服，每日1剂。⑤**腹泻**：山楂炒焦研细末，白糖水送服，每次10克，每日3次。⑥**小儿脾虚久泻**：鲜山楂、淮山药各等量，加白糖调匀蒸服。⑦**消化不良**：生山楂、炒麦芽各10克，水煎服，每日2次。

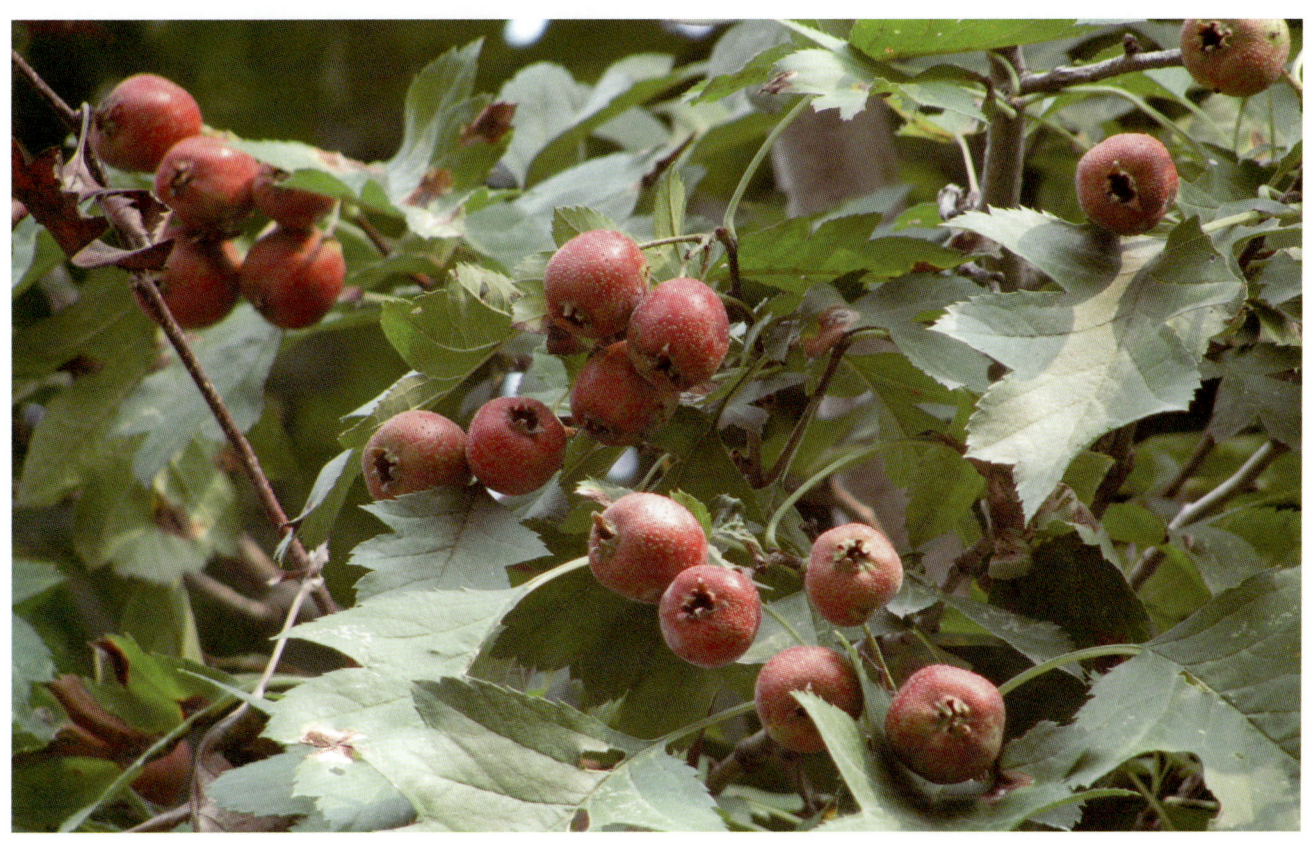

食疗药膳

●山楂粥
原料：山楂40克（或鲜山楂60克），粳米100克，砂糖10克。
制法：将山楂放入砂锅，煎取浓汁，去渣后加入粳米、砂糖一起煮粥。
用法：每日早、晚餐食用。
功效：健脾胃，消食积，散瘀血。
适用：食积停滞、内积不消、腹痛、便秘，妇女产后血瘀恶漏不尽、月经过期不通、痛经、小儿乳食不消以及高血压、冠心病、心绞痛、高脂血等。

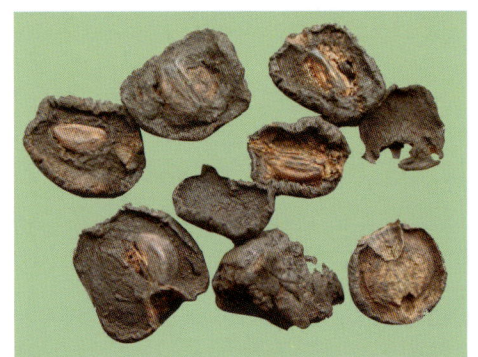

●山楂香菇粥
原料：山楂15克，香菇10克，粳米50克，砂糖适量。
制法：将山楂、香菇加温水浸泡，水煎去渣，取浓汁，再加水适量与粳米、砂糖适量煮成粥。
用法：早餐食用。
功效：健脾消食，活血化瘀，降脂。
适用：脾胃虚弱或兼血瘀型脂肪肝。

●山楂炖兔肉
原料：净兔肉500克，山楂40克，糖色5克，料酒10克，姜、葱、盐、味精各适量。
做法：首先把洗净的兔肉切成块，然后放入砂锅内和山楂同煮至烂，再放入盐、料酒、葱、姜、味精、糖色烧至汁浓，盛于盘中即可。
用法：佐酒、佐餐食用。
功效：补益气血，开胃消食。
适用：老年体弱或久病恢复期。

●山楂粳米粥
原料：山楂50克，粳米100克，白糖20克。
制法：将山楂洗净，切成薄片备用；粳米洗净放入锅内，加适量水煮至将熟时，加入山楂、白糖，熬成稠粥后食用即可。
用法：每日1剂，分2～3次食用。
功效：开胃消食。
适用：消化不良。

●山楂蜂蜜酒
原料：山楂500克，蜂蜜250毫升，白酒1800毫升。
制法：将山楂切成片与蜂蜜一起放入酒坛中，倒入白酒，加盖密封坛口，每日摇晃2次，浸泡15日后即成。
用法：每日3次，每次饮服10～20毫升。

功效：软化血管，扩张冠状动脉，降低血脂。

适用：高脂血。

●山楂雪梨羹

原料：山楂500克，雪梨、藕、白糖各适量。

制法：将山楂洗净，去籽，入锅，加水适量，置火上煮15分钟，用勺将其压成糊浆，加入白糖溶化后倒入碗中，将雪梨与藕洗净，切成薄片，放入碗中即成。

用法：温热服食。

功效：清热平肝，消食和胃，降压降脂。

适用：热邪伤阴、津液亏少、胸中积热、食积不化、高血压病、脑动脉硬化等。

使用注意

对胃酸过多、胃溃疡患者慎用；脾胃虚弱无积滞者慎用。

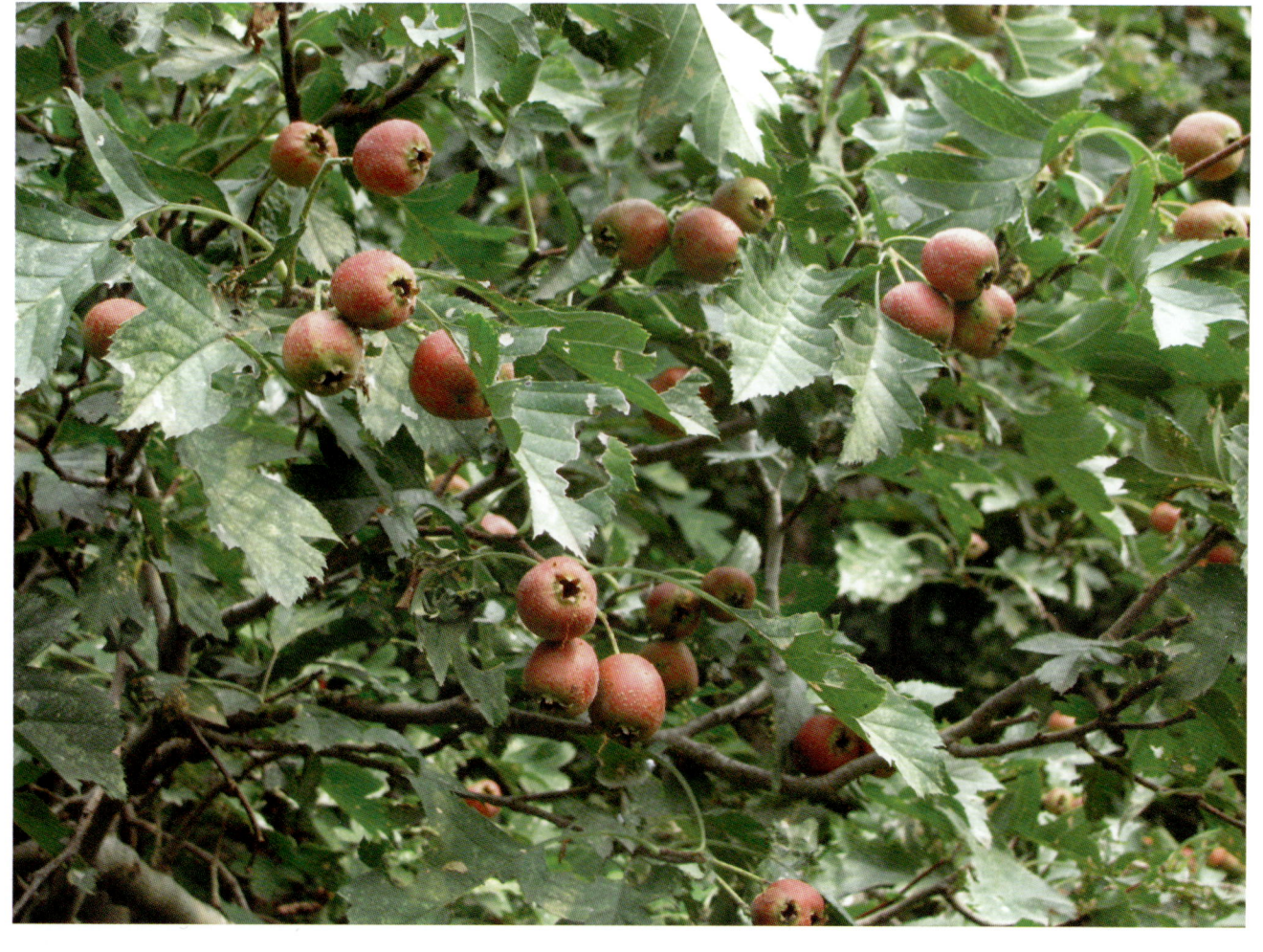

山楂叶

- **别名** 无。
- **来源** 本品为蔷薇科植物山里红 *Crataegus pinnatifida* Bge.var.major N.E.Br.或山楂的干燥叶。

【形态特征】同山楂。

【生境分布】同山楂。

【采收加工】夏秋季采收。

【性味归经】酸，平。归肝经。

【功能主治】活血化瘀，理气通脉，化浊降脂。用于气滞血瘀，胸痹心痛，喘憋气短，心悸健忘，眩晕耳鸣，高脂血症。

【用量用法】内服：3～10克，煎服；或泡茶饮。外用：适量，煎汤洗。

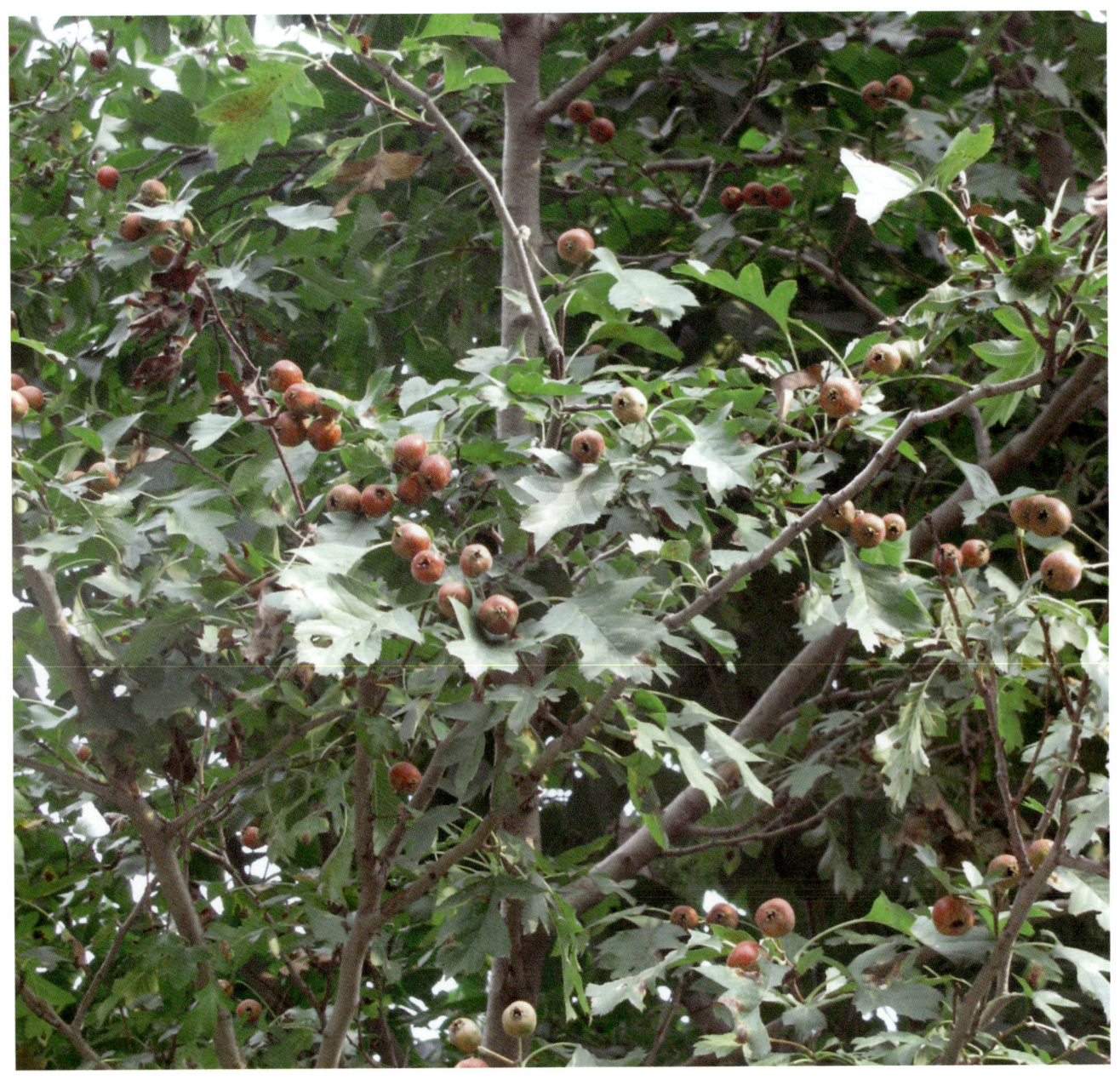

山慈菇

- **别名** 毛菇、山茨菇、毛慈菇、光慈菇、冰球子、山慈姑。
- **来源** 本品为兰科植物杜鹃兰 *Cremastra appendiculata*（D.Don）Makino、独蒜兰或云南独蒜兰的干燥假鳞茎。前者习称"毛慈菇"，后二者习称"冰球子"。

【形态特征】陆生植物。假鳞茎聚生，近球形，粗1～3厘米。顶生1叶，很少具2叶；叶片椭圆形，长达45厘米，宽4～8厘米，先端急尖，基部收窄为柄。花葶侧生长于假鳞茎顶端，直立，粗壮，通常高出叶外，疏生2枚筒状鞘；总状花序疏生多数花；花偏向一侧，紫红色；花苞片狭披针形，等长于或短于花梗（连子房）；花被片呈筒状，先端略开展；萼片和花瓣近相等，倒披针形，长3.5厘米左右，中上部宽约4毫米，先端急尖；唇瓣近匙形，与萼片近等长，基部浅囊状，两侧边缘略向上反折，前端扩大并为3裂，侧裂片狭小，中裂片长圆形，基部具1个紧贴或多少分离的附属物；合蕊柱纤细，略短于萼片。花期6～8月。独蒜兰：陆生植物，高15～25厘米。假鳞茎狭卵形或长颈瓶状，长1～2厘米，顶生1枚叶，叶落后1杯状齿环。叶和花同时出现，椭圆状披针形，长10～25厘米，宽2～5厘米，先端稍钝或渐尖，基部收狭成柄抱花葶。花葶顶生1朵花。花苞片长圆形，近急尖，等于或长于子房；花淡紫色或粉红色；萼片直立，狭披针形，长达4厘米，宽5～7毫米，先端急尖；唇瓣基部楔形，先端凹缺或几乎不凹缺，边缘具不整齐的锯齿，内面有3～5条波状或近直立的褶片。花期4～5月，果期7月。

【生境分布】生长于山坡及林下阴湿处。分布于长江流域以南地区及山西、陕西、甘肃等地。

【采收加工】夏、秋二季采挖，除去地上部分及泥沙，分开大小置沸水锅内蒸煮至透心，干燥。

【性味归经】甘、微辛，凉。归肝、脾经。

【功能主治】清热解毒，化痰散结。用于疮疡痈肿，疔毒，瘰疬痰核，癥瘕痞块，蛇虫咬伤。

【用量用法】内服：3～9克，煎服；或入丸、散剂，量减半。外用：适量。

验方

①**急性扁桃腺炎、口腔炎**：山慈菇、冰片、硼砂、黄柏各30克，青黛60克，黄连120克，猪苦胆12克，研为细末，吹入患处，每次0.5克。②**瘰疬**：山慈菇12克，炙山甲、炒大黄各20克，草木鳖（去壳）18克，全蝎15克，红花6克，蜈蚣6条，诸药焙干研为细末，装胶囊吞服，每次6粒，温水冲服（或将上药分为16等份，每份分别装入2只倒出蛋清的鸡蛋内搅匀，用面粉包裹，煨熟食用，每次1只，日服2次），此为1个疗程之药量，儿童酌减。③**血栓性浅静脉炎**：山慈菇假球茎90克，碾碎浸泡在500毫升的75%酒精中，7日后滤出浸液即为山慈菇酊，用时将药酊少许倒入手掌，在患处来回搓擦，直至皮肤发热，每日3～5次，7日为1个疗程。④**脓性指头炎**：山慈菇（鲜）25克，洗净捣烂加醋3毫升，和匀稍蒸温，用塑料薄膜包敷患指，每日换药1次。⑤**乳腺增生**：山慈菇、鹿角霜、半枝莲各等份，共研细末，蜜制为丸如梧桐子大，每次4克，每日2次，温开水送服，2周为1个疗程。⑥**宫颈糜烂**：山慈菇、硇砂、五倍子、苦参、黄柏、蛇床子各15克，儿茶、黄连各6克，鸡苦胆3个（焙干），上药混匀共研成细末，每10克用单层纱布包成1包，于月经干净后3～4日，放入阴道内子宫颈口旁，7日为1个疗程，连用3个疗程。

食疗药膳

●蒸慈菇

原料：山慈菇数枚，蜂蜜、米泔各适量。
制法：将山慈菇去皮捣烂，用蜂蜜、米泔同拌匀，饭上蒸熟。
用法：趁热服用。
功效：行血，止嗽，补虚。
适用：肺虚咳血。

●二山芪归汤

原料：山慈菇、山甲珠、黄连、藕节、枸杞子、菟丝子、鸡内金各10克，连翘、蒲公英、川芎各12克，党参、金银花、陈皮、半枝莲、当归各15克，丹参20克，黄芪30克，砂仁、三七各6克，甘草3克。
制法：水煎取药汁。
用法：每日1剂，分2次服。
功效：益气养血，解毒散结。
适用：色素基底细胞舌癌。

使用注意

正虚体弱者慎用。

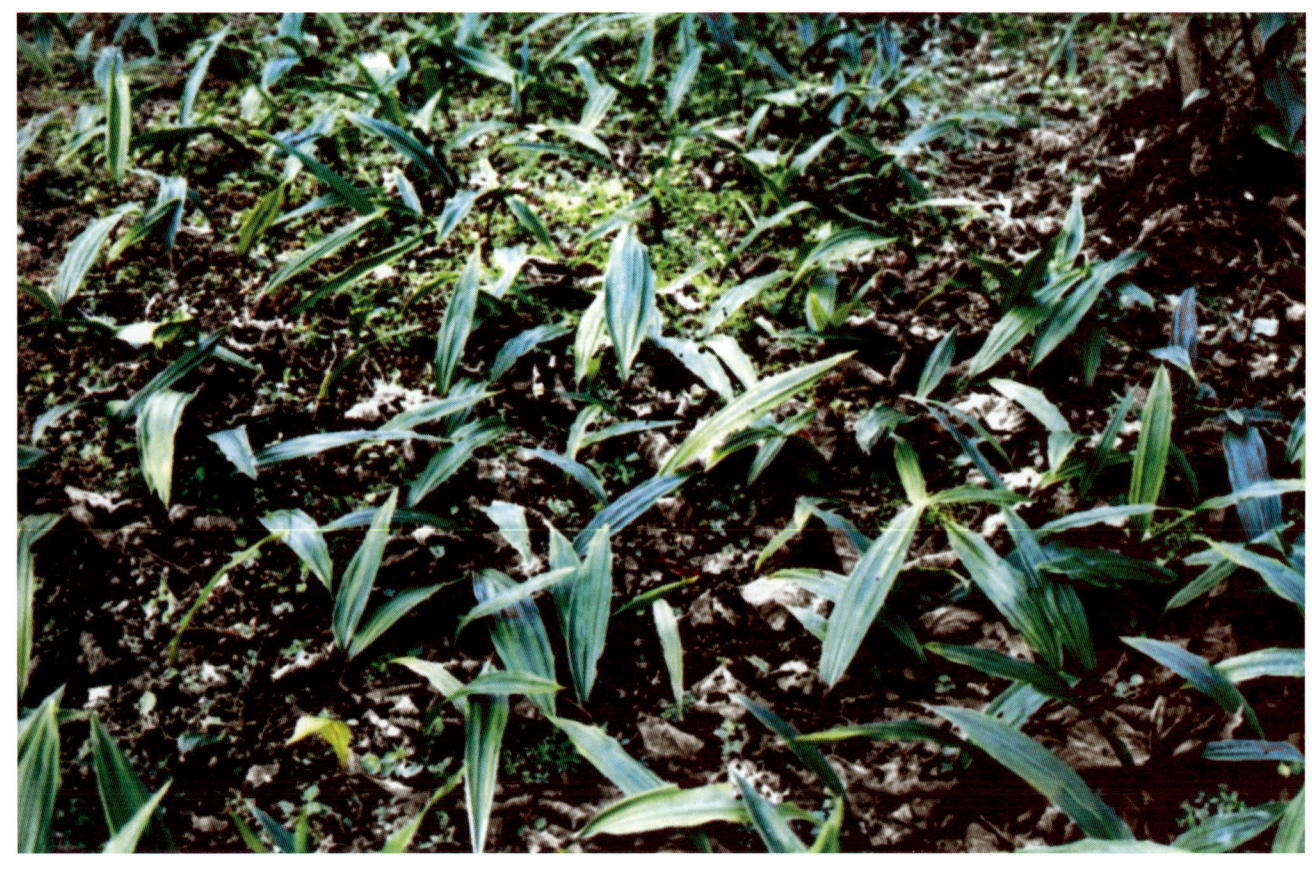

千年健

- **别名** 一包针、千颗针、千年见、丝棱线。
- **来源** 本品为天南星科多年生草本植物千年健 Homalomena occulta (Lour.) Schott 的干燥根茎。

【形态特征】多年生草本，根茎匍匐，细长，根肉质，密被淡褐色短绒毛，须根纤维状。鳃叶线状披针形，向上渐狭，锐尖，叶片膜质至纸质，箭状心形至心形。花序1～3，生鳞叶之腋，花序柄短于叶柄；佛焰苞绿白色，长圆形至椭圆形，花前度卷成纺锤形，盛花时上部略展开成短舟状。浆果，种子褐色，长圆形。

【生境分布】生长于树木生长繁茂的阔叶林下、土质疏松肥沃的坡地、河谷或溪边阴湿地。主产于广西、云南等地。

【采收加工】春、秋采挖，洗净泥土，除去茎叶及外皮，晒干。切片生用。

【性味归经】苦、辛，温。归肝、肾经。

【功能主治】祛风湿，壮筋骨。用于风寒湿痹，腰膝冷痛，肢节酸痛，拘挛麻木，筋骨痿软，跌打损伤。

【用量用法】内服：5～10克，煎服；或浸酒，入丸、散用。

验方

①**风湿性关节炎**：千年健、海风藤、青风藤、桑寄生各15克，独活、羌活各10克，水煎服。②**跌打损伤、瘀滞肿痛**：鲜千年健60克，捣烂调酒外敷。③**肢体麻木、下肢无力**：千年健、牛膝、五加皮、木瓜各15克，浸酒服。④**跌打损伤、瘀滞肿痛**：千年健、川芎各10克，红花8克，水煎服。

使用注意

因本品辛温，故对阴虚内热者，不宜用。

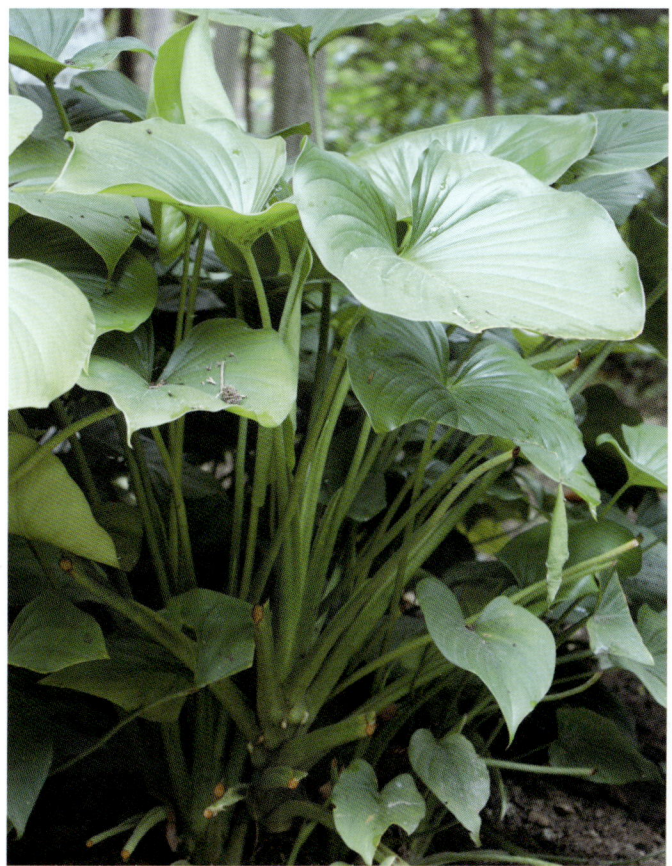

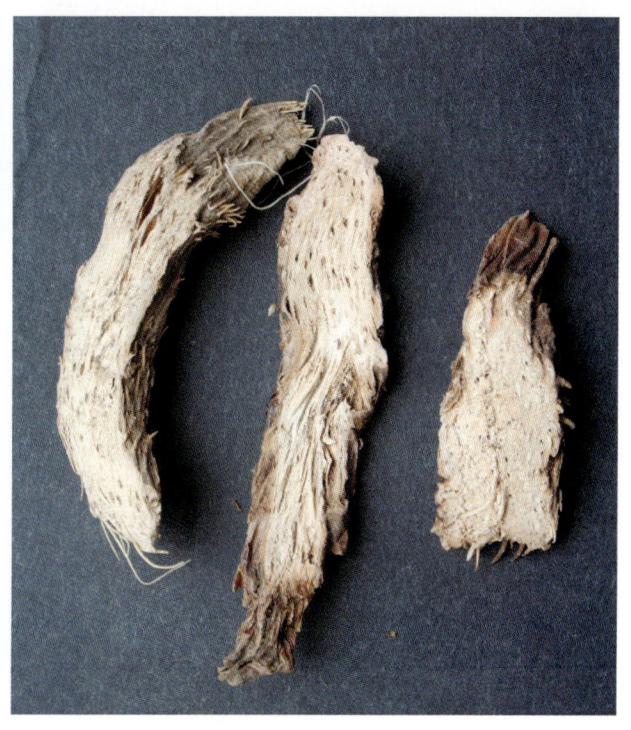

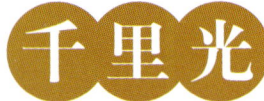

千里光

- **别名** 九里明、九里光、黄花母、九龙光、九岭光。
- **来源** 本品为菊科草本植物千里光 Senecio scandens Buch.-Ham. 的干燥地上部分。

【形态特征】多年生草本，有攀缘状木质茎，高1～5米，有微毛，后脱落。叶互生，卵状三角形或椭圆状披针形，长4～12厘米，宽2～6厘米，先端渐尖，基部楔形至截形，边缘有不规则缺刻状齿裂或微波状或近全缘，两面疏被细毛。头状花序顶生，排成伞房状；总苞筒形，总苞片1层；花黄色，舌状花雌性，管状花两性。瘦果圆柱形，有纵沟，被短毛，冠毛白色。花果期秋冬季至次年春。

【生境分布】生长于路旁及旷野间。分布于江苏、浙江、安徽、江西、湖南、四川、贵州、云南、广东、广西等地。

【采收加工】夏、秋季采收，扎成小把或切段，晒干。

【性味归经】苦，寒。归肺、肝经。

【功能主治】清热解毒，明目，利湿。用于风热感冒，痈肿疮毒，目赤肿痛，泄泻痢疾，皮肤湿疹，疮疖。

【用量用法】内服：15～30克，煎服。外用：适量，捣敷或熬膏服。

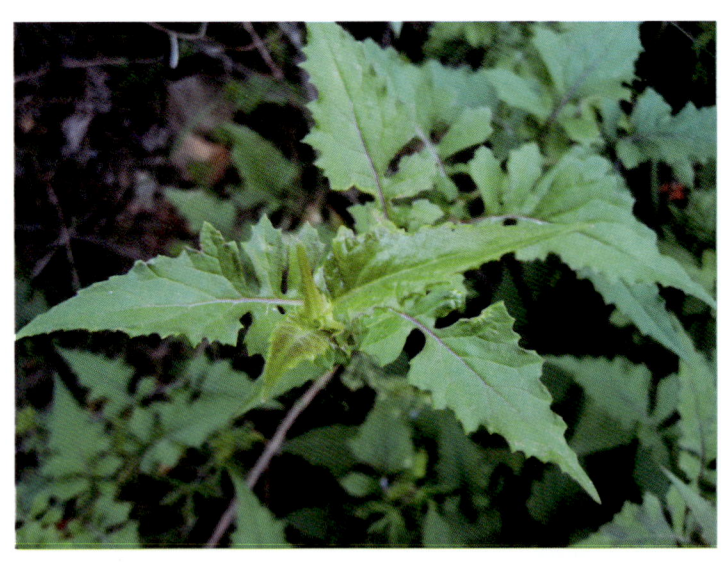
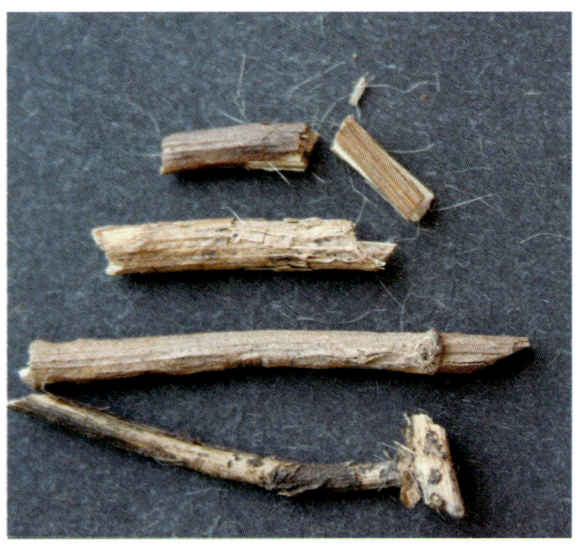

食疗药膳

● **千里光茶**

原料：千里光500克。
制法：将千里光干燥全草，切成细末，贮净瓶备用。
用法：每次15克，用白开水冲泡，当茶频饮。
功效：清热解毒。
适用：丹毒、急性肠炎、急性扁桃体炎等。

使用注意

脾胃虚寒者慎服。

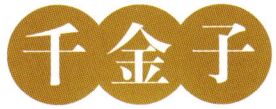 千金子

- **别名** 续随子、打鼓子、一把伞、小巴豆、看园老。
- **来源** 本品为大戟科二年生草本植物续随子 *Euphorbia lathyris* L. 的干燥成熟种子。

【形态特征】二年生草木；高达1米，全株表面微被白粉，含白色乳汁；茎直立，粗壮，无毛，多分枝。单叶对生，茎下部叶较密而狭小，线状披针形，无柄；往上逐渐增大，茎上部叶具短柄，叶片广披针形，长5～15厘米，基部略呈心形而多少抱茎，全缘。花单性，成圆球形杯状聚伞花序，再排成聚伞花序；各小聚伞花序有卵状披针形苞片2枚，总苞杯状，4～5裂；裂片三角状披针形，腺体4，黄绿色，肉质，略成新月形；雄花多数，无花被，每花有雄蕊1枚，略长于总苞，药黄白色；雌花1朵，子房三角形，3室，每室具一胚珠，花柱3裂。蒴果近球形。

【生境分布】生长于向阳山坡，各地也有野生。主产于河南、浙江、河北、四川、辽宁、吉林等地。

【采收加工】夏、秋两季果实成熟时采收，除去杂质，干燥。

【性味归经】辛，温；有毒。归肝、肾、大肠经。

【功能主治】泻下逐水，破血消癥；外用疗癣蚀疣。用于小便不利，大便干结，痰饮，水肿，积滞胀满，血瘀经闭；外治顽癣，赘疣。

【用量用法】内服：1～2克，去壳，去油用，多入丸散服。外用：适量，捣烂敷患处。

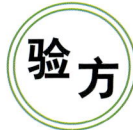 验方

①**血瘀经闭**：千金子3克，丹参、制香附各9克，水煎服。②**疣赘**：千金子适量，熟时破开，搽患处。

使用注意

孕妇及体虚便溏者忌服。

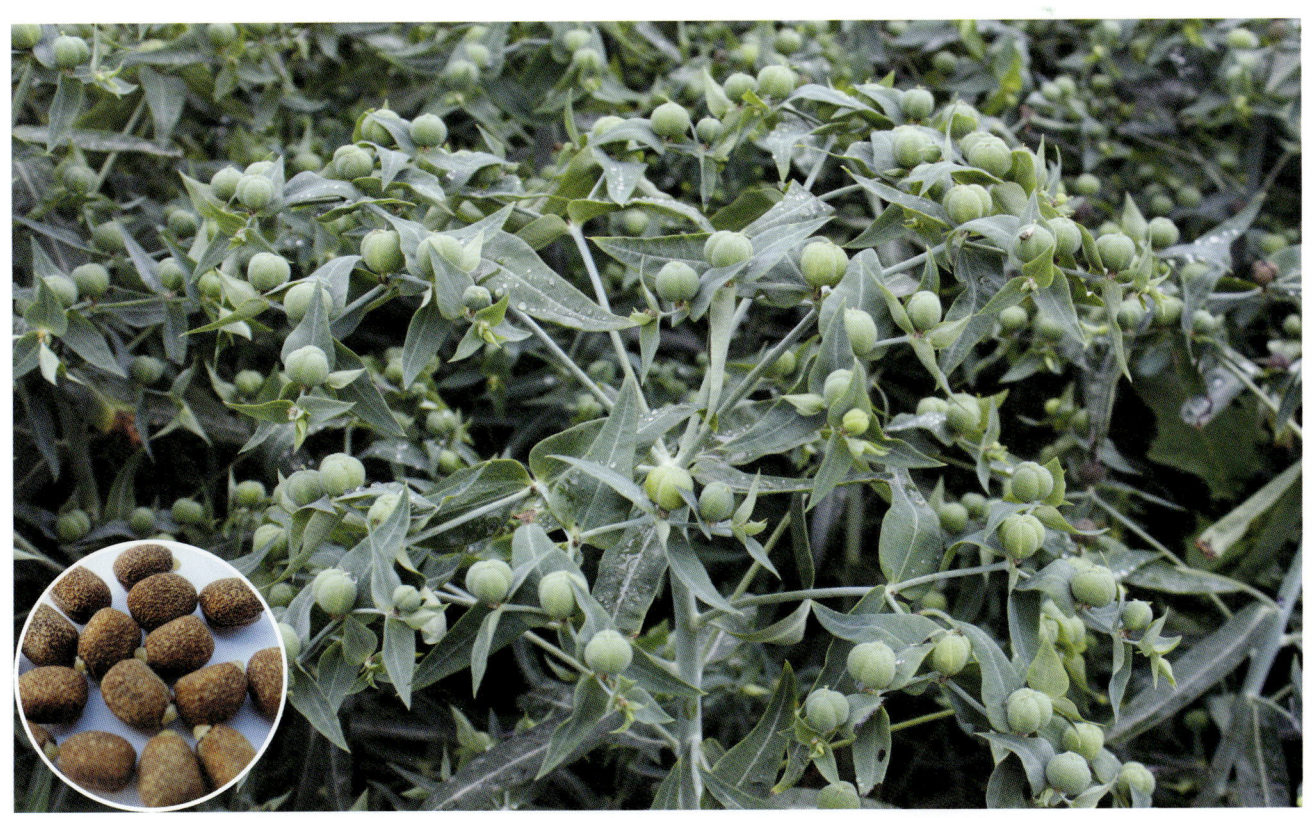

千金子霜

- **别名** 无。
- **来源** 本品为千金子的炮制加工品。

【形态特征】同千金子。

【生境分布】同千金子。

【采收加工】取千金子，去皮取净仁，制霜即得。

【性味归经】辛，温；有毒。归肝、肾、大肠经。

【功能主治】泻下逐水，破血消癥；外用疗癣蚀疣。用于二便不通，水肿，痰饮，积滞胀满，血瘀经闭；外治顽癣，赘疣。

【用量用法】内服：0.5～1克，多入丸散服。外用：适量。

使用注意

孕妇禁用。

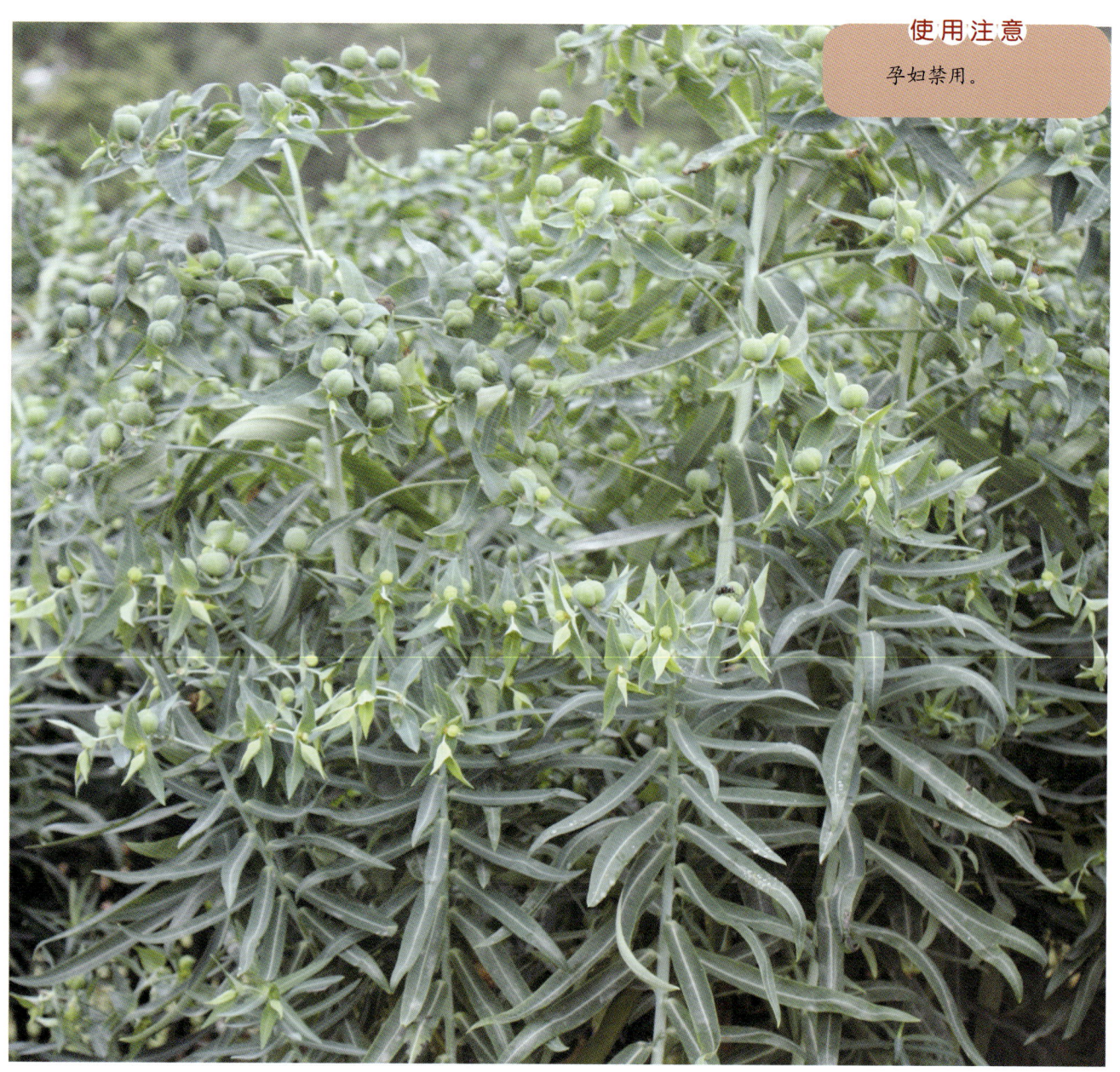

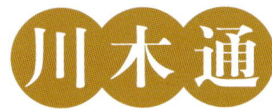

- **别名** 花木通、油木通、白木通、山铁线莲。
- **来源** 本品为毛茛科植物小木通 Clematis armandii Franch. 或绣球藤的干燥藤茎。

【形态特征】攀缘灌木。茎褐色或紫色，有条纹。三出复叶对生，小叶卵形，先端急尖或渐尖，3浅裂，边缘有锯齿，两面疏生短柔毛；叶柄长。花2~5朵簇生，花梗细长，疏生短柔毛；萼片4，白色，外面疏生短柔毛。瘦果扁卵形，无毛。花期5~7月，果期7~9月。

【生境分布】生长于海拔1200~4000米的山坡、山谷灌木林中、林边或沟旁。分布于陕西南部、宁夏南部、甘肃南部、安徽、江西、福建北部、台湾、河南西部、湖北西部、湖南、四川、贵州、云南、西藏南部。

【采收加工】春、秋二季采挖，除去粗皮，晒干，或趁鲜切成薄片，晒干。

【性味归经】苦，寒。归心、小肠、膀胱经。

【功能主治】利尿通淋，清心除烦，通经下乳。用于淋证，水肿，湿热癃闭，心烦尿赤，口舌生疮，经闭，妇女乳难，湿热痹痛。

【用量用法】内服：3~6克，煎服。

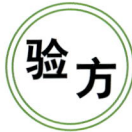

①**湿热壅盛的水肿**：与泽泻、赤小豆等合用。②**湿热淋**：可与瞿麦、车前子等合用。③**下乳**：与穿山甲、王不留行合用。④**经闭**：与生地、赤芍等合用。⑤**痹证**：可与桑枝、牛膝等合用。

使用注意

精滑遗尿，小便过多及孕妇禁服。

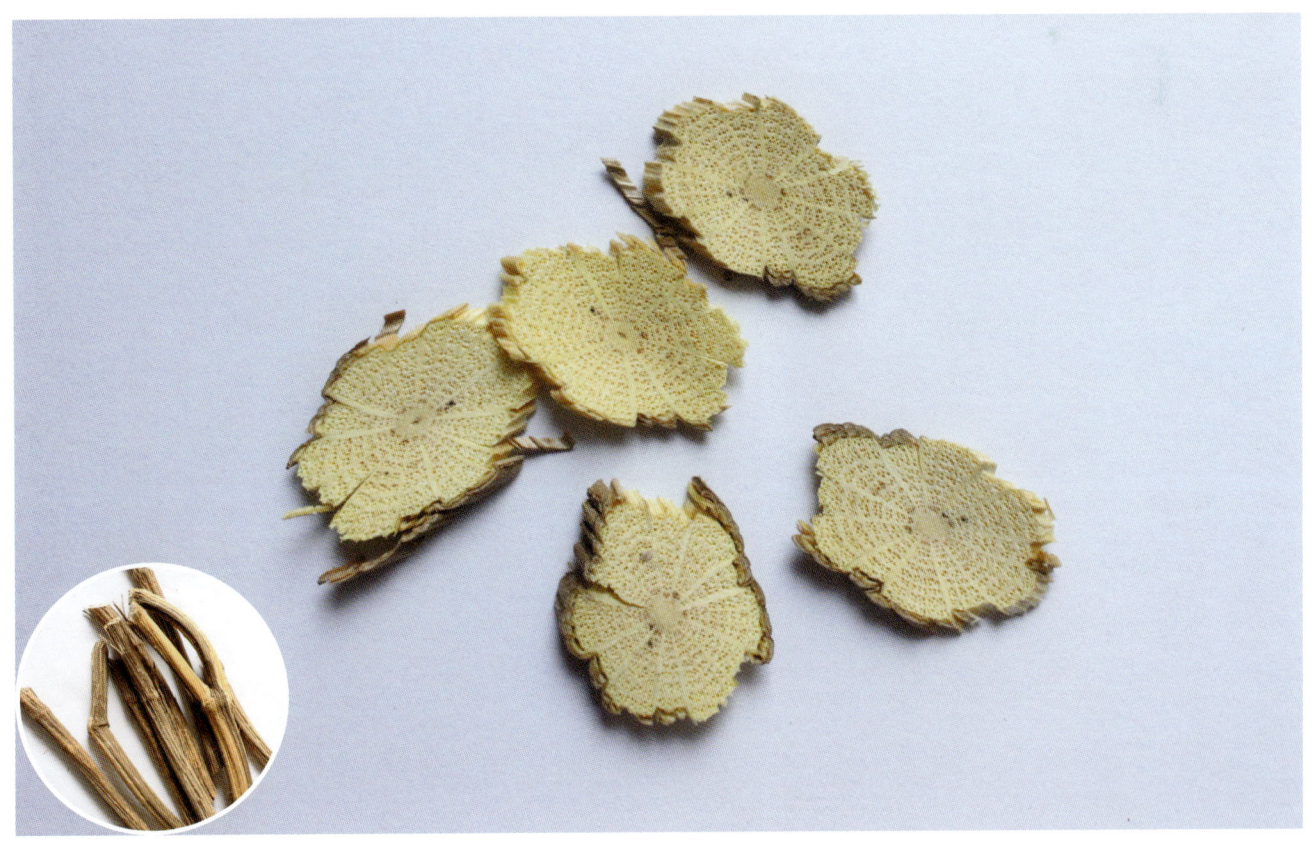

川贝母

- **别名** 川贝、青贝、松贝、炉贝。
- **来源** 本品为百合科植物川贝母 Fritillaria cirrhosa D. Don、暗紫贝母、甘肃贝母、棱砂贝母、太白贝母或瓦布贝母的干燥鳞茎。按性状不同分别习称"松贝""青贝""炉贝"和"栽培品"。

【形态特征】为多年生草本，鳞茎圆锥形，茎直立，高15~40厘米。叶2~3对，常对生，少数在中部间有散生或轮生，披针形至线形，先端稍卷曲或不卷曲，无柄。花单生茎顶，钟状，下垂，每花具狭长形叶状苞片3枚，先端多少弯曲成钩状。花被通常紫色，较少绿黄色，具紫色斑点或小方格，蜜腺窝在北面明显凸出。

【生境分布】生长于高寒地区、土壤比较湿润的向阳山坡。分布于四川、云南、甘肃等地。以四川产量较大。以松贝为贝母之佳品。此外，产于东北等地的平贝母的干燥鳞茎及产于青海、新疆等地的伊贝母（新疆贝母或伊犁贝母）的干燥鳞茎，均可作为川贝母入药。

【采收加工】夏秋二季或积雪融化时，采挖地下鳞茎，除去须根、粗皮及泥沙，晒干或低温干燥。

【性味归经】苦、甘，微寒。归肺、心经。

【功能主治】清热润肺，化痰止咳，散结消痈。用于肺热燥咳，干咳少痰，阴虚劳嗽，咳痰带血。瘰疬，喉痹，乳痈，肺痈。

【用量用法】内服：3~10克，煎服；或研末冲服，一次1~2克。

验方 ①百日咳：川贝母、生甘草各10克，白花蛇舌草5克，共粉碎，过筛，混合均匀，口服，每次1.5~3克，每日3次。②下乳：川贝母、牡蛎、知母共为细末，同猪蹄汤调下。③乳腺炎：川贝母、金银花各10克，共为细末，每次10克，好酒调，饭后服。④气管炎：川贝母5克研末，用梨一个切开去核，将贝母粉填入梨空处合紧，蒸或煎水服均可。⑤婴幼儿消化不良：川贝母研成细末备用，按每日每千克体重0.1克计量，每日3次，一般情况下2~4日可愈。

使用注意

不宜与川乌、制川乌、草乌、制草乌、附子同用。

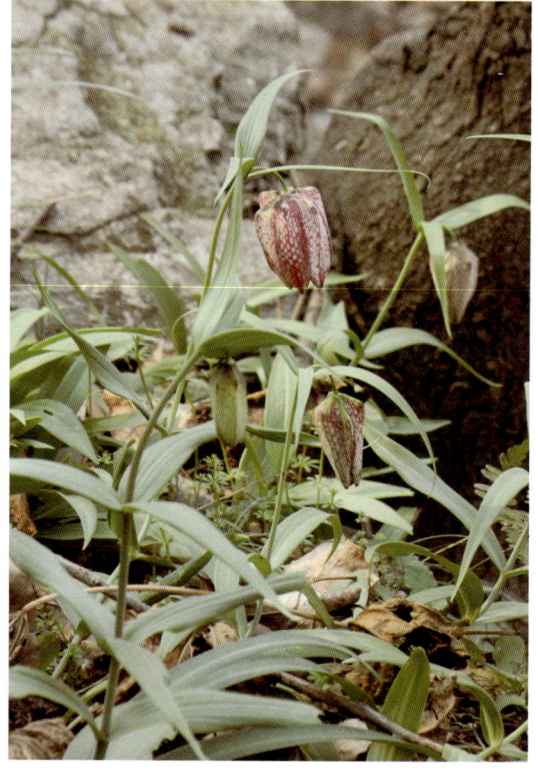

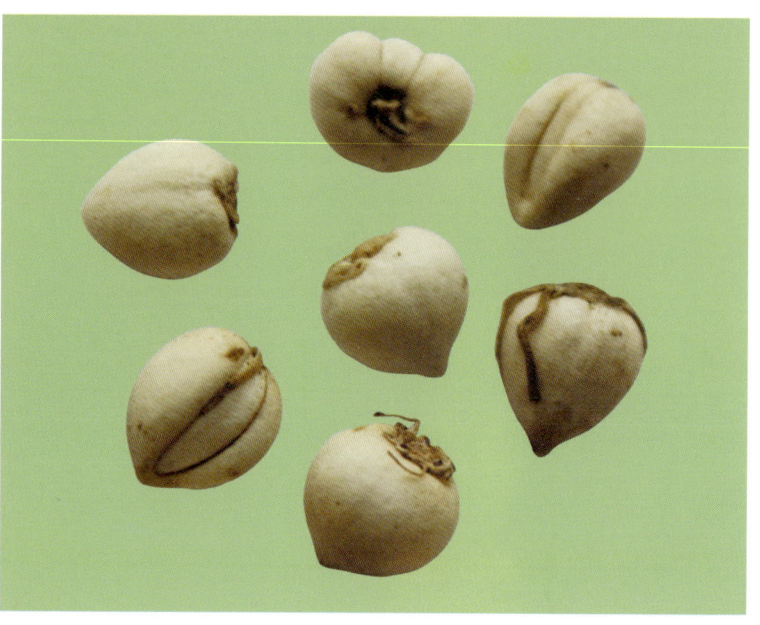

川牛膝

- **别名** 甜牛膝、大牛膝、白牛膝、拐牛膝、龙牛膝、天全牛膝。
- **来源** 本品为苋科植物川牛膝 *Cyathula officinalis* Kuan 的干燥根。

【形态特征】多年生草本，高40~100厘米。主根圆柱形，直径0.8~1.5厘米，外皮棕色。茎下部近圆柱形，中部近四棱形，疏被糙毛，节处略膨隆。叶互生，椭圆形至狭椭圆形，长3~13厘米，宽1.5~5厘米，先端渐尖，基部楔形或宽楔形，全缘，上面密叠倒伏糙毛，下面密生长柔毛；叶柄长0.3~1.5厘米。花绿白色，头状花序数个于枝端排成穗状；苞片卵形，长3~5毫米，干膜质，先端具钩状芒刺；苞腋有花纹朵，能育花居中，不育花居两侧；不育花的花被退化为2~5枚钩状芒刺，能育花的花被5，2长3短；雄蕊5，花丝基部密被长柔毛；退化雄蕊5，长方形，狭细，长钩0.3~0.4毫米，宽0.1~0.2毫米。先端齿状浅裂；雄蕊基部外侧围绕子房丛生的长柔毛较退化雄蕊为长；雌蕊子房上位，1室，花柱细。胞果长椭圆状倒卵形，长2~5毫米。种子卵形。花期6~7月，果期8~9月。

【生境分布】野生长于林缘、草丛中或栽培。分布于四川。贵州、云南等地也产。

【采收加工】秋、冬二季采挖，栽培者以生长3年为宜，过早质量差，太晚有腐根。挖出后，除去芦头、支根及须根，去净泥土，炕或晒至半干，堆放回润，再炕干或晒干。或趁鲜切片，晒干。

【性味归经】甘、微苦，平。归肝、肾经。

【功能主治】逐瘀通经，通利关节，利尿通淋。用于血瘀经闭，癥瘕积聚，胞衣不下，跌仆损伤，风湿痹痛，足痿筋挛，尿血血淋。

【用量用法】内服：5~10克，煎服。

验方

①**高血压**：川牛膝20克，牡丹皮、桃仁、当归、川芎、生龙骨、生牡蛎各15克，车前子10克，煎汤服用。②**腰腿痛**：川牛膝、续断、杜仲各10克，水煎服，每日1剂。③**骨髓炎**：川牛膝、紫花地丁各20克，黄芪20~30克，土茯苓、丹参各30克，金银花、山药各25克，蒲公英45克，当归、骨碎补各12克，黄柏10克，水煎服，每日1剂，连服10~20剂。④**牙痛**：川牛膝、生石膏、生地、赭石各50克，甘草10克，水煎2次，混合后分上、下午服，每日1剂。

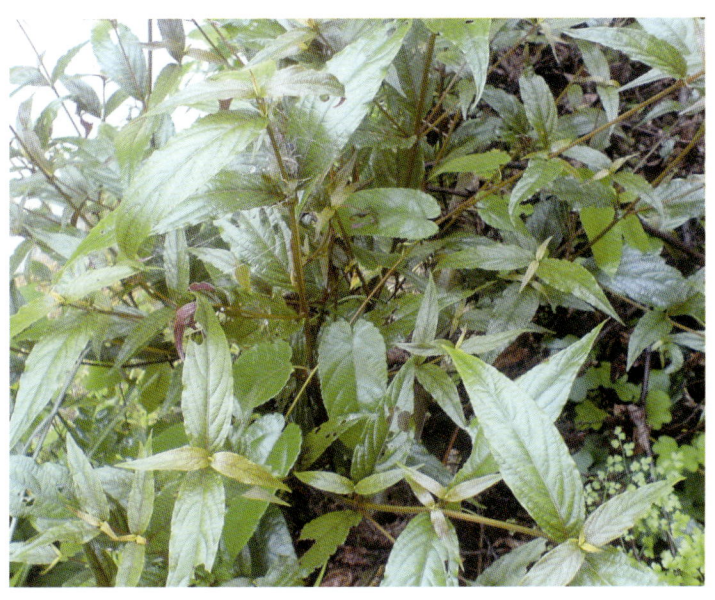

使用注意

孕妇慎用。

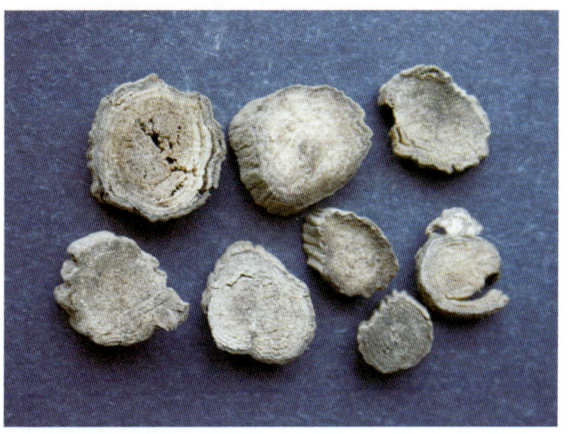

川乌

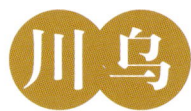

- **别名** 铁花、五毒、鹅儿花。
- **来源** 本品为毛茛科多年生草本植物乌头Aconitum carmichaeli Debx.的干燥母根。

【形态特征】多年生草本，高60~150厘米。主根纺锤形倒卵形，中央的为母根，周围数个根（附子）。叶片五角形，3全裂，中央裂片菱形，两侧裂片再2深裂。总状圆锥花序狭长，密生反曲的微柔毛；片5，蓝紫色（花瓣状），上裂片高盔形，侧萼片近圆形；花瓣退化，其中两枚变成蜜叶，紧贴盔片下有长爪，距部扭曲；雄蕊多数分离，心皮3~5，通常有微柔毛。蓇葖果；种子有膜质翅。

【生境分布】生长于山地草坡或灌木丛中。主产于四川、陕西等地。

【采收加工】夏秋季采挖，晒干生用或炮制后用。

【性味归经】辛、苦，热；有大毒。归心、肝、肾、脾经。

【功能主治】祛风除湿，温经止痛。用于风寒湿痹，关节疼痛，心腹冷痛，寒疝疼痛及麻醉止痛。

【用量用法】一般炮制后用。

验方

①**风湿关节痛：**制乌头6克，麻黄8克，白芍、黄芪各12克，水煎服。②**颈椎病：**制乌头、制草乌各100克，丹参250克，川芎、白芷各50克，威灵仙500克，研碎调匀，装入布袋作枕用。③**肩周炎：**制乌头、樟脑、草乌各90克，白芷50克，共研粉。使用时根据疼痛部位大小取适量药粉，用食醋与蜂蜜调成糊状，外敷于肩周炎疼痛点，外用胶布固定。用热水袋外敷30分钟，每日1次，连用15日。

使用注意

生品内服宜慎；孕妇禁用；不宜与半夏、瓜蒌、瓜蒌子、瓜蒌皮、天花粉、川贝母、浙贝母、平贝母、伊贝母、湖北贝母、白蔹、白及同用。

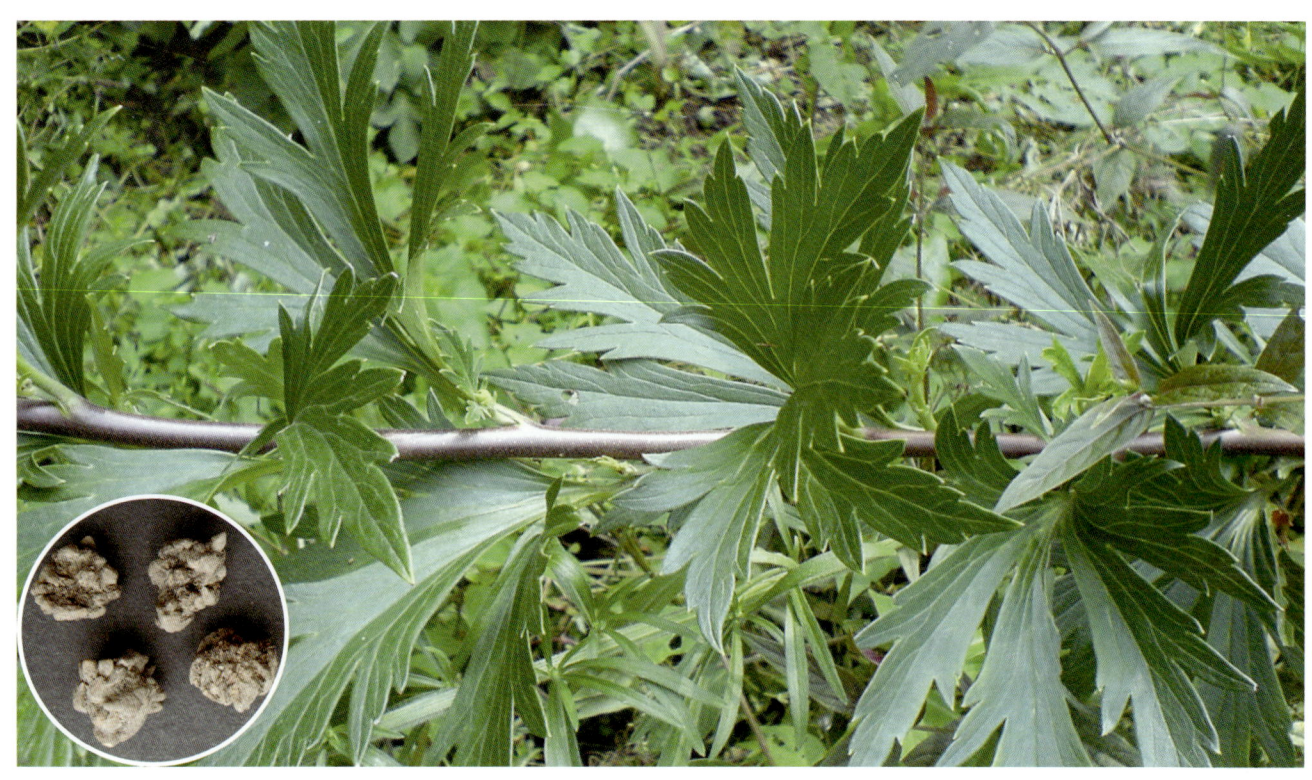

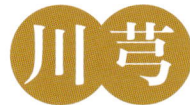

川芎

- **别名** 西川芎、炒川芎、炙川芎、酒川芎。
- **来源** 本品为伞形科多年生草本植物川芎 Ligusticum chuanxiong Hort. 的干燥根茎。

【形态特征】多年生草本。根茎呈不整齐的结节状拳形团块，有明显结节状，节盘凸出；茎下部的节明显膨大成盘状。叶2～3回单数羽状复叶，小叶3～5对，边缘又作不等齐的羽状全裂或深裂，叶柄基部成鞘状抱茎。复伞形花序生长于分枝顶端，伞幅细，有短柔毛；总苞和小总苞片线形；花白色。双悬果卵形，5棱。

【生境分布】生长于向阳山坡或半阳山的荒地或水地，以及土质肥沃、排水良好的沙壤土。分布于四川省的灌县、崇庆、温江，栽培历史悠久，野生者较少，为道地药材。西南及北方大部地区也有栽培。

【采收加工】5月下旬当茎上的节盘显著突出，并略带紫色时采挖根茎，除去泥沙及茎叶，晒干或烘干，再打去粗皮与须根。

【性味归经】辛，温。归肝、胆、心包经。

【功能主治】活血行气，祛风止痛。用于胸痹心痛，胸胁刺痛，跌打肿痛，月经不调，经闭痛经，癥瘕肿块，脘腹疼痛，头痛眩晕，风湿痹痛。

【用量用法】内服：3～10克，煎服；或研末吞服，每次1～1.5克。

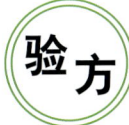

①**风热头痛：**川芎5克，茶叶10克，水一盏，煎五分，食前热服。②**晚期宫颈癌：**川芎、柴胡、当归、白果、白芍、椿皮、熟地各6克，水煎服，每日1剂。③**急性乳腺炎：**川芎、麻黄、甘草各9克，加水400毫升，煎至200毫升，每日4次，1～2剂为1个疗程。切不可一次服完，以免发汗过多。

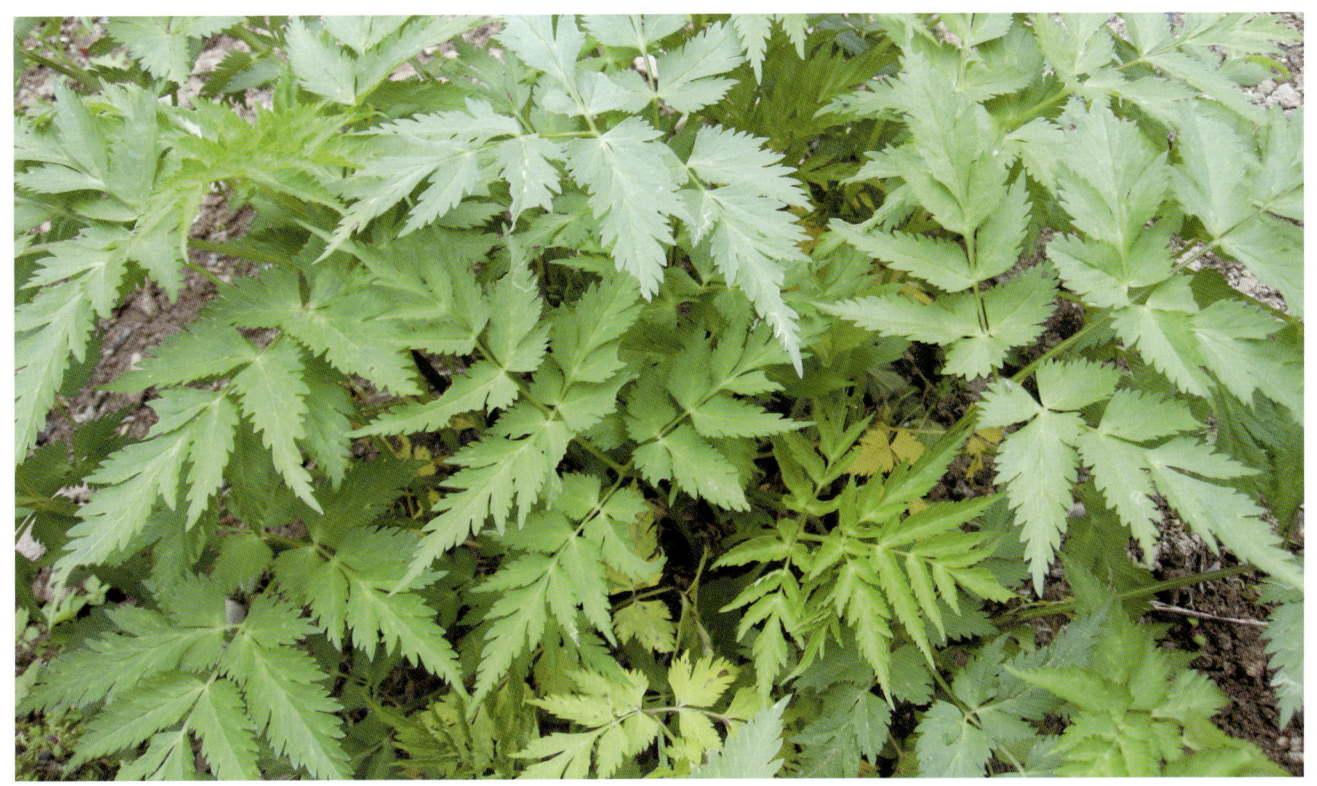

食疗药膳

●川芎煮蛋

原料：川芎10克，鸡蛋100克。

制法：将鸡蛋、川芎放入锅内，加入适量的清水，同煮至鸡蛋熟，捞出鸡蛋，剥去外壳，再放入锅中，煮20分钟即可。

用法：吃蛋饮汤。

功效：调经止痛。

适用：风邪引起的头晕目眩、月经不调、痛经、闭经等。

●川芎调经茶

原料：川芎、红茶各6克。

制法：上二味共置盖杯中，冲入沸水适量，泡闷15分钟后即可。

用法：每日1剂分2～3次温饮。

功效：理气开郁，活血止痛。

适用：经前腹痛、经行不畅、经闭不行、胁腹胀痛等。

●米酒川芎鸡蛋

原料：川芎5克，黄酒20毫升，鸡蛋2枚。

制法：川芎、鸡蛋两味同煮，至蛋熟后去壳及药渣，调入黄酒即成。

用法：吃蛋，喝汤，每日1剂，连续服用1周。

功效：祛风通脉，活血止痛。

适用：虚寒引起的经期或经后少腹绵绵作痛、经色淡而量少等。

●芎芷辛夷猪脑汤

原料：川芎、白芷各10克，辛夷花15克，猪脑2副（牛、羊脑亦可）。

制法：先将猪脑洗净剔去红筋备用，把川芎、白芷、辛夷花同放入砂锅内，加清水1000毫升，煎取500毫升，复将药汁倾炖盅内，加入猪脑，隔水炖熟即成。

用法：每2日1剂，饮汤吃猪脑。

功效：祛风利窍。

适用：慢性鼻炎、鼻塞不通等。

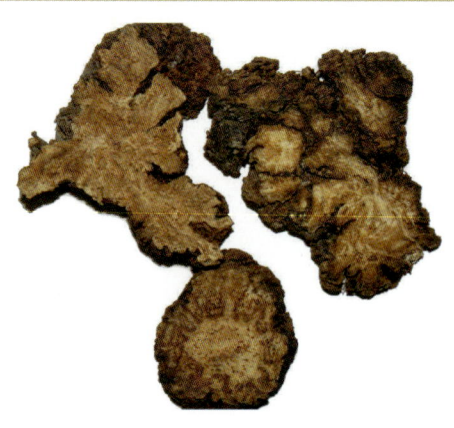

使用注意

性偏温燥，且有升散作用，阴虚火旺、舌红津少口干者不宜应用，月经过多者也应慎用。

川射干

- **别名** 蓝蝴蝶、土知母、铁扁担、扇把草。
- **来源** 本品为鸢尾科植物鸢尾 Iris tectorum Maxim. 的干燥根茎。

【形态特征】多年生草本。叶互生，2列，剑形，长30～45厘米，宽约2厘米。花青紫色，1～3朵排列成总状花序，花柄基部有佛焰花苞，长4～5厘米；花被片6，2轮，外轮3片圆形，上面有鸡冠状突起，白色或蓝色，内轮3片较小，拱形直立；雄蕊3，着生长于外轮花被片基部；子房下位。蒴果长椭圆形，有6棱，长3～4厘米。种子多数，圆形，黑色。花期4～5月，果期10～11月。

【生境分布】生长于林下、山脚及溪边的潮湿地。药材产于广东、广西、四川，我国大部分地区有栽培。

【采收加工】秋季采挖。除去泥沙，晒干，撞去须根。

【性味归经】苦，寒。归肺经。

【功能主治】清热解毒，祛痰，利咽。用于热毒痰火郁结，咽喉肿痛，喉痹，痰涎壅盛，咳痰气喘。

【用量用法】内服：6～10克，煎服。

【验方】①食积饱胀：川射干3克，研细，用白开水送服或对酒吞服。②喉症、食积、血积：川射干3～9克，煎服。③跌打损伤：川射干3～9克，研末或磨汁，冷水送服。

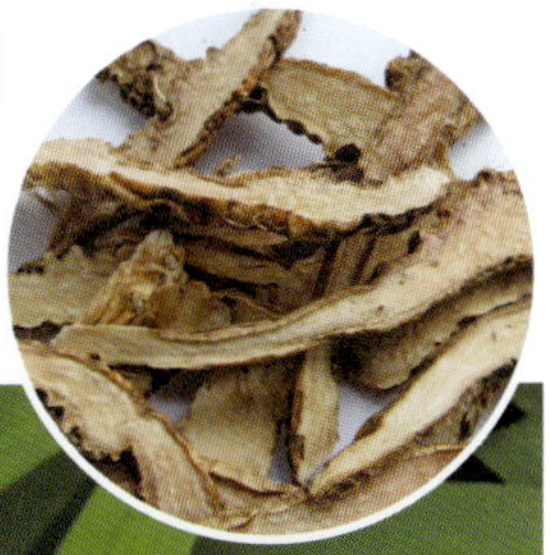

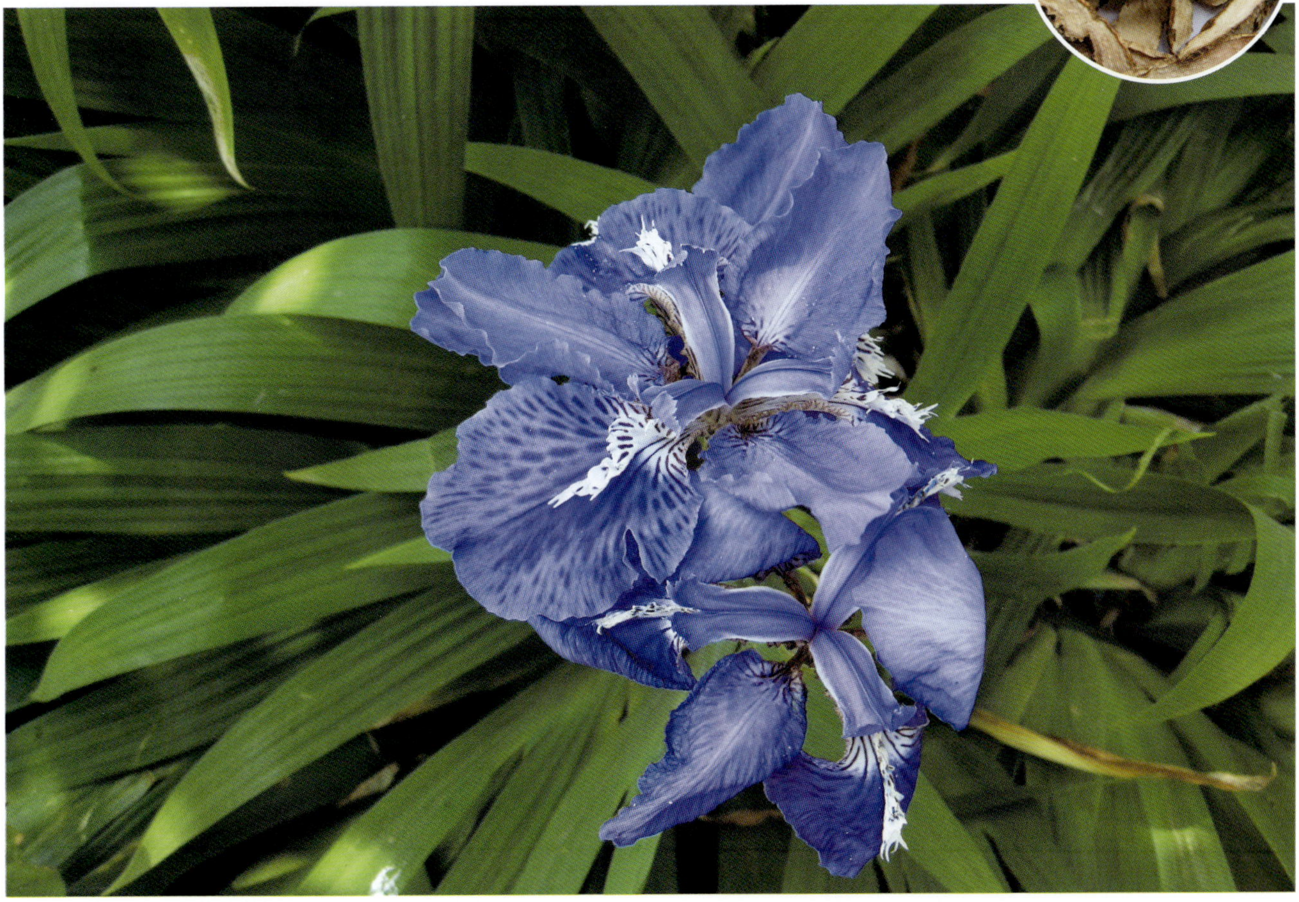

川楝子

- **别名** 楝实、楝子、仁枣、金铃子、苦楝子、石茱萸、川楝实、川楝树子。
- **来源** 本品为楝科植物川楝 Melia toosendan Sieb.et Zucc. 的干燥成熟果实。

【形态特征】核果呈类球形或椭圆形，长1.9~3厘米，直径1.8~3.2厘米。表面棕黄色或棕色，有光泽，具深棕色小点，微有凹陷和皱缩，顶端有点状花柱残痕，基部凹陷处有果柄痕。外果皮革质，与果肉间常成空隙，果肉松软，淡黄色，遇水润湿显黏性。果核类圆形或卵圆形，木质坚硬，两端平截，有6~8条纵棱，内分6~8室，每室含黑棕色长圆形的种子1粒。气特异，味酸、苦。

【生境分布】生长于丘陵、田边；有栽培。我国南方各地均产，以四川产者为佳。

【采收加工】冬季果实成熟时采收，除去杂质，干燥。

【性味归经】苦，寒；有小毒。归肝、小肠、膀胱经。

【功能主治】疏肝泄热，行气止痛，杀虫。用于肝郁化火，胸胁、脘腹胀痛，疝痛，虫积腹痛。

【用量用法】内服：5~10克，煎服。外用：适量，研末调搽。

验方

①**慢性胃炎**：川楝子、枳实、木香、白芍、柴胡、延胡索各10克，大血藤15克，甘草5克，水煎2次，每日1剂，早、晚分服。②**头癣**：川楝子30克，研成粉，与70克凡士林（或熟猪油）混匀，每日擦患处，早、晚各1次。搽药前，应用盐水将患处洗净，有脓或痂者应清除。③**胆道蛔虫偏热型**：川楝子、槟榔各15克，乌梅30克，花椒10克，栀子20克，黄连、黄柏各9克，水煎服。

使用注意

本品有毒，不宜过量或持续服用。脾胃虚寒者慎用。

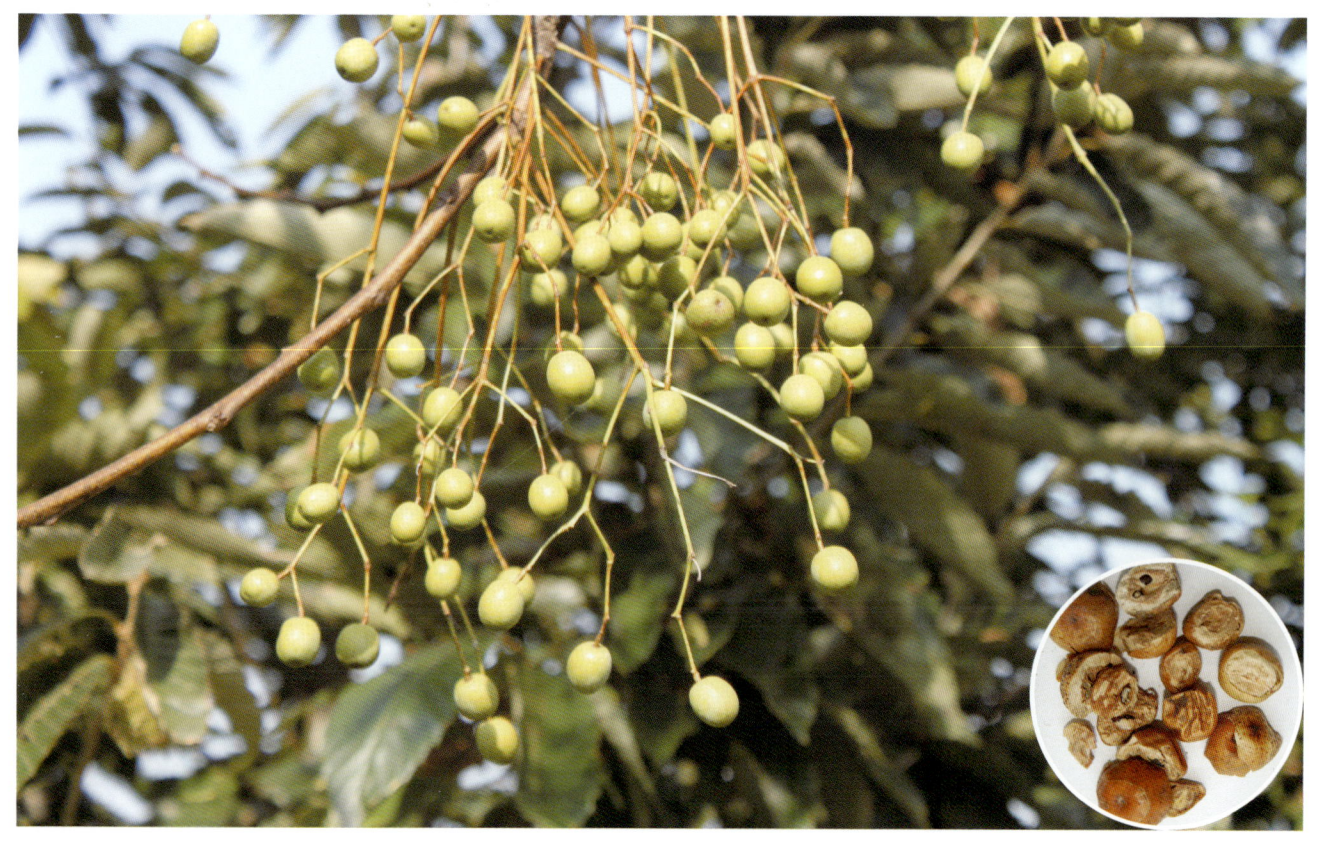

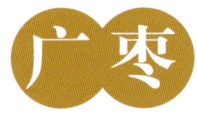

- **别名** 山枣、五眼果、人面子、山枣子。
- **来源** 本品系蒙古族习用药材。为漆树科植物南酸枣 Choerospondias axillaris (Roxb.) Burtt et Hill的干燥果实。

【形态特征】落叶乔木,高7～18米。茎直,树皮灰褐色,纵裂,枝紫黑色。单数羽状复叶互生;具长柄;小叶7～15,对生,斜长圆形至长圆状椭圆形,长4～10厘米,宽2～4.5厘米,先端长尖或渐尖,基部偏斜,全缘,两面无毛或下面叶腋有时具丛毛;小叶柄长3～5毫米,顶端的一片长10～15毫米。花杂性,异株;雄花和假两性花淡紫,直径3～4毫米,成聚伞状圆锥花序;雌花较大,单生长于上部叶腋,具梗;萼杯状,钝5裂;花瓣5;雄蕊10,花丝基部与10裂的花盘黏合,在假两性花中的药与花瓣等长,在雄花中的突出;子房上位,5室,每室有下垂之胚珠1颗,花柱5,分离。浆果椭圆形或卵形长2～3厘米,宽1.4～2.5厘米,成熟时黄色;核坚硬,近先端有4～5个显明的眼点。

【生境分布】分布于浙江、福建、湖北、湖南、广东、广西、贵州、云南等地。

【采收加工】8～10月采摘成熟果实,晒干。

【性味归经】甘、酸,平。归心经。

【功能主治】行气活血,养心,安神。用于气滞血瘀,胸痹作痛,心悸怔忡,胸闷气短,心神不安,失眠健忘。

【用量用法】内服:1.5～2.5克,煎服;或入丸、散。

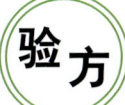

①**胸闷疼痛,心悸气短,心神不安,失眠健忘**:广枣450克,木香、肉豆蔻、丁香、牛心粉、枫香脂、沉香各75克,以上七味,粉碎成细粉,过筛,混匀,每100克粉末加炼蜜80～100克制成大蜜丸,另取朱砂粉末包衣,即得。口服,每次1丸,每丸重6克,每日1～2次。

②**心肺火盛,胸闷不舒,胸胁闷痛,心悸气短**:广枣、沉香各180克,檀香、红花、紫檀香各90克,天竺黄、肉豆蔻、北沙参各60克,以上八味,粉碎成细粉,过筛,混匀即可,口服,每次3克,每日1～2次。

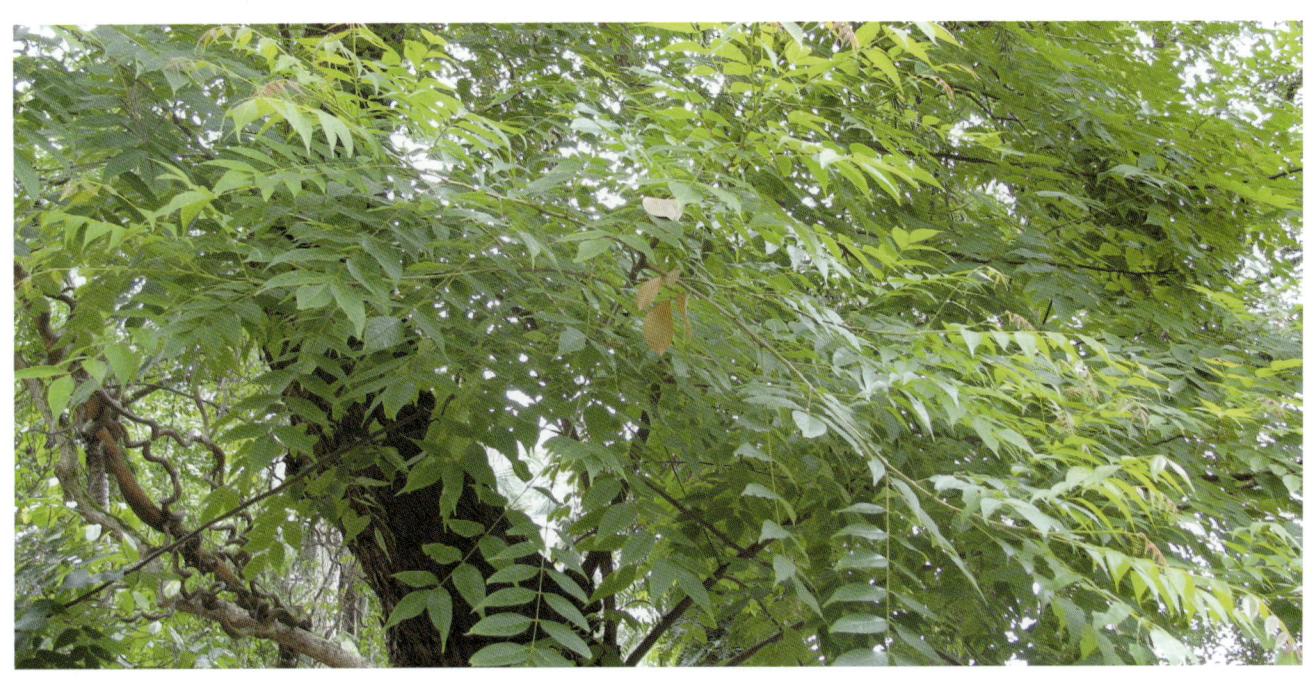

广金钱草

- **别名** 黄假花生、山地豆、落地金钱草。
- **来源** 本品为豆科植物广金钱草 Desmodium styracifolium (Osb.) Merr. 的干燥地上部分。

【形态特征】灌木状草本，高30～90厘米。茎直立，枝圆柱形，密被伸展的黄色短柔毛。通常有小叶1片，有时3小叶；顶端小叶圆形，革质，先端微凹，基部心形，长1.8～3.4厘米，宽2.1～3.5厘米，上面无毛，下面密被贴伏的茸毛，脉上最密；侧生小叶如存在时，荆远较顶生小叶为小，圆形或椭圆形，长1～1.5厘米；叶柄长1～1.8厘米；托叶小披针状钻形，具条纹。总状花序顶生或腋生，极稠密，长约2.5厘米；苞片卵形，被广金钱草毛；花梗长2～3毫米；花小，紫色，有香气；花萼被粗毛，萼齿披针形，长为萼筒的2倍；花冠蝶形，长约4毫米，旗瓣圆形或长圆形，基部渐狭成爪，翼瓣贴生长于龙骨瓣上；雄蕊10，2体；子房线形；荚果线状长圆形，被短毛，腹缝线直，背缝线浅波状，4～5个节，每节近方形。

【生境分布】生荒地草丛中，或经冲刷过的山坡上。分布福建、广东、广西、湖南等地。主产广东。福建、广西、湖南等地亦产。

【采收加工】夏、秋二季采割，除去杂质，晒干。

【性味归经】甘、淡，凉。归肝、肾、膀胱经。

【功能主治】利湿退黄，利尿通淋。用于热淋，石淋，砂淋，黄疸尿赤，小便涩痛，水肿尿少。

【用量用法】内服：15～30克，煎汤。外用：适量，捣敷。

验方

①**膀胱结石**：广金钱草60克，海金沙15克，水煎服。②**肾结石**：广金钱草18克，大茴香、小茴香各7.5克，锦纹大黄15克（后下），萹蓄50克。净水三碗，煎至一碗服。并多饮黄豆卷汤，助肾结石加速排出。③**黄疸**：广金钱草30克，水煎服。④**小儿疳积**：广金钱草适量，煮瘦猪肉食。⑤**口腔炎及喉头炎**：广金钱草15～30克，煎水冲蜂蜜服。

使用注意
孕妇忌服。

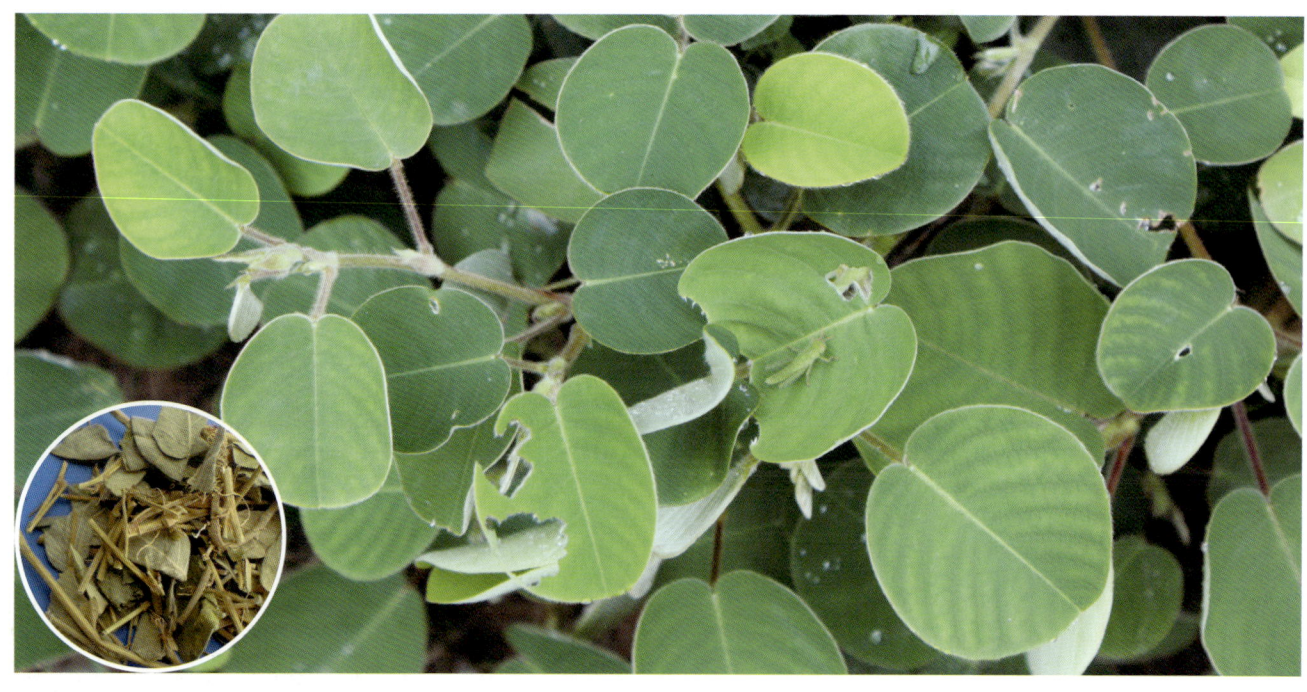

广藿香

- **别名** 土藿香、山茴香、水排香草、兜娄婆香、大叶薄荷、猫尾巴香。
- **来源** 本品为唇形科植物广藿香 *Pogostemon cablin* (Blanco) Benth. 的干燥地上部分。

【形态特征】一年生草本，高30~60厘米。直立，分枝，被毛，老茎外表木栓化。叶对生；叶柄长2~4厘米，揉之有清淡的特异香气；叶片卵圆形或长椭圆形，长5.7~10厘米，宽4.5~7.5厘米，先端短尖或钝圆，基部阔而钝或楔形而稍不对称，叶缘具不整齐的粗钝齿，两面皆被毛茸，下面较密，叶脉于下面凸起，下面稍凹下，有的呈紫红色；没有叶脉通走的叶肉部分则于上面稍隆起，故叶面不平坦。轮伞花序密集，基部有时间断，组成顶生和腋生的穗状花序式，长2~6厘米，直径1~1.5厘米，具总花梗；苞片长约13毫米；花萼筒状；花冠筒伸出萼外，冠檐近二唇形，上唇3裂，下唇全缘；雄蕊4，外伸，花丝被染色。花期4月。我国产者绝少开花。

【生境分布】我国福建、台湾、广东、海南与广西有栽培。

【采收加工】枝叶茂盛时采割，日晒夜闷，反复至干。

【性味归经】辛，微温。归脾、胃、肺经。

【功能主治】芳香化浊，和中止呕，发表解暑。用于湿浊中阻，脘痞呕吐，呃逆吐泻，湿温初起，发热倦怠，胸闷不舒，寒湿闭暑，腹痛，鼻渊头痛。

【用量用法】内服：3~10克，煎服。

验方

①**胎气不安**：广藿香、香附、甘草各10克，为末，每次10克，入盐少许，沸汤服之。②**口臭**：广藿香洗净，煎汤，漱口。③**冷露疮烂**：广藿香叶、细茶各等份，烧灰，油调搽贴之。④**过敏性鼻炎**：广藿香、苍耳子、辛夷、连翘各10克，升麻6克，将药材浸泡于水中，约半小时，用大火煮开，每日1~2次。⑤**预防感冒**：广藿香、生甘草各6克，射干、桑叶各10克，板蓝根30克，银花、贯众、桔梗各12克，连翘15克，水煎服。

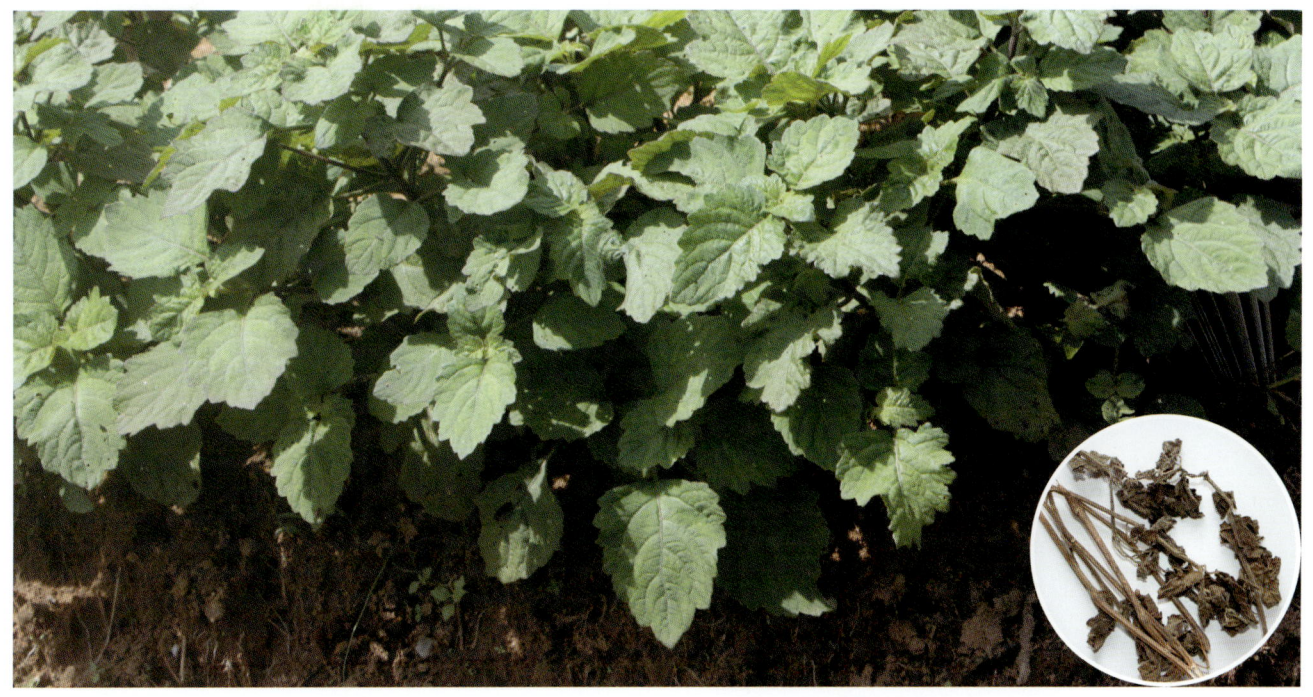

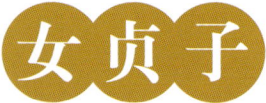

- **别名** 爆格蚤、冬青子。
- **来源** 品为木樨科植物女贞Ligustrum lucidum Ait.的干燥成熟果实。

【形态特征】常绿乔木，树皮光滑不裂。叶对生，叶片卵圆形或长卵状披针形，全缘，无毛，革质，背面密被细小的透明腺点。圆锥花序顶生，花白色，花萼钟状，花冠裂片长方形。浆果状核果，成熟时蓝黑色，内有种子1~2枚。

【生境分布】生长于湿润、背风、向阳的地方，尤适合深厚、肥沃、腐殖质含量高的土壤中。我国各地均有栽培。

【采收加工】冬季果实成熟时采收，除去枝叶，稍蒸或置沸水中略烫后，干燥；或直接干燥。

【性味归经】甘、苦，凉。归肝、肾经。

【功能主治】滋补肝肾，明目乌发。用于肝肾阴虚，头晕目眩，耳鸣耳聋，腰膝酸软，须发早白，目暗不明，内热消渴，骨蒸潮热。

【用量用法】内服：6~12克，煎服；或入丸、散。

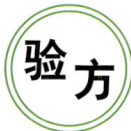

①**肾虚腰酸：** 女贞子9克，桑椹、墨旱莲、枸杞子各12克，水煎服，每日1剂。②**肝虚视物模糊：** 女贞子、枸杞子、生地、菊花、刺蒺藜各10克，水煎服，每日1剂。③**便秘：** 女贞子、黄芪各20克，桔梗9克，甘草、桂枝各6克，白芍、当归各15克，大枣12枚，生姜3片，饴糖适量，每日1剂，水煎服，10日为1疗程，一般服药1~2疗程。④**神经衰弱：** 女贞子、桑椹、鳢肠各25克，水煎服。

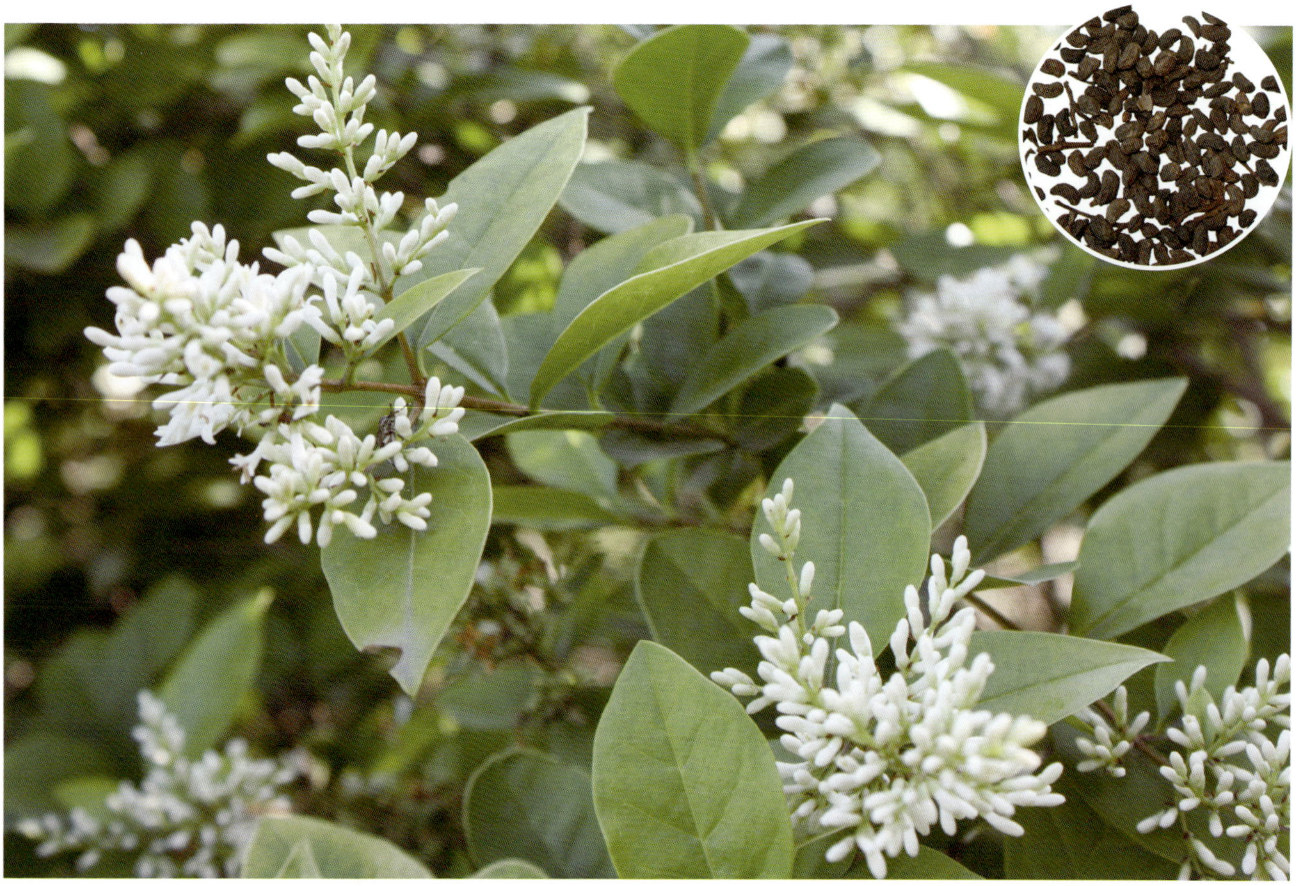

食疗药膳

●女贞枸杞粥

原料：女贞子15克，枸杞子10克，粳米100克。

制法：先将女贞子洗净，装入纱袋内，系好；枸杞子洗净，去杂；粳米淘洗干净。将粳米和纱布药袋同放锅内，加入清水，置旺火上煮沸数滚后，加入枸杞子，改用小火煮至米烂粥煮熟为止，除去药袋，加入白糖稍煮沸即可。

用法：每日1次，早餐食用。

功效：滋补肝肾，清热明目。

适用：胆石症伴有肝肾不足者。

使用注意

脾胃虚寒泄泻及阳虚者忌服。

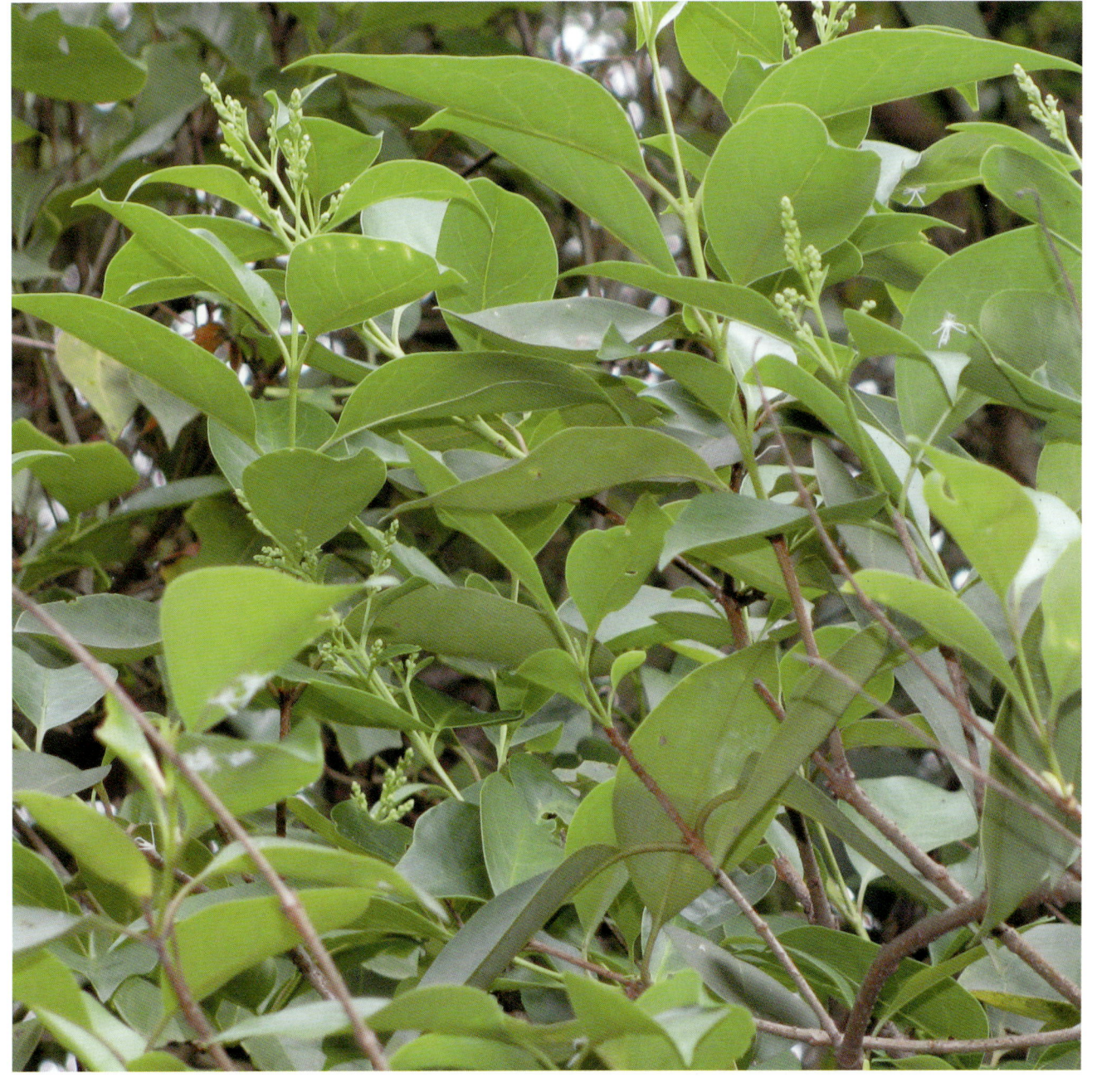

小驳骨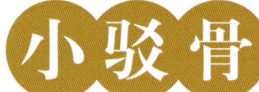

- **别名** 接骨草、小还魂、驳骨消、驳骨草、骨碎草、小接骨草、小叶金不换。
- **来源** 本品为爵床科植物小驳骨 *Gendarussa vulgaris* Nees 的干燥地上部分。

【形态特征】常绿小灌木,高1~2厘米。茎直立,茎节膨大,青褐色或紫绿色。枝条对生,无毛。单叶,叶片披针形,长6~11厘米,宽1~2厘米。先端尖,基部狭,边缘全缘,两面均无毛。叶柄短。春夏开花,花白色带淡紫色斑点。排成花序生长于枝顶或上部叶腋,长2~5厘米,粗1~2厘米。苞片钻状,披针形,长约2毫米。花萼五裂,裂片条状披针形,与苞片同生有黏毛。花冠二唇形,长15~17厘米。雄蕊2枚。夏季结果,果实棒状,长约12毫米。

【生境分布】生长于村旁或路边的灌丛中,亦有栽培。分布于台湾、广东、海南、广西、云南等地。

【采收加工】全年均可采收,除去杂质,晒干。

【性味归经】辛,温。归肝、肾经。

【功能主治】祛瘀止痛,续筋接骨。用于跌打损伤,筋伤骨折,风湿痹痛,血瘀经闭,月经不调,产后腹痛。

【用量用法】内服:9~15克,煎服。外用:适量。

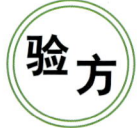 ①**骨折、无名肿毒:** 小驳骨鲜草捣烂或干草研末,用酒、醋调敷患处。②**跌打扭伤、风湿性关节炎:** 小驳骨15~30克,水煎服。

使用注意
孕妇慎用。

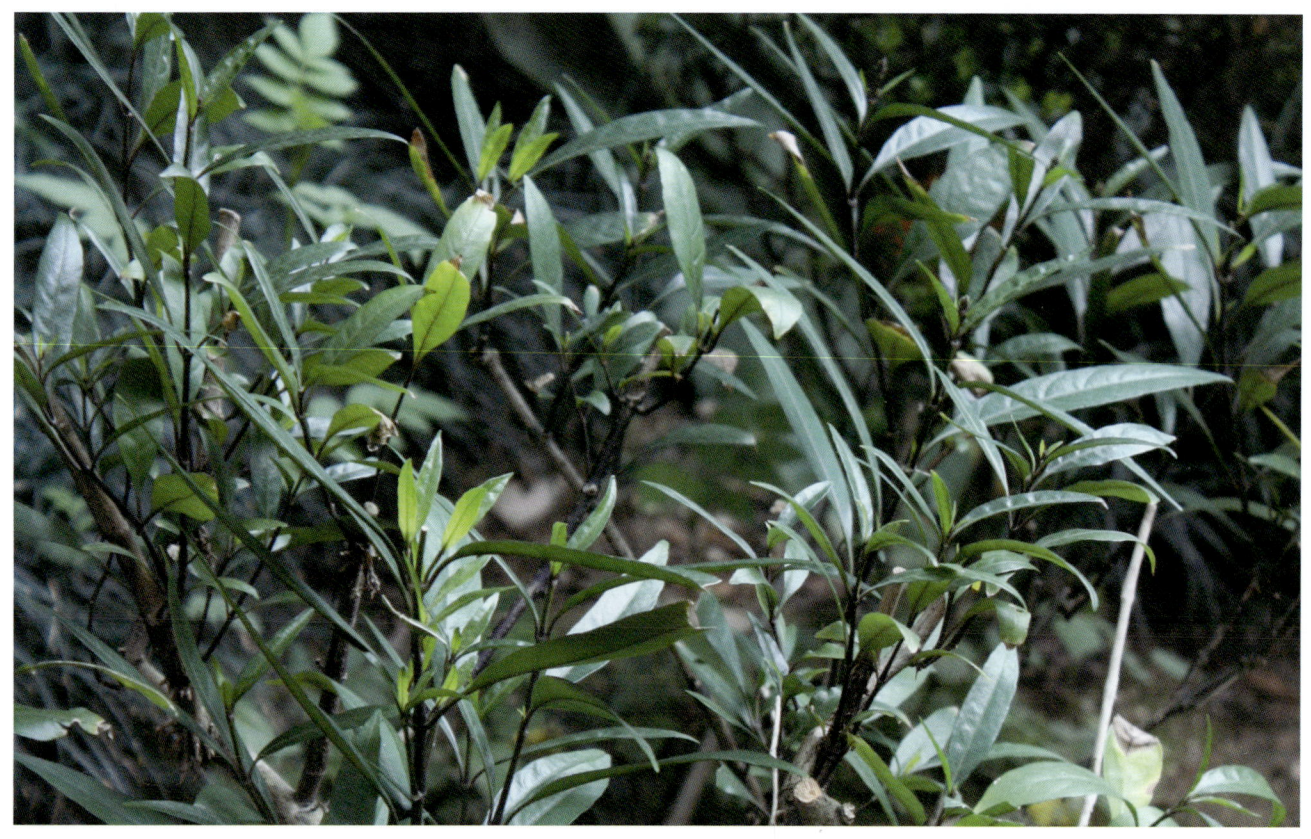

小茴香

- **别名** 茴香、谷茴、土茴香、香丝菜、野茴香、谷茴香、大茴香。
- **来源** 本品为伞形科植物茴香 *Foeniculum vulgare* Mill. 的干燥成熟果实。

【形态特征】多年生草本，高1~2米，全株有香气。茎直立，有纵棱。叶互生，3~4回羽状全裂，裂片丝状线形；叶柄基部鞘状抱茎。复伞形花序顶生；花小、黄色。双悬果，每分果有5纵棱。本品呈小圆柱形，两端稍尖，长3~5毫米，径2毫米左右，基部有时带细长的小果柄，顶端有黄褐色柱头残基，新品黄绿色至棕色，陈品为棕黄色。分果容易分离，背面有5条略相等的果棱，腹面稍平；横切面略呈五角形。

【生境分布】全国各地均有栽培。我国南北各地均有栽培。

【采收加工】秋季果实初熟时采割植株，晒干，打下果实，除去杂质。

【性味归经】辛，温。归肝、肾、脾、胃经。

【功能主治】散寒止痛，理气和胃。用于寒疝腹痛，睾丸偏坠，少腹冷痛，脘腹胀痛，痛经，月经不调，食少吐泻。

【用量用法】内服：3~6克，煎服。外用：适量。

【验方】①疝气、小腹冷痛、胀满：小茴香、胡椒各15克，酒糊为丸，每次3克，温酒送下。②肝胃气滞、脘腹胁下胀痛：小茴香30克，枳壳15克，微炒研末，每次6克，温开水送下。③痛经：小茴香、当归、川芎、香附各10克，淡吴茱萸3克，姜半夏、炒白芍各12克，党参、延胡各15克，炙甘草8克，加水煎成400毫升，温服，每日2次。④睾丸鞘膜积液：小茴香15~18克，川楝子（炒香）15克，橘核12~15克，猪苓18克，台乌药、海藻（另包，用水洗去盐分）各12克，青皮、赤芍各10克，蜜枣4枚。加水煎成400毫升，每日2次。

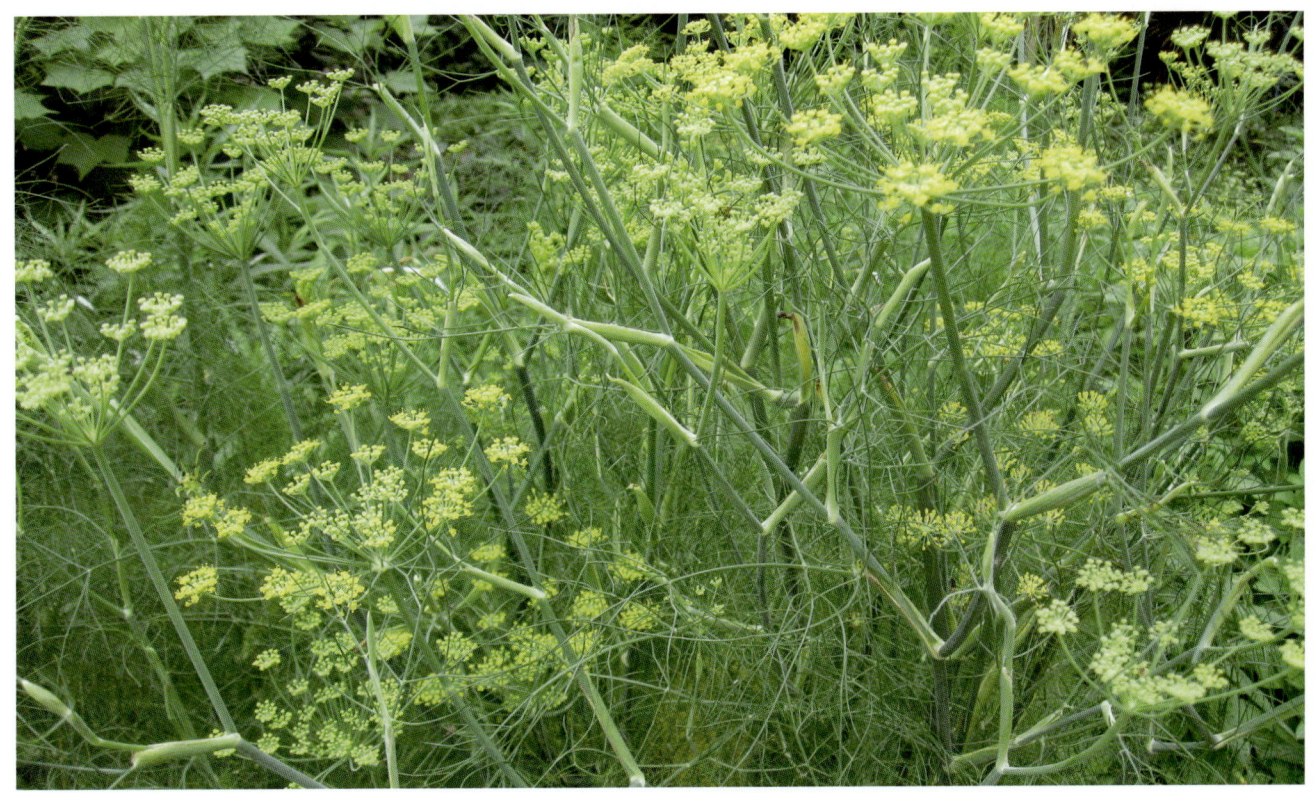

食疗药膳

● 小茴香大蒜蒸黑鱼

原料：小茴香15克，大蒜30克，黑鱼1条（300克），绍酒、姜、葱、大蒜、盐、酱油、白糖各适量。

制法：把小茴香洗净；黑鱼宰杀后，去鳃及内脏；大蒜去皮，切片；姜切片，葱切段。把黑鱼放入蒸盆内，注入清水300毫升，加入小茴香、大蒜、绍酒、姜、葱、盐、酱油、白糖。把蒸盆放入蒸笼内，用大火大汽蒸30分钟即成。

用法：每日2次，每次吃黑鱼50克。

功效：温化利水。

适用：肝病水肿患者食用。

使用注意
阴虚火旺者慎服。

● 茴香猪肝

原料：猪肝250克，小茴香5克。

制法：将小茴香用新纱布包袋，与猪肝同煮，使用小火煮沸20分钟，去茴香袋，再加酒、糖、酱油各适量，继用小火煮10分钟后，待温取肝切片。

用法：分2次佐餐食用，连服7～15日。

功效：养血，补肝，温中。

适用：慢性肝炎虚寒症、肝区隐痛、脘痞纳差、喜温畏寒、大便不实、舌淡苔白、脉沉等。

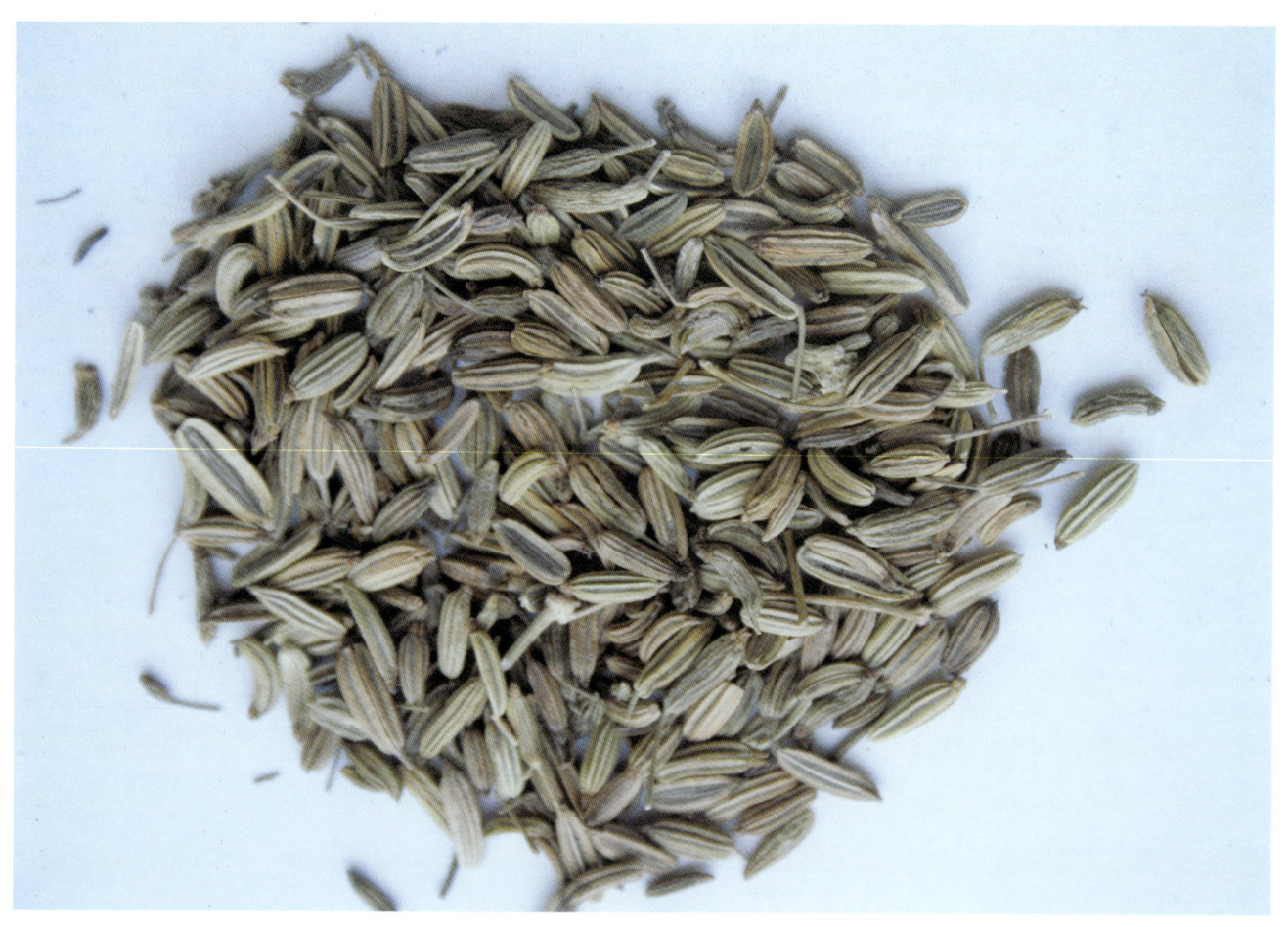

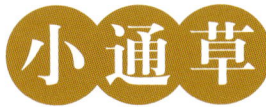

小通草

- **别名** 小通花、鱼泡通、通草树、通条树、喜马拉雅旌节花。
- **来源** 品为旌节花科植物喜马山旌节花 Stachyurus himalaicus Hook. f. et Thoms.、中国旌节花或山茱萸科植物青荚叶的干燥茎髓。

【形态特征】落叶灌木或小乔木，高可达5米。小枝密被白色小皮孔。叶互生，叶柄长0.5~2厘米，紫红色；叶坚纸质至草质，卵形、长圆形至长圆状披针形，长6~14厘米，宽3.5~5.5厘米，先端尾状长渐尖或渐尖。穗状花序腋生，长5~12厘米，多下垂，基部无叶。花先叶开放，黄色，无柄，子房卵状长圆形，连花柱长约6毫米。浆果近球形，直径7~8毫米，几无柄或具短柄，花柱宿存。花期3~4月，果期7~9月。

【生境分布】生长于海拔500~2900米的山坡林中或林缘阴湿外。原产中国，长江流域及秦岭以南均可生长，喜光照，稍耐阴，适应性强，较耐寒，在排水良好的沙质土壤或轻质粘壤土中生长最佳。

【采收加工】秋季将嫩枝砍下，剪去过细或过粗的枝，然后用细木棍，将茎髓捅出，再用手拉平，晒干。

【性味归经】甘、淡，寒。归肺、胃经。

【功能主治】清热，利尿，下乳。用于小便不利，热淋，乳汁不下。

【用量用法】内服：3~6克，煎服。

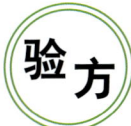

验方

①**小便黄赤**：小通草6克，木通4.5克，车前子（布包）9克，水煎服。②**热病烦躁，小便不利**：小通草6克，知母、栀子、淡竹叶、生地、黄芩各9克，水煎服。③**小便不利**：小通草、车前子、水菖蒲各15克，火洒草、生石膏各3克，水煎服。④**淋病，小便不利**：小通草9克，滑石30克，甘草6克，水煎服。⑤**产后乳汁不通**：小通草6克，王不留行9克，黄蜀葵根12克，煎水当茶饮。如因血虚乳汁多，加猪蹄1对，炖烂去药渣，吃肉喝汤。⑥**乳少**：小通草9克，当归15克，黄芪30克，水煎服。

使用注意

气虚无湿热及孕妇患者慎服。

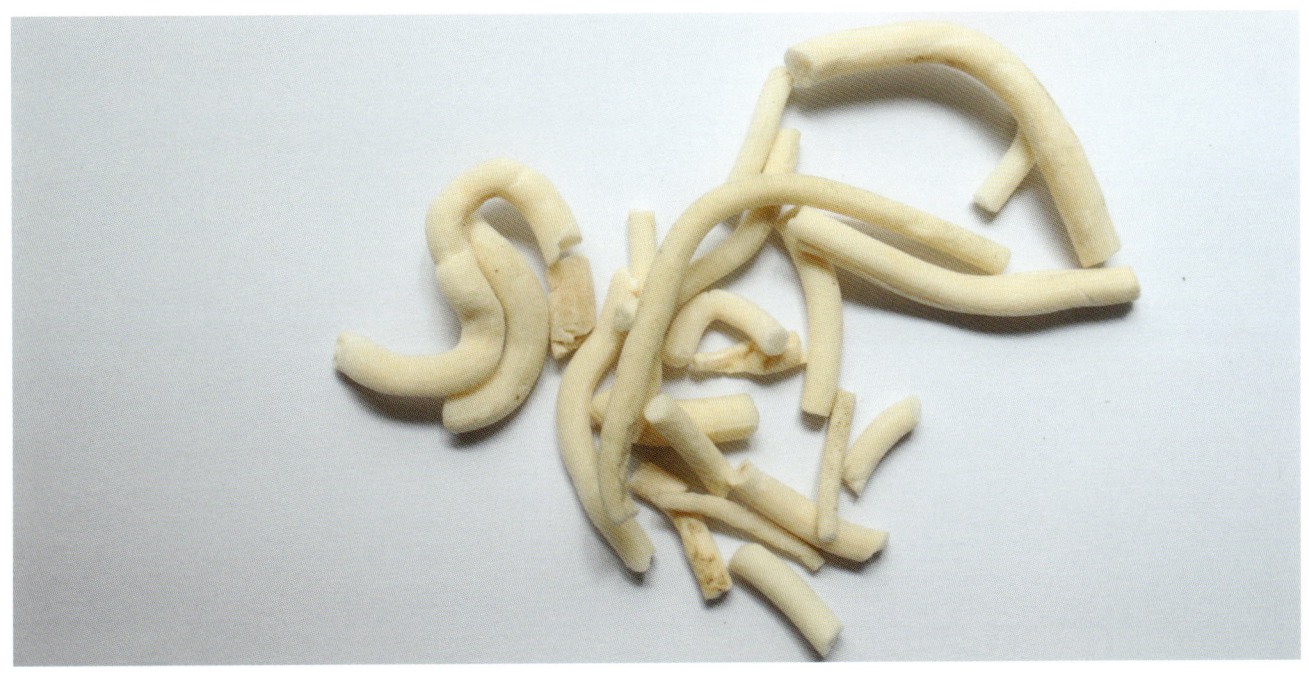

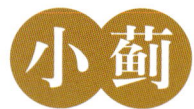

小蓟

- **别名** 刺菜、野红花、小刺盖、青刺蓟、千针草、刺蓟菜、刺儿菜。
- **来源** 本品为菊科植物刺儿菜 *Cirsium setosum*（Willd）MB. 的干燥地上部分。

【形态特征】多年生草本，具长匍匐根。茎直立，高约50厘米，稍被蛛丝状绵毛。基生叶花期枯萎；茎生叶互生，长椭圆形或长圆状披针形，长5～10厘米，宽1～2.5厘米，两面均被蛛丝状绵毛，全缘或有波状疏锯齿，齿端钝而有刺，边缘具黄褐色伏生倒刺状牙齿，先端尖或钝，基部狭窄或钝圆，无柄。雌雄异株，头状花序单生长于茎顶或枝端；总苞钟状，苞片5裂，疏被绵毛，外列苞片极短，卵圆形或长圆状披针形，顶端有刺，内列的呈披针状线形，较长，先端稍宽大，干膜质；花冠紫红色；雄花冠细管状，长达2.5厘米，5裂，花冠管部较上部管檐长约2倍，雄蕊5，聚药，雌蕊不育，花柱不伸出花冠外；雌花花冠细管状，长达2.8厘米，花冠管部较上部管檐长约4倍，子房下位，花柱细长，伸出花冠管之外。瘦果长椭圆形，无毛，冠毛羽毛状，淡褐色，在果热时稍较花冠长或与之等长。花期5～7月，果期8～9月。

【生境分布】生长于山坡、河旁或荒地、田间。全国大部分地区均产。

【采收加工】夏、秋二季花开时采割，除去杂质，晒干。

【性味归经】甘、苦，凉。归心、肝经。

【功能主治】凉血止血，散瘀解毒消痈。用于衄血，吐血，尿血，便血，血淋，崩漏下血，外伤出血，痈肿疮毒。

【用量用法】内服：5～12克，煎服；鲜品可用30～60克。外用：适量，捣敷患处。

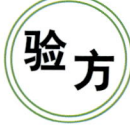

验方

①**传染性肝炎**：鲜小蓟根状茎60克，水煎服。②**吐血、衄血、尿血**：鲜小蓟60克，捣烂绞汁，冲蜜或冰糖炖服。③**高血压**：鲜小蓟60克，榨汁，冰糖炖服。④**肠炎、腹泻**：小蓟、番石榴叶各12克，水煎服。

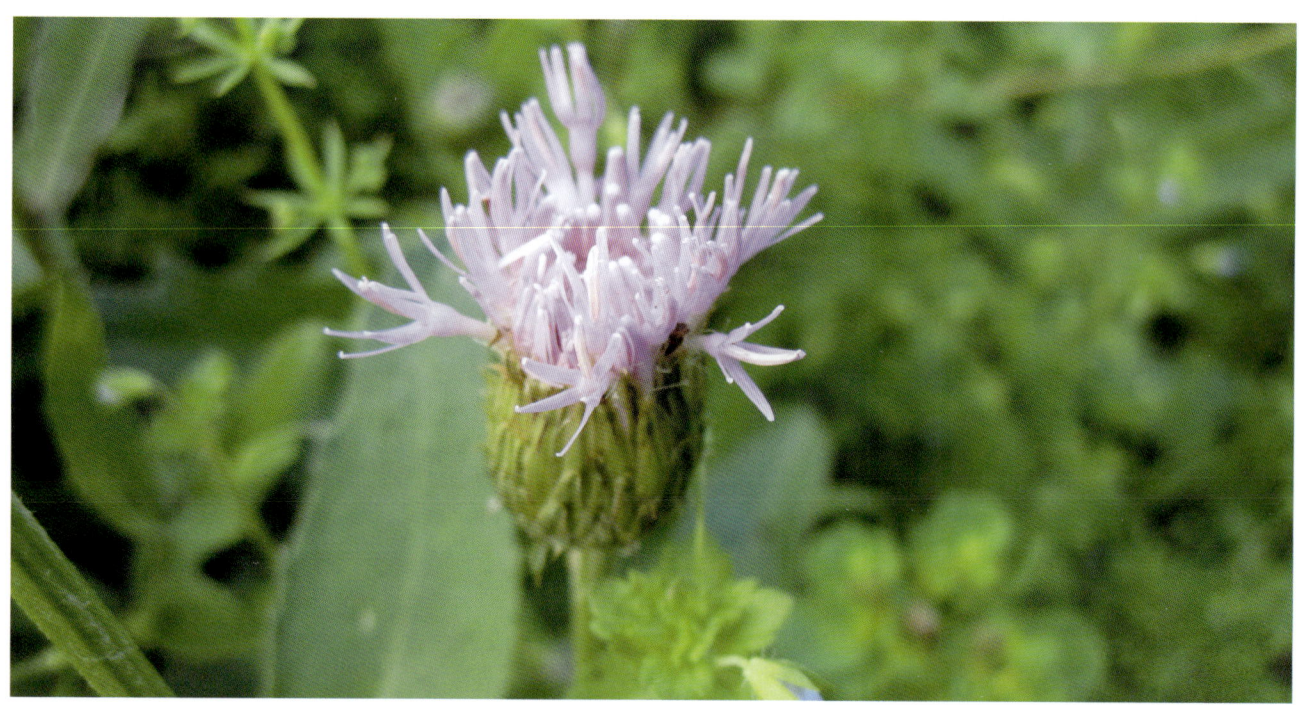

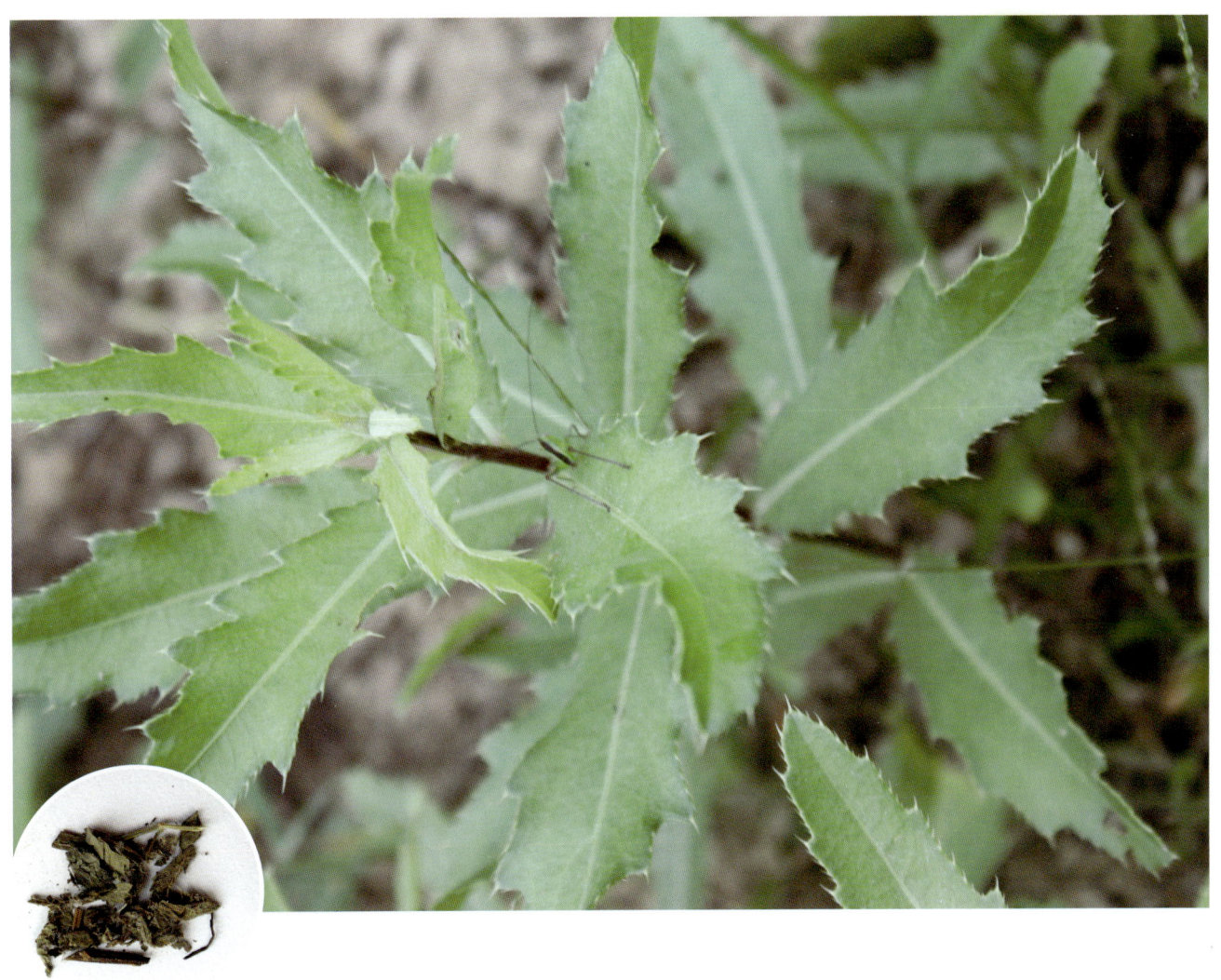

食疗药膳

●小蓟伏龙肝茶

原料：小蓟80克，伏龙肝30克。
制法：将小蓟与伏龙肝同入锅中，加水适量，煎汤取汁即成。
用法：代茶饮之，不拘时间。
功效：清热凉血。
适用：血热或气虚所致的倒经。

使用注意
脾胃虚寒而无瘀滞者忌服。

●小蓟炖肉

原料：小蓟（鲜）1把，猪瘦肉120克。
制法：把小蓟洗净，将肉洗净、切块。入水大火烧沸，改用小火煮至肉熟烂。
用法：食肉喝汤。
功效：清热，凉血，补虚。
适用：哮吼喘息或盐水呛肺。

飞扬草

- **别名** 乳籽草、飞相草、大飞扬、节节花、大乳汁草。
- **来源** 品为大戟科植物飞扬草 *Euphorbia hirta* L. 的干燥全草。

【形态特征】一年生草本，高20～50厘米，全体有乳汁。茎基部膝曲状向上斜升，被粗毛，不分枝或下部稍有分枝。单叶对生，具短柄。夏季开淡绿色或紫色小花，杯状聚伞花序多数排成紧密的腋生头状花序。朔果卵状三棱形，被贴伏的短柔毛。

【生境分布】生长于向阳山坡、山谷、路旁和灌木丛下，多见于沙质土上或村边。分布于广西、云南、湖南、江西、福建、台湾等省区。

【采收加工】夏、秋二季采挖，洗净，晒干。

【性味归经】辛、酸，凉；有小毒。归肺、膀胱、大肠经。

【功能主治】清热解毒，利湿止痒，通乳。用于肺痈，乳痈，痈疮肿毒，牙疳，痢疾，泄泻，热淋，血淋，湿疹湿疮，脚癣，皮肤瘙痒，产后少乳。

【用量用法】内服：6～9克，煎服。外用：适量，煎水洗。

验方

①疔疮：飞扬草鲜叶一握，加盐、红糖各少许，捣烂外敷。②肺脓肿：鲜飞扬草一握，捣烂，绞汁半盏，开水冲服。③带状疱疹：鲜飞扬草捣烂取汁，加雄黄末1.5克调匀，搽抹患处。④小儿疳积：鲜飞扬草30克，猪肝120克，炖服。⑤乳腺炎：鲜飞扬草60克，豆腐120克，炖服；另取鲜草一握，加盐少许，捣烂加热水外敷。⑥痢疾：飞扬草、铁苋菜各30克，水煎，冲白糖服。

使用注意

孕妇慎用。

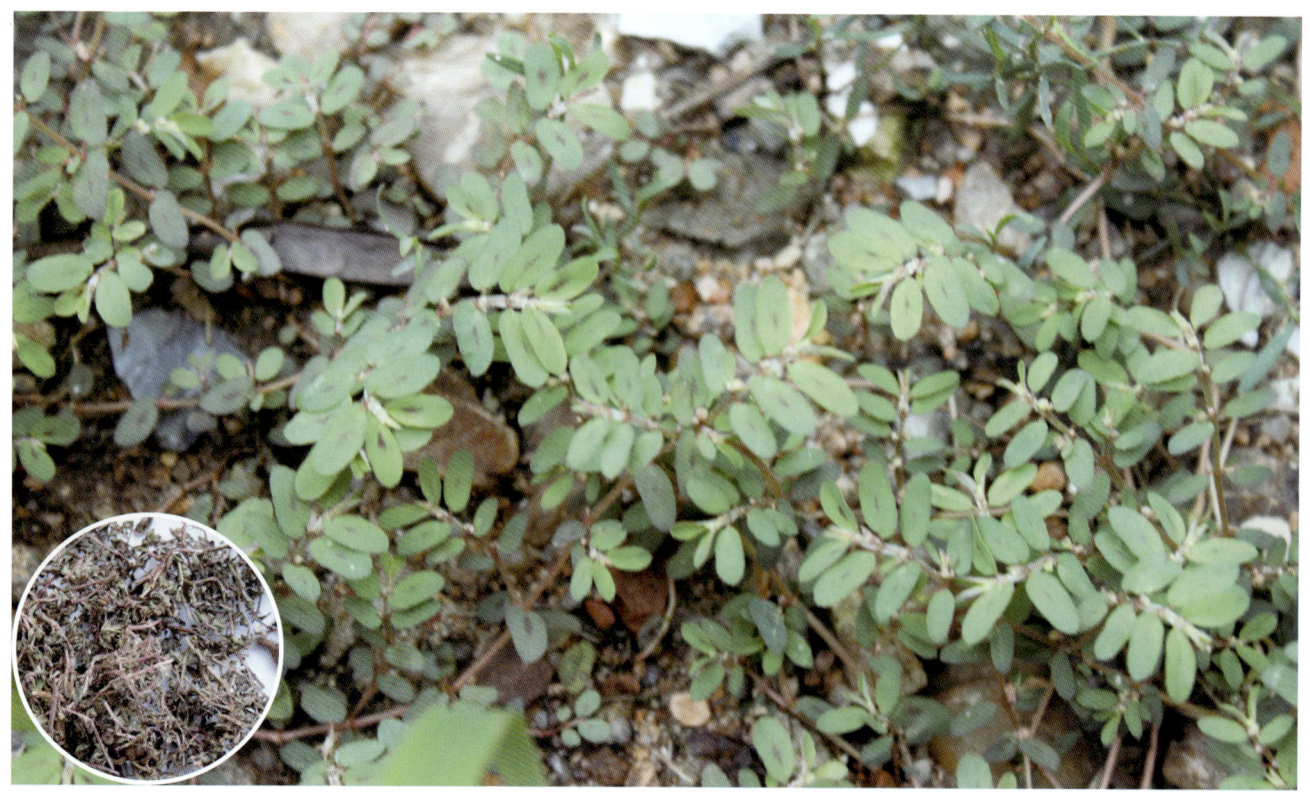

马齿苋

- **别名** 酸苋、马齿草、长命菜、马齿菜、马蛴龙芽。
- **来源** 本品为马齿苋科多年生肉质草本植物马齿苋 *Portulaca oleracea* L. 的干燥地上部分。

【形态特征】 一年生草本，长可达35厘米。茎下部匍匐，四散分枝，上部略能直立或斜上，肥厚多汁，绿色或淡紫色，全体光滑无毛。单叶互生或近对生；叶片肉质肥厚，长方形或匙形，或倒卵形，先端圆，稍凹下或平截，基部宽楔形，形似马齿，故名"马齿苋"。夏日开黄色小花。蒴果圆锥形，自腰部横裂为帽盖状，内有多数黑色扁圆形细小种子。

【生境分布】 生长于田野、荒芜地及路旁。南北各地均产。

【采收加工】 夏、秋二季采收，除去残根及杂质，洗净，略蒸或烫后晒干。

【性味归经】 酸，寒。归肝、大肠经。

【功能主治】 清热解毒，凉血止血，止痢。用于热毒血痢，痈肿疔疮，湿疹湿疮，丹毒，蛇虫咬伤，便血，痔血，妇人崩漏。

【用量用法】 内服：9～15克，煎服；鲜品可用至30～60克。外用：适量，捣敷患处。

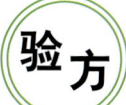

①痢疾便血、湿热腹泻： 马齿苋250克，粳米60克，粳米加水适量，煮成稀粥，马齿苋切碎后下，煮熟，空腹食。**②赤白带：** 鲜马齿苋适量，洗净捣烂绞汁约60克，生鸡蛋2个，去黄，用蛋白和入马齿苋汁中搅和，开水冲服，每日1次。**③痈肿疮疡、丹毒红肿：** 马齿苋120克，水煎内服，并以鲜品适量捣糊外敷。**④尿血、便血（非器质性疾病引起的）：** 马齿苋、鲜藕分别绞取汁液，等量混匀，每次服2匙。**⑤妇女带下症：** 鲜马齿苋120克，山药30克，粳米100克，煮粥食，每日1剂。

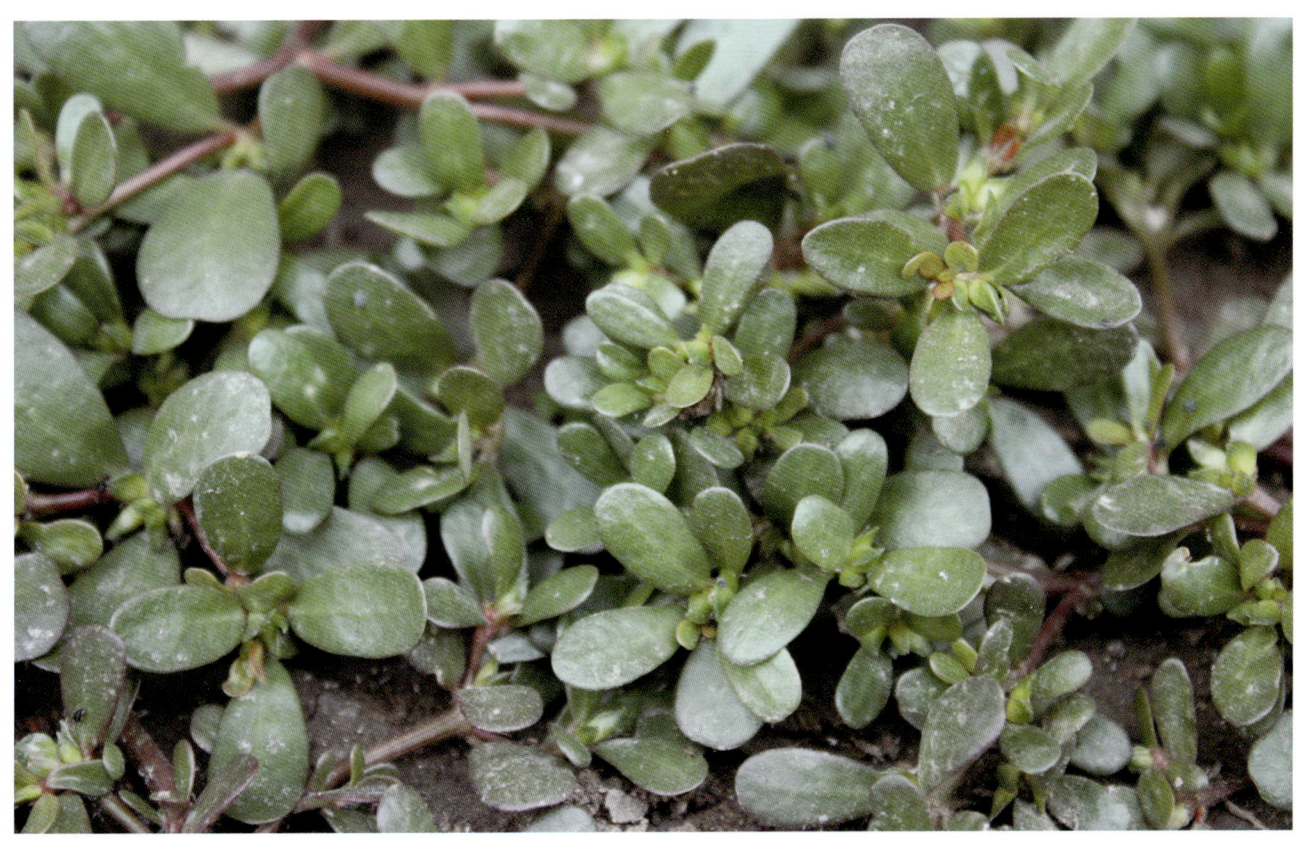

食疗药膳

● 马齿苋粥

原料：马齿苋250克，粳米60克。
制法：粳米加水适量，煮成稀粥，马齿苋切碎后下，煮熟。
用法：空腹食用。
功效：清热解毒，益胃和中。
适用：痢疾便血、湿热腹泻等。

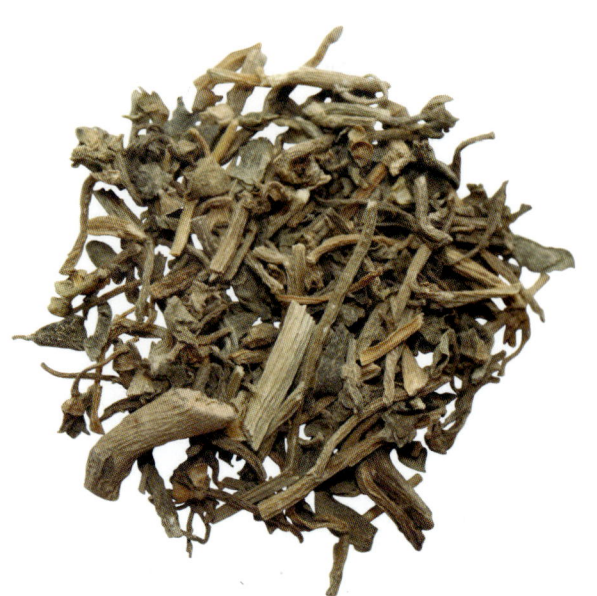

● 马齿苋山楂粥

原料：新鲜马齿苋250克，粳米100克，山楂25克。
制法：新鲜马齿苋及山楂洗净切碎或去核备用。粳米洗净，先用大火煮沸投入山楂改用小火煮至米开花，投入马齿苋，再煮几沸即成。
用法：食粥，每日1次。
功效：清热利湿，解毒。
适用：湿热引起的急慢性肠炎。

● 马齿苋煮鸡蛋

原料：马齿苋250克，鸡蛋2个。
制法：将马齿苋洗净捣烂取汁；鸡蛋去壳，加水煮熟，再加入马齿苋汁，煮开水服食。
用法：食蛋饮汤。
功效：清热凉血止血。
适用：血热妄行引起的月经过多。

● 马齿苋瘦肉汤

原料：新鲜马齿苋100克，猪瘦肉200克，色拉油、盐各适量。
制法：马齿苋、猪瘦肉分别洗净，加水一起煮汤，放入油、盐即可。
用法：食瘦肉、马齿苋，饮汤。
功效：清热解毒，消肿止痛。
适用：急性咽喉炎。

使用注意

脾胃虚寒，肠滑作泄者忌服。

马勃

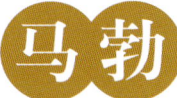

- **别名** 灰菇、药苞、灰菌、马屁勃、灰包菌、大气菌、鸡肾菌。
- **来源** 本品为灰包科真菌脱皮马勃 *Lasiospharea fenzlii* Reich.、大马勃或紫色马勃的干燥子实体。

【形态特征】子实体球形至近球形，直径15～45厘米或更大，无不孕基部或很小，由粗菌索与地面相连。包被白色，老后污白色初期有细纤毛，渐变光滑，包被两层，外包被膜状，内包被较厚，成熟后块状脱落，露出浅青褐色孢体。孢子形，具微细小疣，淡青黄色，孢丝分枝，横隔稀少。

【生境分布】生长于旷野草地上。分布于内蒙古、甘肃、吉林、辽宁等省（区）。

【采收加工】夏、秋二季子实体成熟时及时采收，除去泥沙及外层硬皮，干燥。

【性味归经】辛，平。归肺经。

【功能主治】清肺利咽，止血。用于风热郁肺咽痛，音哑，咳嗽；外治鼻衄，创伤出血，痈疽疮疖。

【用量用法】内服：2～6克，煎服。外用：适量，敷患处。

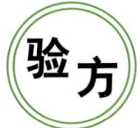

①**外伤出血，鼻出血，拔牙后出血：** 马勃撕去皮膜，取内部海绵绒样物压迫出血部位。②**痈疽疮疖：** 马勃孢子粉适量，以蜂蜜调和搭敷患处。③**积热吐血：** 马勃研为末，加砂糖做成丸子，如弹子大。每次半丸，冷水化下。④**失音：** 马勃、马牙硝，等份为末，加砂糖和成丸子，如芡子大，含服。⑤**久咳：** 马勃研为末，加蜜做成丸子，如梧桐子大，每次20丸，白汤送下。

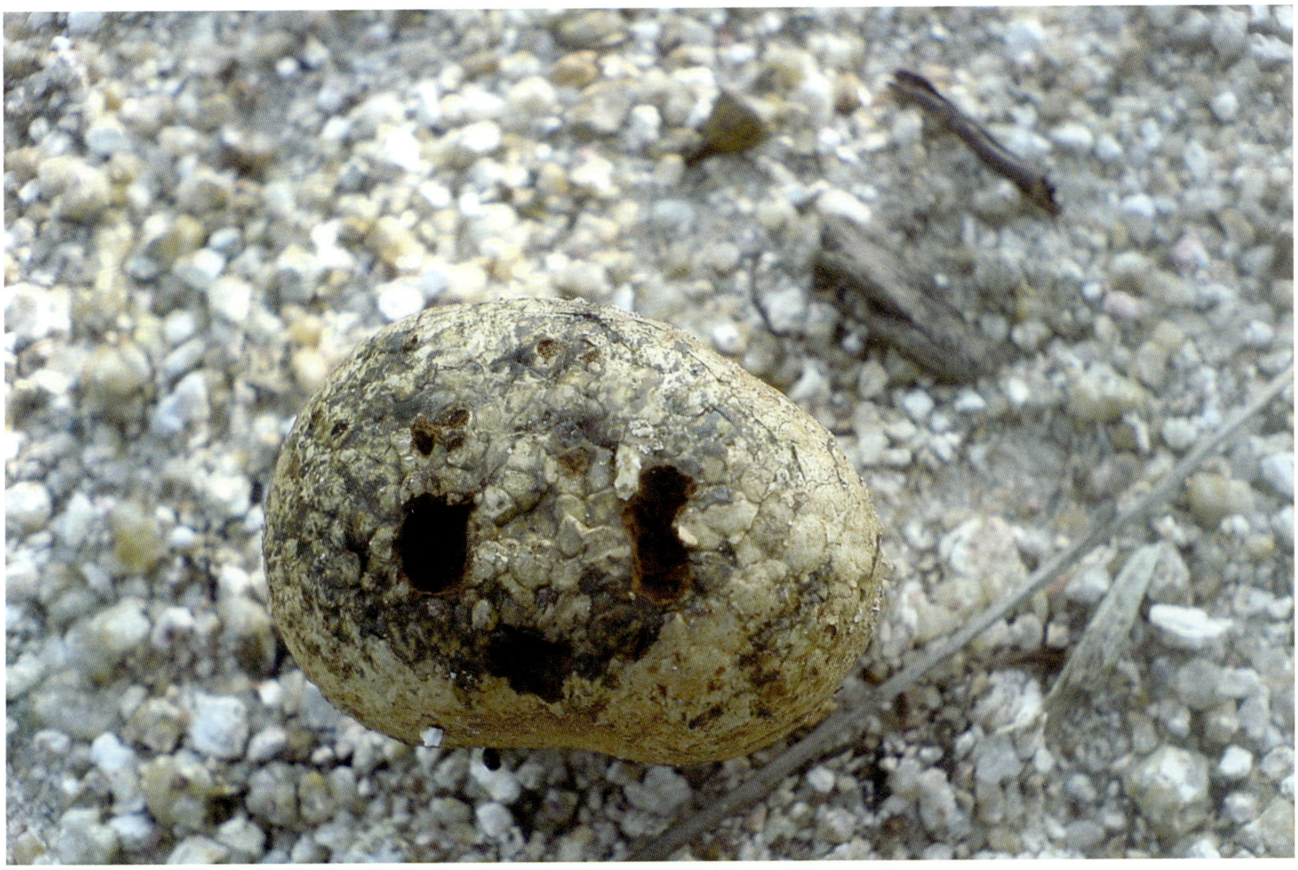

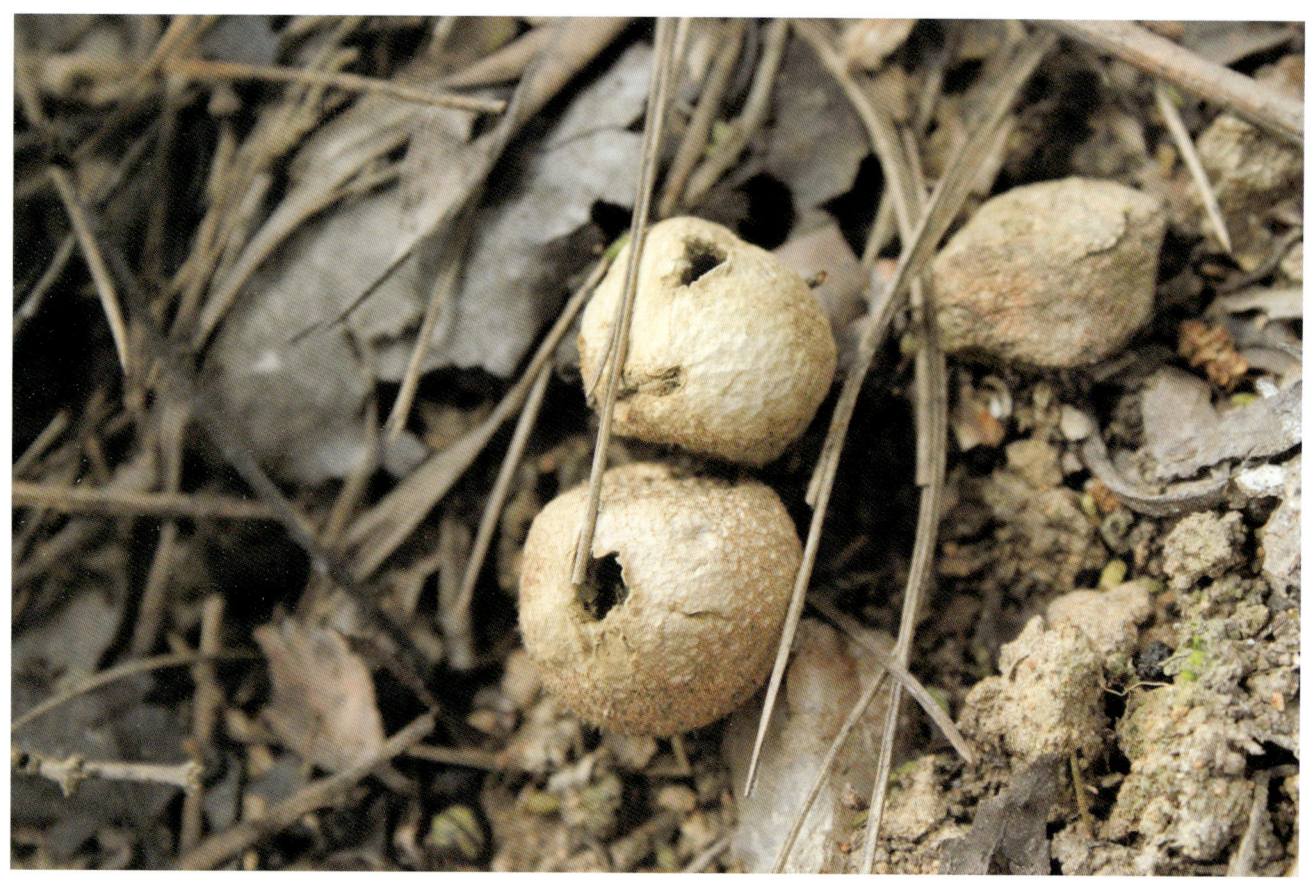

食疗药膳

● 马勃糖

原料：白糖250克，马勃粉10克。

制法：将白糖用水煎熬，较稠时加入马勃粉，搅拌匀即可，倒入瓷盘内，稍凉擀平，切做糖块。

用法：用糖含化，频用。

功效：清肺，利咽，散结，止血。

适用：咽喉肿痛、衄血等。

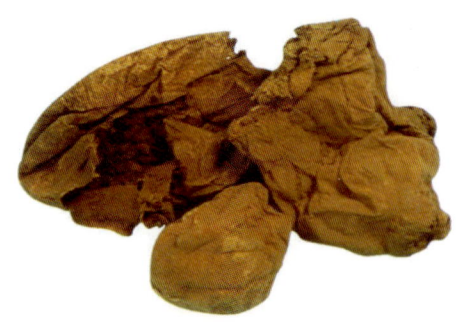

使用注意

风寒伏肺咳嗽失音者禁服。

马钱子

- **别名** 马前、大方八、马前子、油马钱子。
- **来源** 本品为马钱科植物马钱Strychnos nux-vomica L.的干燥成熟种子。

【形态特征】乔木，高10～13米。树皮灰色，具皮孔，枝光滑。叶对生，叶柄长4～6毫米；叶片草质，广卵形或近于圆形，长6～15厘米，宽3～8.5厘米，先端急尖或微凹，基部广楔形或圆形，全缘，两面均光滑无毛，有光泽，主脉5条，罕3条，在背面凸起，两侧者较短，不达叶端，细脉成不规则的网状，在叶的两面均明显；叶腋有短卷须。聚伞花序顶生枝端，长3～5厘米，直径2.5～5厘米，被短柔毛；总苞片及小苞片均小，三角形，先端尖，被短柔毛；花白色，几无梗，花萼绿色，先端5裂，被短柔毛；花冠筒状，长10～12毫米，先端5裂，裂片卵形，长约2.5～4毫米，内面密生短毛；雄蕊5，花药黄色，椭圆形，无花丝；子房卵形，光滑无毛，花柱细长，柱头头状。浆果球形，直径6～13厘米，幼时绿色，成熟时橙色，表面光滑。种子3～5粒或更多，圆盘形，直径1.5～2.5厘米，表面灰黄色，密被银色茸毛，柄生长于一面的中央，另一面略凹入，有丝光。

【生境分布】生长于山地林中。前者主要产于印度、越南、缅甸、泰国等地，后者分布于云南、广东、海南等地。

【采收加工】冬季采取成熟果实，取出种子，晒干。

【性味归经】苦，温；有大毒。归肝、脾经。

【功能主治】通络止痛，散结消肿。用于跌打损伤，骨折肿痛，风湿顽痹，肢体拘挛，麻木瘫痪，外伤肿痛，痈疽疮毒，咽喉肿痛。

【用量用法】内服：0.3～0.6克，炮制后入丸、散。外用：适量，研末，吹喉或调搽。

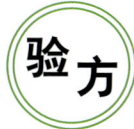

验方

①**喉炎肿痛：** 马钱子、青木香、山豆根各等份，为末，吹入喉中。 ②**面神经麻痹：** 马钱子适量，湿润后切成薄片，6克可切18～24片，排列于橡皮膏上，贴敷于患侧面部（向左歪贴右，向右歪贴左），7～10日调换1张，至恢复正常为止。

使用注意

孕妇禁用；不宜多服久服及生用；运动员慎用；有毒成分能经皮肤吸收，外用不宜大面积搽敷。

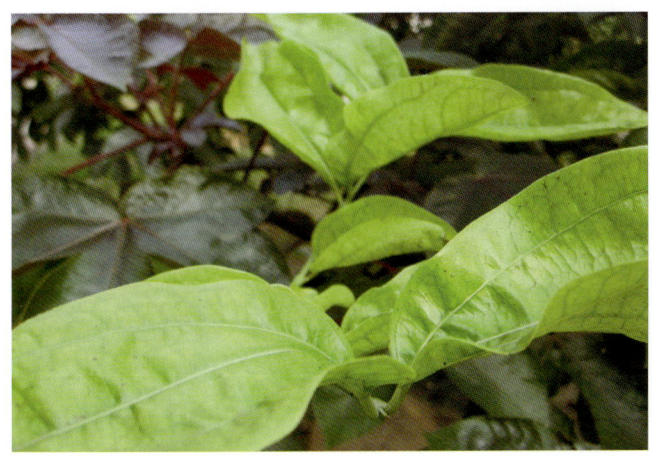
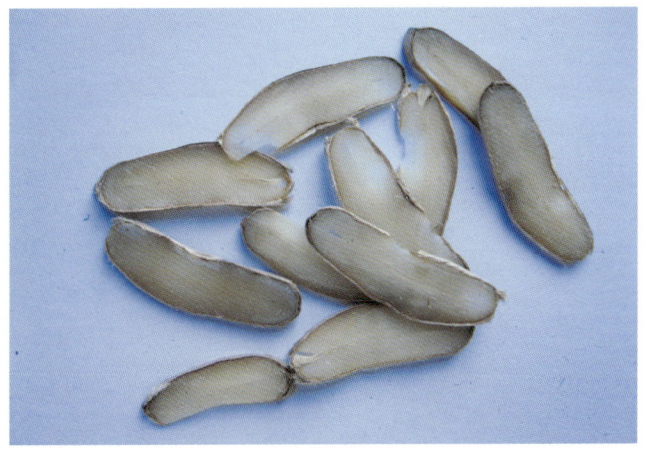

马钱子粉

- **别名** 无。
- **来源** 本品为马钱子的炮制加工品。

【形态特征】同马钱子。

【生境分布】同马钱子。

【采收加工】采制9~10月,摘取成熟果实,取出种子,洗净附着的果肉,晒干。用砂烫去毛后,研粉用。

【性味归经】苦,温;有大毒。归肝、脾经。

【功能主治】通络止痛,散结消肿。用于跌打损伤,骨折肿痛,风湿顽痹,肢体拘挛,麻木瘫痪,外伤肿痛,痈疽疮毒,咽喉肿痛。

【用量用法】内服:0.3~0.6克,入丸散用。

使用注意

孕妇禁用;不宜多服久服及生用;运动员慎用;有毒成分能经皮肤吸收,外用不宜大面积搽敷。

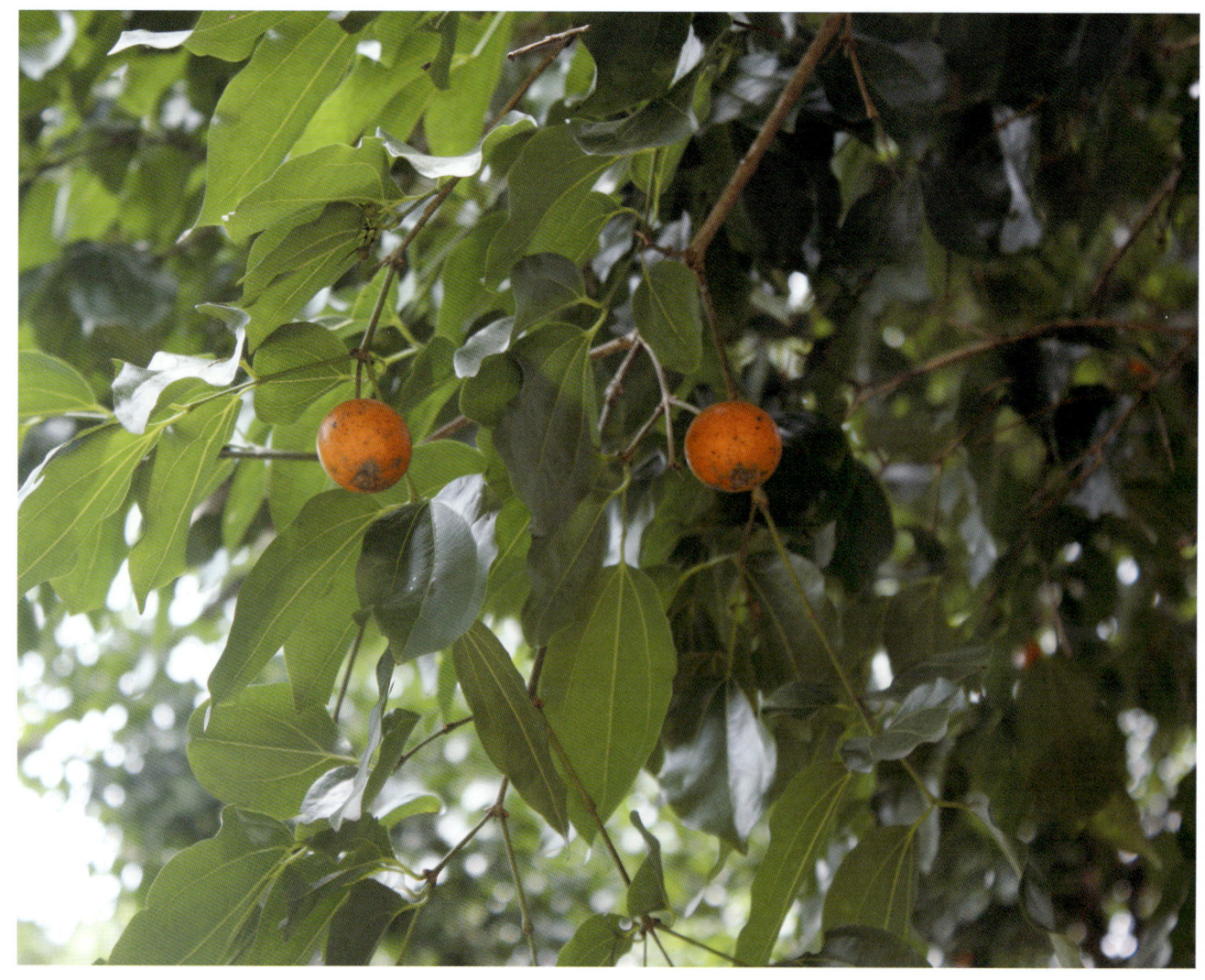

马兜铃

- **别名** 兜铃、马铃果。
- **来源** 本品为马兜铃科植物北马兜铃 Aristolochia contorta Bge 或马兜铃的干燥成熟果实。

【形态特征】多年生缠绕草本，基部木质化，全株无毛。根细长，在土下延伸，到处生苗。叶三角状椭圆形至卵状披针形或卵形，顶端短尖或钝，基部两侧有圆形的耳片。花单生长于叶腋；花柄长约1厘米，花被管状或喇叭状，略弯斜，基部膨大成球形，中部收缩成管状，缘部卵状披针形，上部暗紫色，下部绿色。

【生境分布】生长于郊野林缘、路边、灌丛中散生。北马兜铃分布于黑龙江、吉林、河北等地；马兜铃分布于江苏、安徽、浙江等地。

【采收加工】秋季果实由绿变黄时采收，晒干，除去杂质。

【性味归经】苦，微寒。归肺、大肠经。

【功能主治】清肺降气，止咳平喘，清肠消痔。用于肺热喘咳，痰中带血，肠热泻痢，痔血，痔疮肿痛。

【用量用法】内服：3～9克，煎服。外用：适量，煎汤熏洗。一般生用，肺虚久咳炙用。

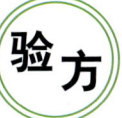

①**肺热咳嗽、咳痰壅盛：**马兜铃、甘草各6克，杏仁、黄芩、桑白皮、陈皮各10克，水煎服。②**肠热痔疮肿痛、出血：**马兜铃6克，白术、生地黄各12克，甘草3克，水煎服。并以马兜铃适量，水煎熏洗患处。③**心痛：**大马兜铃1个，灯上烧存性，为末，温酒服。④**咳嗽气喘、咯痰不爽、痰中带血：**马兜铃、牛蒡子各6克，苦杏仁、阿胶（烊化冲对）各9克，糯米12克，甘草3克，水煎服。

使用注意

本品含马兜铃酸，可引起肾脏损害等不良反应；儿童及老人慎用；孕妇、婴幼儿及肾功能不全者禁用。

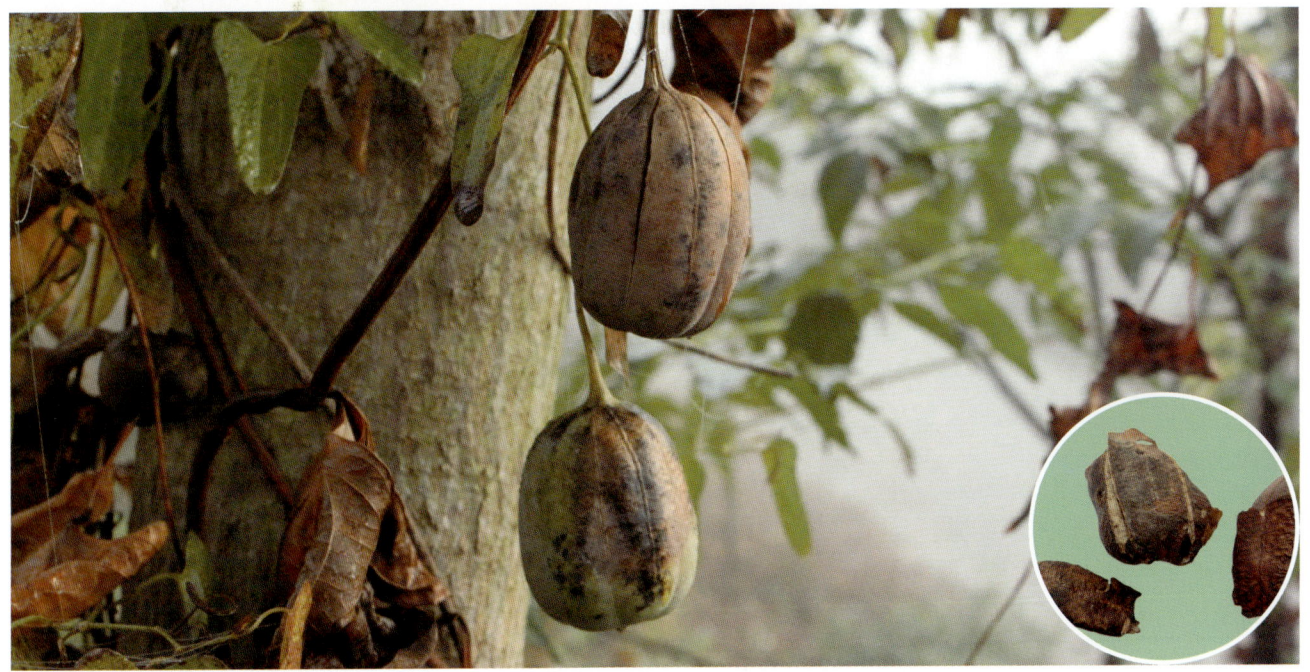

马鞭草

- **别名** 野荆芥、蜻蜓草、龙芽草、退血草、凤颈草、燕尾草、紫顶龙芽草。
- **来源** 本品为马鞭草科植物马鞭草 Verbena officinalis L. 的干燥地上部分。

【形态特征】多年生草本，高30～120厘米；茎四方形，上部方形，老后下部近圆形，棱和节上被短硬毛。单叶对生，卵形至长卵形，长2～8厘米，宽1.5～5厘米，3～5深裂，裂片不规则的羽状分裂或不分裂而具粗齿，两面被硬毛，下面脉上的毛尤密。花夏秋开放，蓝紫色，无柄，排成细长、顶生或腋生的穗状花序；花萼膜质，筒状，顶端5裂；花冠长约4毫米，微呈二唇形，5裂；雄蕊4枚，着生长于冠筒中部，花丝极短；子房无毛，花柱短，顶端浅2裂。果包藏于萼内，长约2毫米，成熟时裂开成4个小坚果。

【生境分布】全国各地均产。均为野生。

【采收加工】6～8月花开时采割，除去杂质，晒干。

【性味归经】苦，凉。归肝、脾经。

【功能主治】活血散瘀，解毒，利水，退黄，截疟。用于癥瘕积聚，妇人疝痛，痛经经闭，喉痹，痈肿，水肿，黄疸，疟疾寒热。

【用量用法】内服：5～10克，煎服；鲜品30～60克，捣汁服；或入丸、散。外用：适量，捣敷或煎水洗。

验方

①**痢疾、急性胃肠炎**：马鞭草研末，每次3克，每日2～3次，连服1周。②**肝区疼痛**：马鞭草、八月札、石燕各30克，每日1剂，水煎服。③**百日咳**：马鞭草1000克，蜂蜜100克，熬膏，3岁患儿服2匙，日服3次，温开水送下。3岁以上者酌加量。④**口腔溃疡**：鲜马鞭草30克（干品用15克），水煎2次，混合后分早、晚服，每日1剂。⑤**感冒发热**：马鞭草、板蓝根各18克，水煎服，每日2次，必要时可口服2剂。

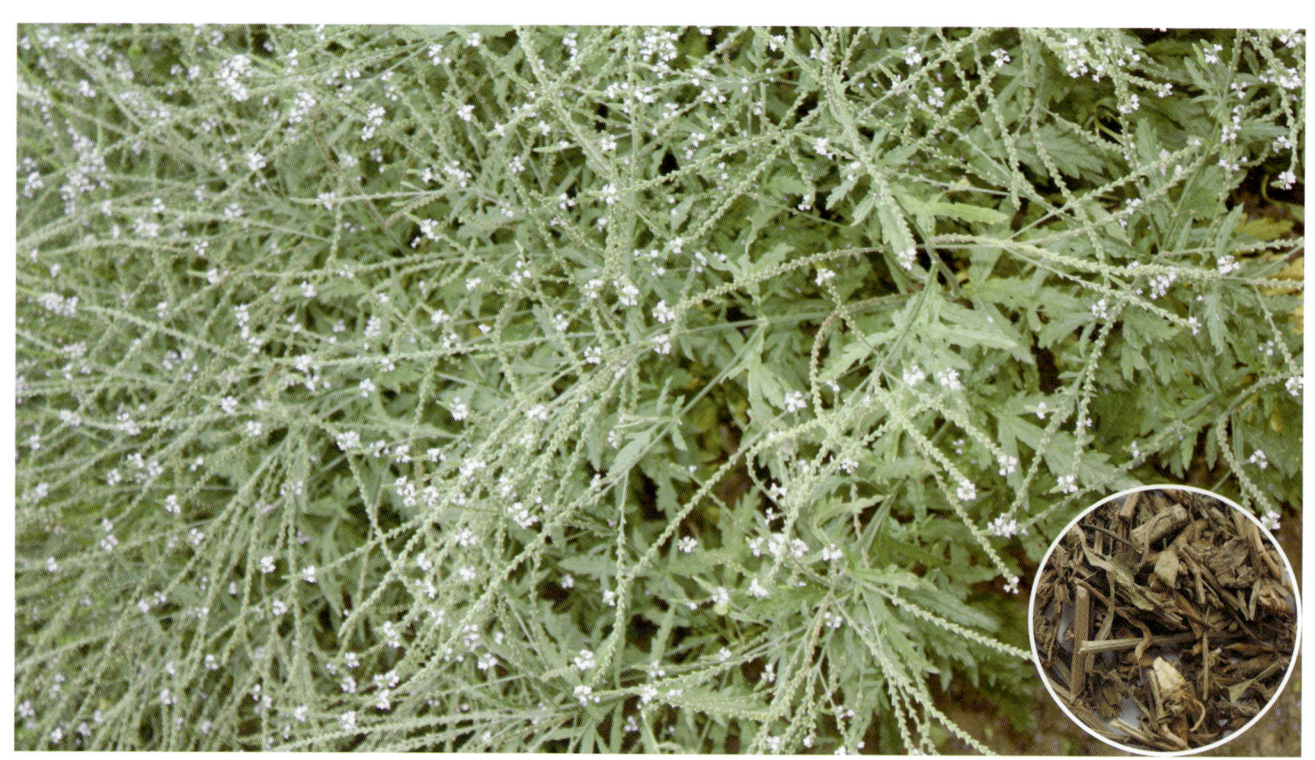

食疗药膳

●马鞭草茶

原料：马鞭草60克。
制法：将马鞭草用水洗一下，放入砂锅中，加水煎汤。
用法：代茶频饮，每日1剂。
功效：清热解毒。
适用：前列腺癌。

●马鞭山楂酒

原料：马鞭草60克，山楂30克，红糖、黄酒各适量。
制法：将马鞭草、山楂加水先煎取汁，兑入红糖、黄酒温服。
用法：每日1剂。
功效：调经止痛。
适用：痛经。

●马鞭草蒸猪肝

原料：马鞭草50克，新鲜猪肝100克。
制法：先将鲜马鞭草洗净，切碎，放盘中，再将猪肝切成薄片，另放盘中，将此盘置于马鞭草盘上，上屉蒸，用马鞭草的气味蒸猪肝，待肝熟即可。
用法：每日1次，每次1剂，佐餐食用，用5～7剂即可。
功效：益肝清热，除湿止带。
适用：肝经湿热下注所致的带下病。

使用注意
孕妇慎服。

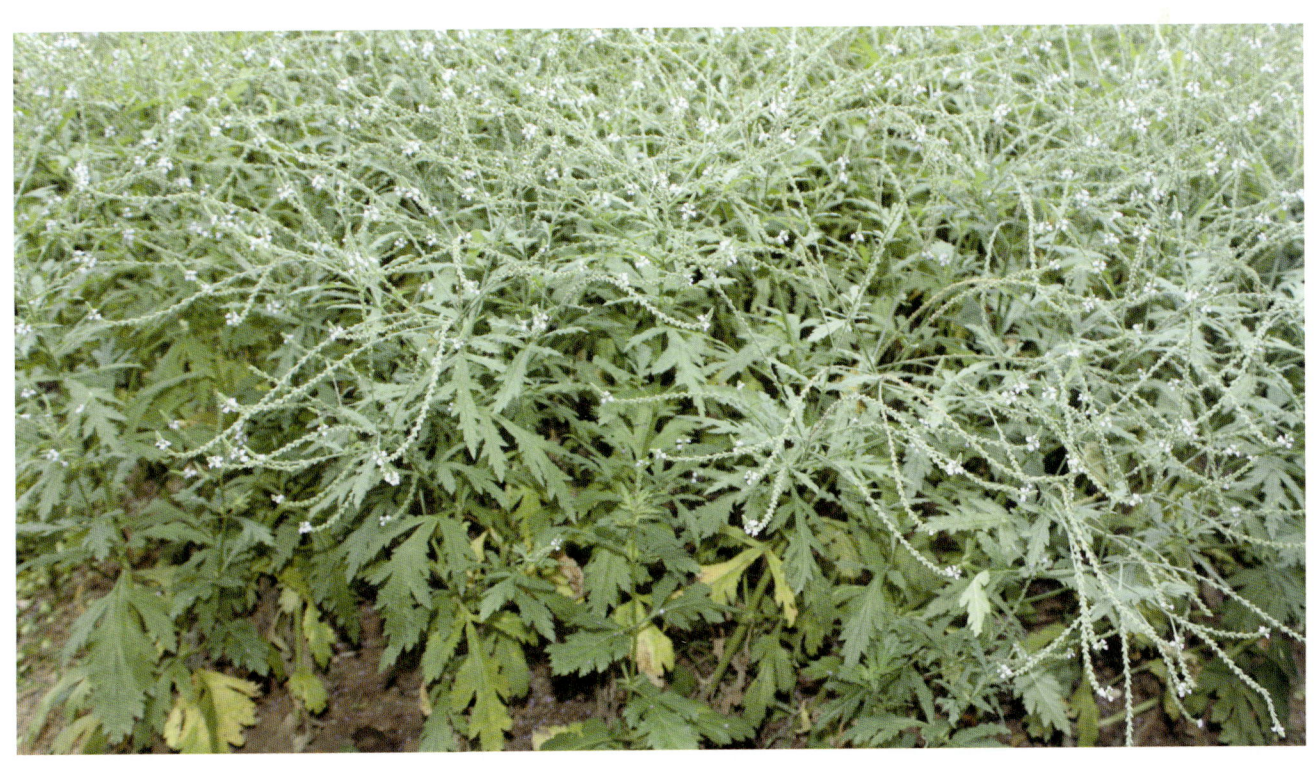

王不留行

- **别名** 奶米、大麦牛、不母留、王母牛、禁宫花、剪金花、金盏银台。
- **来源** 本品为石竹科植物麦蓝菜 *Vaccaria segetalis*（Neck.）Garcke的干燥成熟种子。

【形态特征】一年或二年生草本，高30～70厘米，全株无毛。茎直立，节略膨大。叶对生，卵状椭圆形至卵状披针形，基部稍连合抱茎，无柄。聚伞花序顶生，下有鳞状苞片2枚；花瓣粉红色，倒卵形，先端具不整齐小齿，基部具长爪。蒴果卵形，包于宿萼内，成熟后，先端十字开裂。

【生境分布】生长于山地、路旁及田间。全国各地均产，分布于江苏、河北、山东，及东北等地。以河北产量为最大，习惯认为产于河北邢台者质优。

【采收加工】夏季果实成熟、果皮尚未开裂时采割植株，晒干，打下种子，除去杂质，再晒干。

【性味归经】苦，平。归肝、胃经。

【功能主治】活血通经，下乳消肿，利尿通淋。用于经闭，痛经，乳汁不下，乳痈肿痛，血淋、石淋、热淋。

【用量用法】内服：5～10克，煎服。外用：研末调敷患处；按压耳穴。

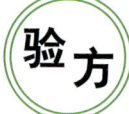

①**急性乳腺炎**：王不留行25克，蒲公英50克，每日1剂，水煎分2次服。②**血栓性脉管炎**：王不留行、茯苓、茜草、丹参各12克，黄柏、土鳖虫各6克，木瓜、清风藤、川牛膝各9克，薏苡仁20克，水煎服，每日1剂，每日2次。③**产后缺乳**：王不留行15克，猪蹄1只，穿山甲9克，通草10克，加水炖服。

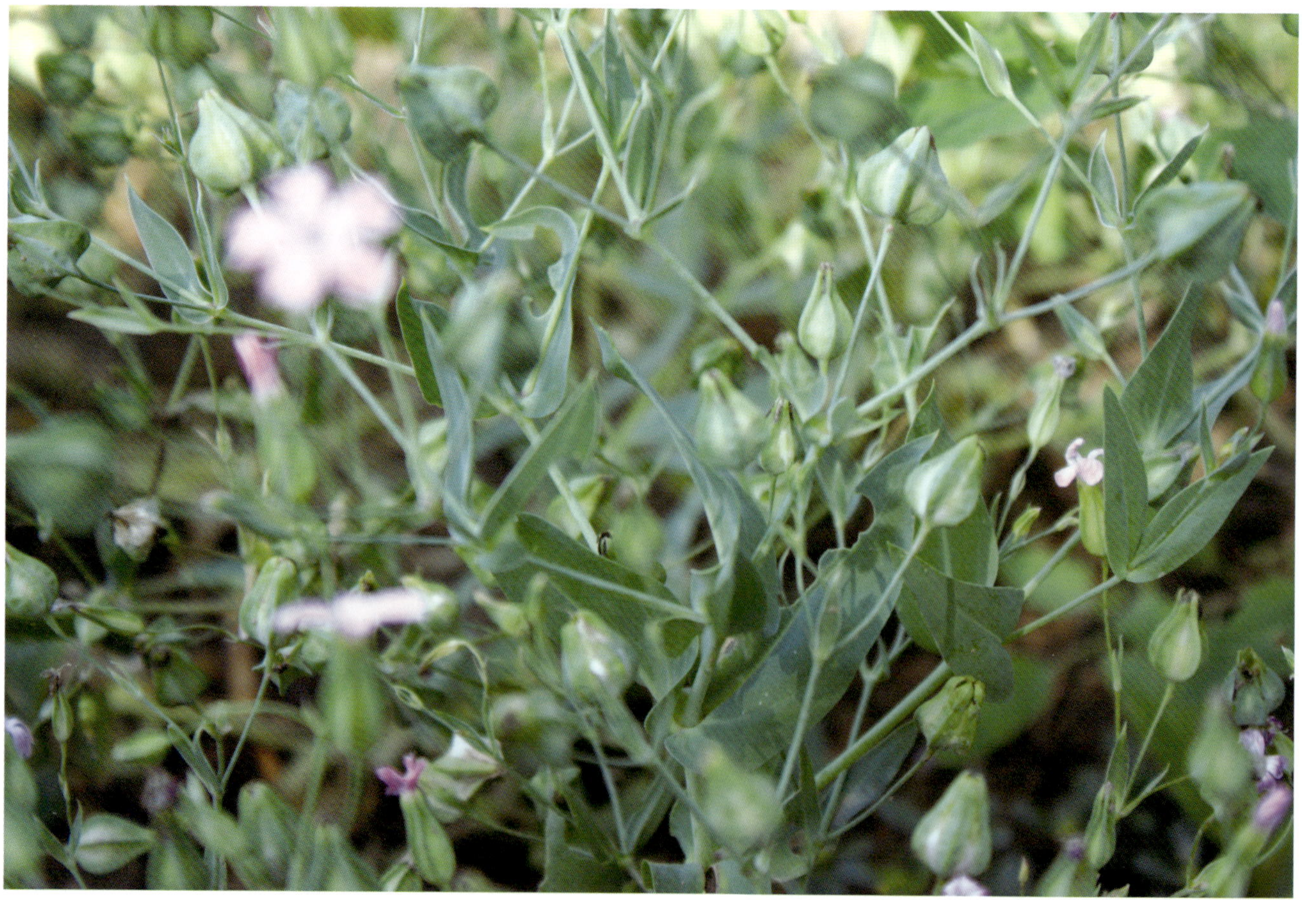

食疗药膳

●王不留行黑豆汁

原料：王不留行15克，黑豆60克，红糖适量。
制法：取王不留行焙干研粉备用。黑豆加水煮汁，调入王不留行粉及红糖，略煮即可。
用法：每日2次，连服10～15日。
功效：活血利水，祛风止痛。
适用：乳腺癌疼痛症状较明显的患者。

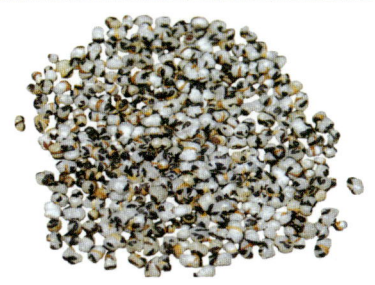

●王不留行炖猪蹄

原料：猪蹄3～4只，王不留行12克，调味料若干。
制法：将王不留行用纱布包裹，和洗净的猪蹄一起放进锅内，加水及调味料煮烂即可食用。
用法：佐餐食用，每日1次。
功效：通经下乳。
适用：乳汁不足。

使用注意

孕妇慎用。

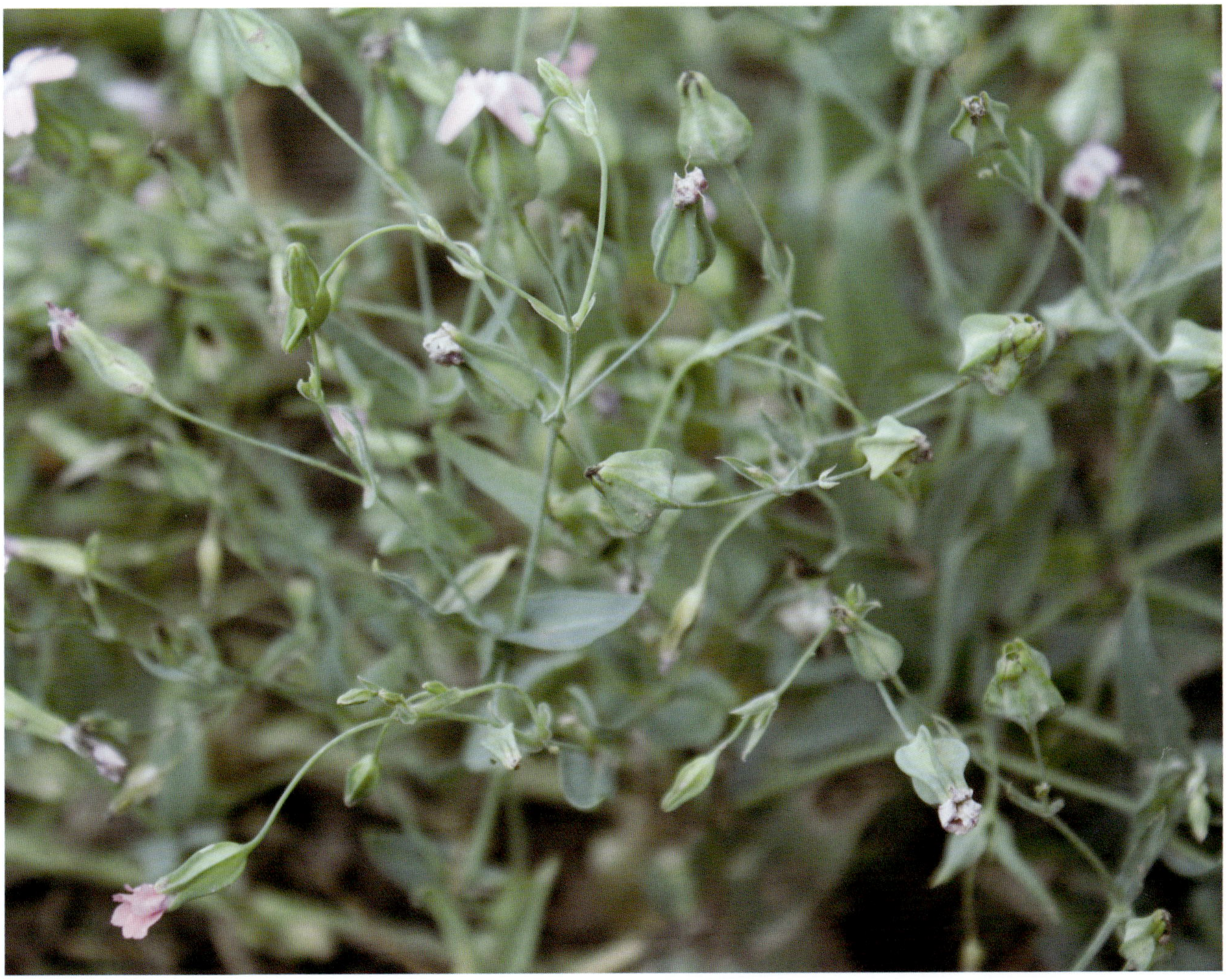

天山雪莲

- **别名** 寒雪草、天山雪莲花、新疆雪莲花。
- **来源** 本品系维吾尔族习用药材。为菊科植物天山雪莲 Saussurea involucrata（Kar.et Kir.）Sch.-Bip.的干燥地上部分。

【形态特征】多年生草本，高10～30厘米。茎粗壮，基部有许多棕褐色丝状残存叶片。叶密集，无柄，叶片倒披针形，长10～13厘米，宽2.5～4.5厘米，先端渐尖，基部抱茎，边缘有锯齿。头状花序顶生，密集；总苞片叶状，卵形，多层，近似膜质，白色或淡绿黄色；花棕紫色，全为管状花。瘦果，冠毛白色，刺毛状。花期7月。

【生境分布】生长于高山石缝、砾石和沙质河滩中。分布于新疆、青海、甘肃。

【采收加工】夏、秋二季花开时采收，阴干。

【性味归经】维吾尔医：性质，二级湿热。中医：微苦，温。

【功能主治】维吾尔医：补肾活血，强筋骨，营养神经，调节异常体液。用于风湿性关节炎，关节疼痛，肺寒咳嗽，肾与小腹冷痛，白带过多等。中医：温肾助阳，祛风胜湿，通经活血。用于风寒湿痹痛、类风湿性关节炎，小腹冷痛，月经不调。

【用量用法】内服：3～6克，水煎或酒浸服。外用：适量。

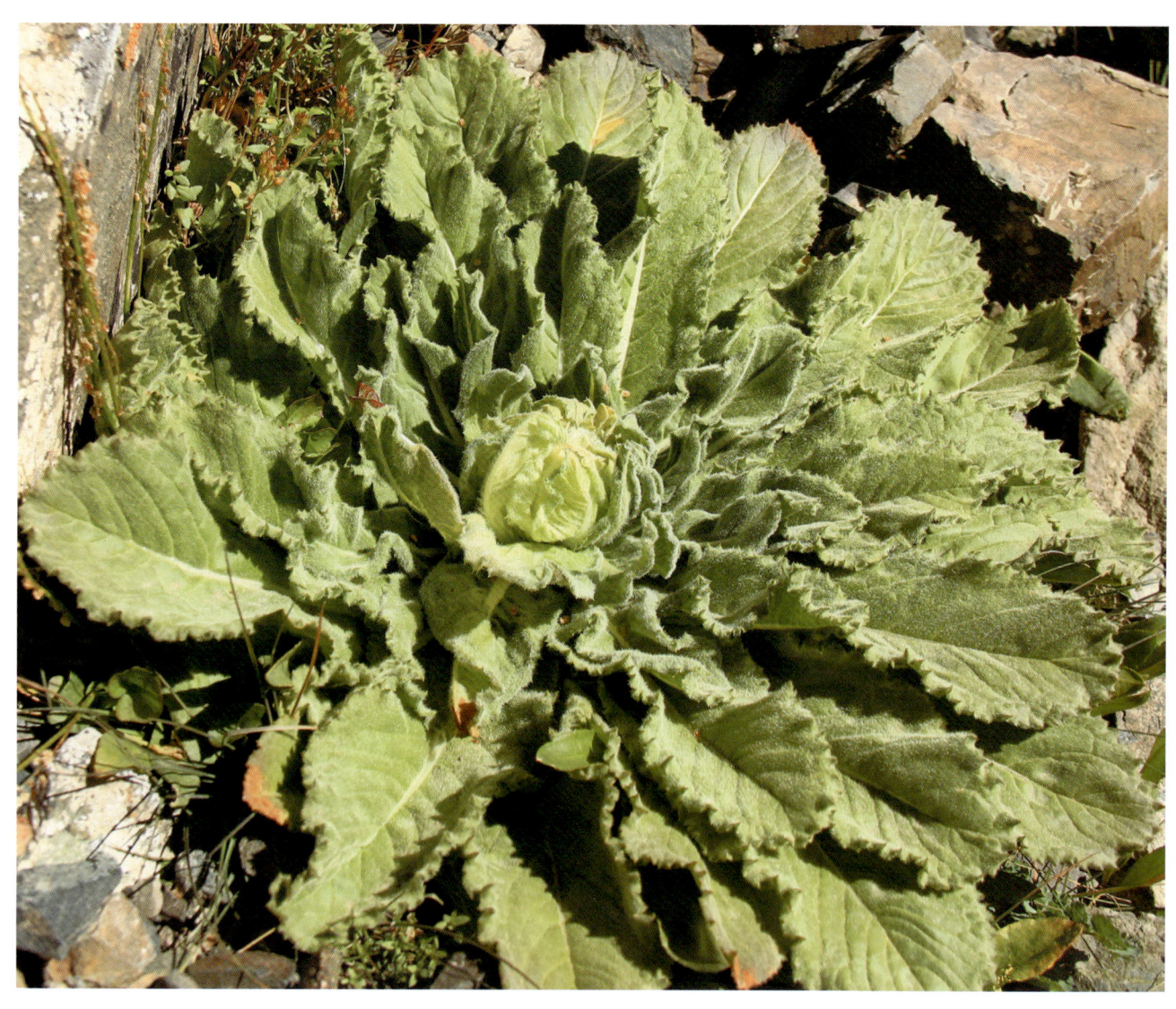

食疗药膳

●雪莲花酒
原料：雪莲花50克，白酒500毫升。
制法：将雪莲花放入白酒中密封浸泡10日后饮用。
用法：每日2次，每次30～50毫升。
功效：祛湿止痛。
适用：类风湿关节炎、关节炎引起的关节疼痛、麻木、四肢不温等。

使用注意
孕妇忌用。

●雪莲花茶
原料：雪莲花5克。
制法：将雪莲花放入茶杯中，冲入沸水适量，浸泡10～20分钟后饮用。
用法：每日1剂。
功效：祛湿止痛。
适用：类风湿关节炎、关节炎引起的关节疼痛、麻木、四肢不温等。

●二花牛筋汤
原料：雪莲花、鸡冠花、香菇各10克，牛蹄筋100克，火腿15克，生姜、葱花、料酒、味精、盐等各适量。
制法：将牛筋泡软，洗净，切段，放入蒸碗中，二花点缀四周，香菇、火腿摆其上面，放入生姜、葱花、料酒、味精、盐等，上笼蒸三小时左右服食。
用法：每日1剂。
功效：活血化瘀，通络止通。
适用：气滞血瘀所致的头痛。

●雪莲花羊肉汤
原料：雪莲花30克，黄羊肉100克，调味品适量。
制法：将雪莲花洗净，羊肉洗净，切块，用沸水煮约5～10分钟后，取出以冷水浸泡去除膻味，而后将水煮开，下羊肉及雪莲花，煮至羊肉熟后，加葱花、盐、味精、猪油、姜末、胡椒等适量调味服食。
用法：每日1剂。
功效：健脾温肾。
适用：肾虚阳痿。

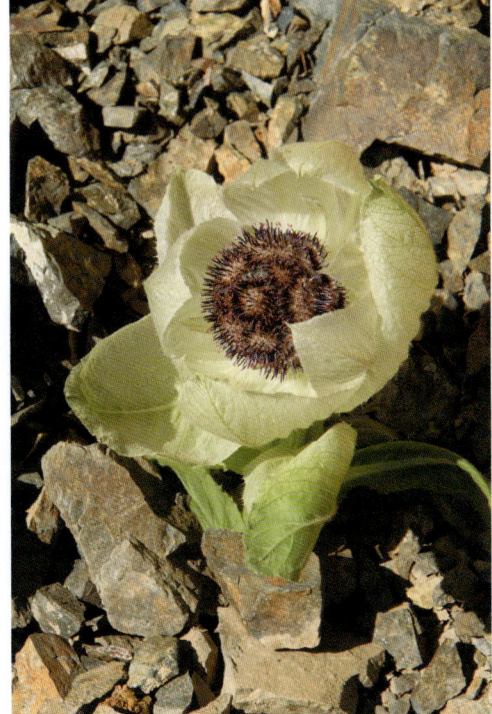

天仙子

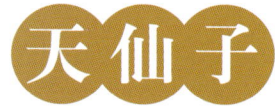

- **别名** 莨菪子。
- **来源** 品为茄科植物莨菪 *Hyoscyamus niger* L. 的干燥成熟种子。

【形态特征】两年生草本植物，高15～70厘米，有特殊臭味，全株被黏性腺毛。根粗壮，肉质，茎直立或斜上伸。密被柔毛。单叶互生，叶片长卵形或卵状长圆形，顶端渐尖，基部包茎，茎下部的叶具柄。花淡黄绿色，基部带紫色，花萼筒状钟形，花冠钟形，花药深紫色，子房略呈椭圆形。蒴果包藏于宿存萼内。种子多数，近圆盘形，淡黄棕色。

【生境分布】生长在海拔1700～2600米的山坡，林旁和路边。分布于华北、东北、西北诸省（区），主要分布于河南、河北、辽宁省。

【采收加工】夏、秋季果实成熟、果皮变黄色时割取全株或果枝，曝晒，打下种子，筛去枝梗、果皮，晒干。

【性味归经】苦、辛，温；有大毒。归心、胃、肝经。

【功能主治】解痉止痛，平喘，安神。用于胃脘挛痛，喘咳，癫狂风痫。

【用量用法】内服：0.06～0.6克，研末服。外用：适量，煎水外洗或研末调敷。

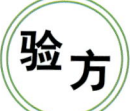

①**恶疮似癞者**：烧莨菪子末调敷。②**风痹厥痛**：天仙子15克（炒），大草乌头、甘草25克，五灵脂50克，研为细末，糊丸，梧子大，以螺青为衣，每服10丸，男以菖蒲酒下，女以芫花汤下。③**积冷痃癖，不思饮食，四肢羸困**：莨菪子1.5克（水淘去浮者），大枣49枚，上药，以水三升相和，煮至水尽，取枣去皮核，每于饭前吃1枚，也可用粥饮下，觉热即止。④**石痈坚如石，不作脓者**：醋和莨菪子末，敷头上。⑤**赤白痢，脐腹疼痛，肠滑后重**：莨菪子50克，大黄25克，上捣罗为散，每服5克，饭前以米饮调下。

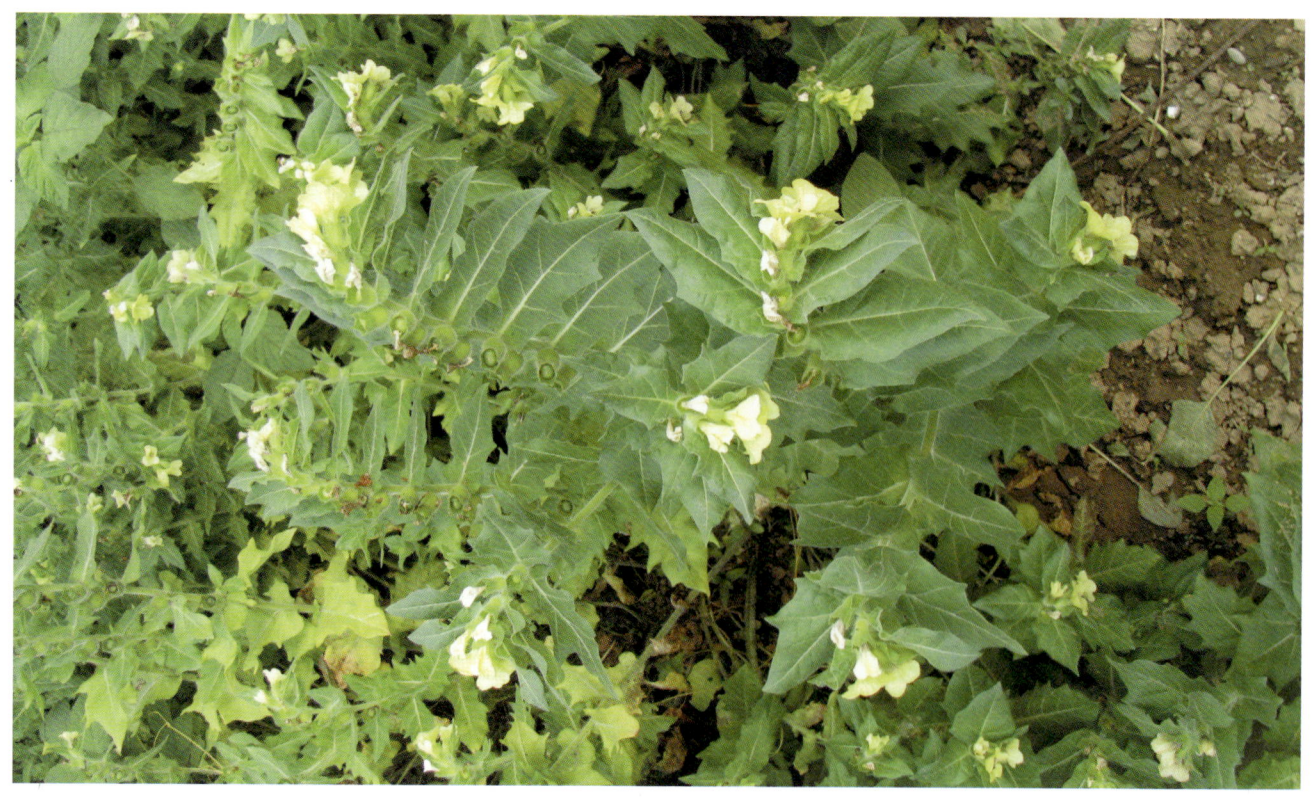

食疗药膳

●天仙饼

原料：天仙子（去土，炒）30，飞罗面（微炒）60克。
制法：将上两味研为细末，汤和作饼，每个6克左右，临睡湿纸裹，慢火煨熟，去纸。
用法：米饮嚼下。
功效：益气敛汗。
适用：盗汗。

使用注意

本品大毒，内服宜慎重，不能过量或持续服用。心脏病、心动过速、青光眼患者及孕妇禁用。

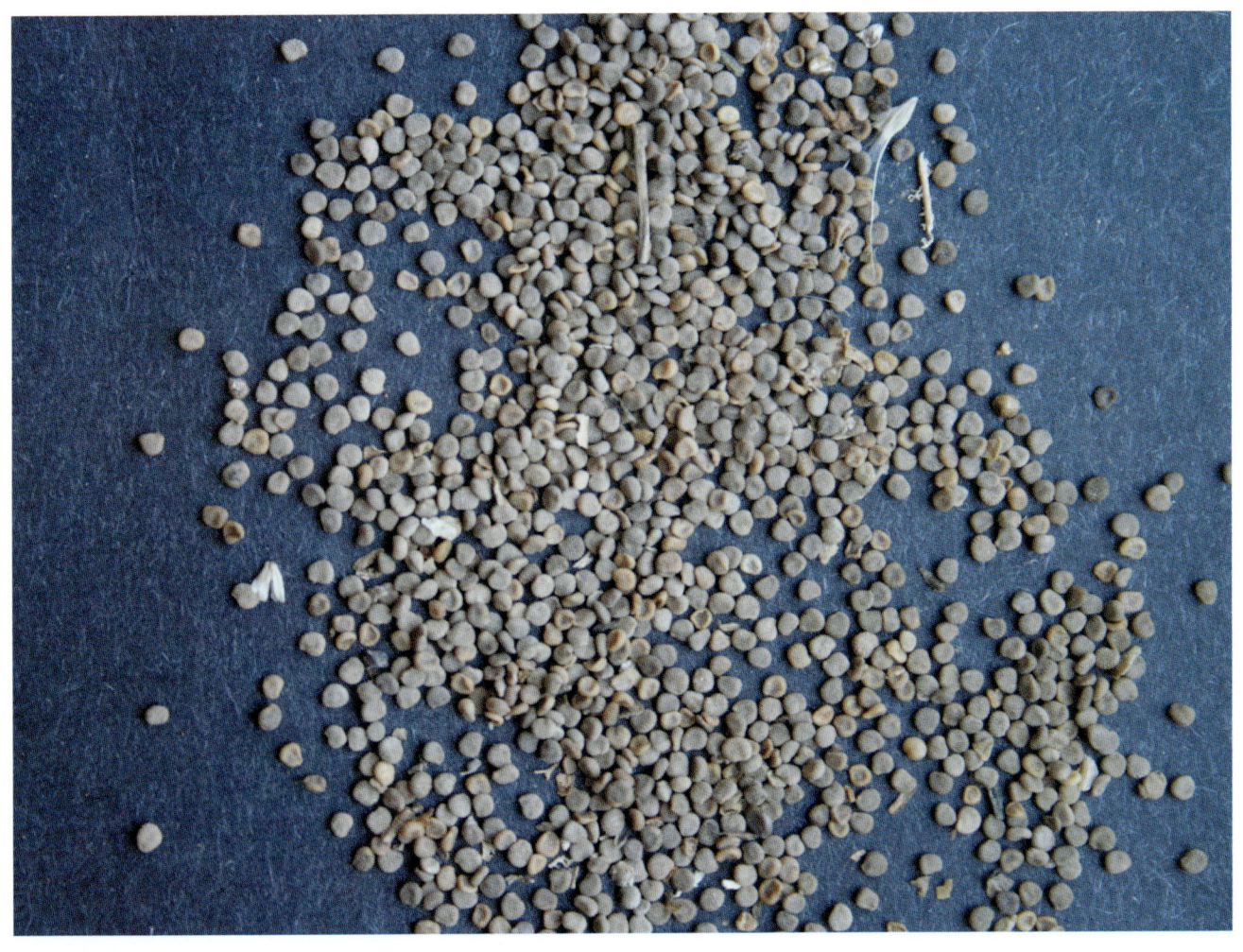

天仙藤

- **别名** 香藤、都淋藤、兜铃苗、长痧藤、马兜铃藤、青木香藤、三百两银。
- **来源** 品为马兜铃科植物马兜铃 *Aristolochia debilis* Sieb. et Zucc 的干燥地上部分。

【形态特征】草质藤本。根圆柱形。茎柔弱，无毛。叶互生，叶柄长1~2厘米，柔弱；叶片卵状三角形、长圆状卵形或戟形，长3~6厘米，基部宽1.5~3.5厘米，先端钝圆或短渐尖，基部心形，两侧裂片圆形，下垂或稍扩展；基出脉5~7条，各级叶脉在两面均明显。花单生或2朵聚生长于叶腋；花梗长1~1.5厘米；小苞片三角形，易脱落；花被长3~5.5厘米，基部膨大呈球形，向上收狭成一长管，管口扩大成漏斗状，黄绿色，口部有紫斑，内面有腺体状毛；檐部一侧极短，另一侧渐延伸成舌片；舌片卵状披针形，顶端钝；花药贴生长于合蕊柱近基部；子房圆柱形，6棱；合蕊柱先端6裂，稍具乳头状凸起，裂片先端钝，向下延伸形成波状圆环。蒴果近球形，先端圆形而微凹，具6棱，成熟时由基部向上沿空间6瓣开裂；果梗长2.5~5厘米，常撕裂成6条。种子扁平，钝三角形，边线具白色膜质宽翅。花期7~8月，果期9~10月。

【生境分布】生长于山野林绿，溪流两岸，沟边阴湿处，路旁及山坡灌丛中。分布于东北、华北及陕西、甘肃、宁夏、山东、河南、江西、湖北等地。

【采收加工】拣去杂质，洗净泥土，闷润，切段晒干。

【性味归经】苦，温。归肝、脾、肾经。

【功能主治】行气活血，通络止痛。用于脘腹刺痛，疝气疼痛，风湿痹痛，产后腹痛。

【用量用法】内服：3~6克，煎服。外用：适量，煎水洗或捣烂敷。

验方

①**疝气作痛：** 天仙藤50克，好酒1碗，煮至半碗服用即可。②**产后腹痛不止及一切血气腹痛：** 天仙藤250克，炒焦，研为细末，每服10克。腹痛，炒生姜、小便和酒调下；血气，温酒调服。③**癥瘕积聚及奔豚疝气：** 天仙藤（炒）50克，没药、乳香、玄胡索（醋炒）、吴茱萸、干姜各10克，小茴香15克，共为末，每服15克，好酒调服。④**痰注臂痛：** 天仙藤、白术、羌活、白芷梢各15克，片姜黄30克，半夏（制）25克，锉细，每服15克，姜5片煎服。间下千金五苓丸。⑤**乳腺炎：** 鲜天仙藤适量，揉软外敷，每日换药1次。⑥**毒蛇毒虫咬伤，痔疮肿痛：** 天仙藤鲜品捣烂敷患处。

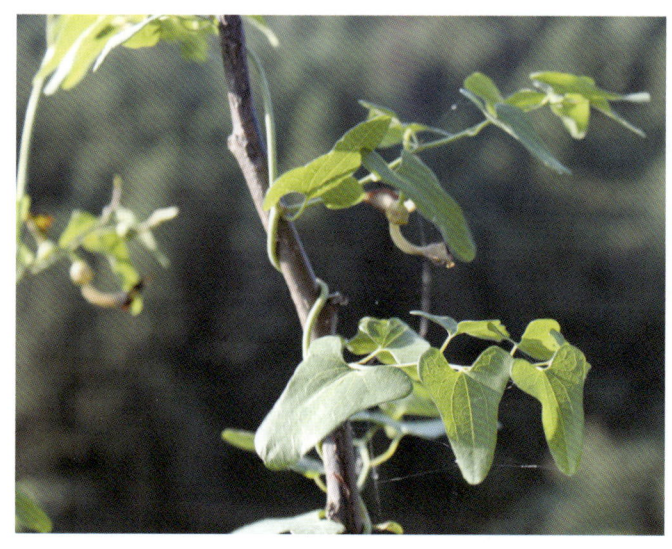
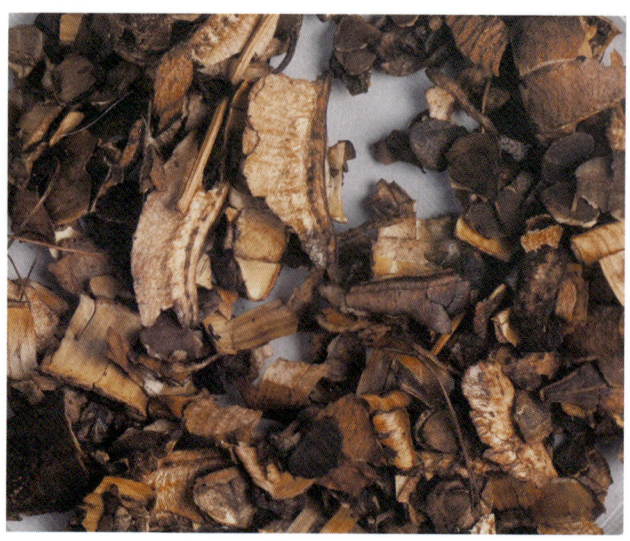

食疗药膳

●天仙藤鲫鱼汤

原料：天仙藤、冬瓜仁各20克，鲫鱼1条（约300克），大蒜30克。

制法：将鲫鱼去鳞及内脏洗净，和天仙藤等一起入砂锅，熟后加入适量调味品，食鱼喝汤。

用法：每日1剂，分2次服用，连用5～7剂。

功效：活血止痛。

适用：心腹痛。

使用注意

本品含马兜铃酸，可引起肾脏损害等不良反应；儿童及老年人慎用；孕妇、婴幼儿及肾功能不全者禁用。

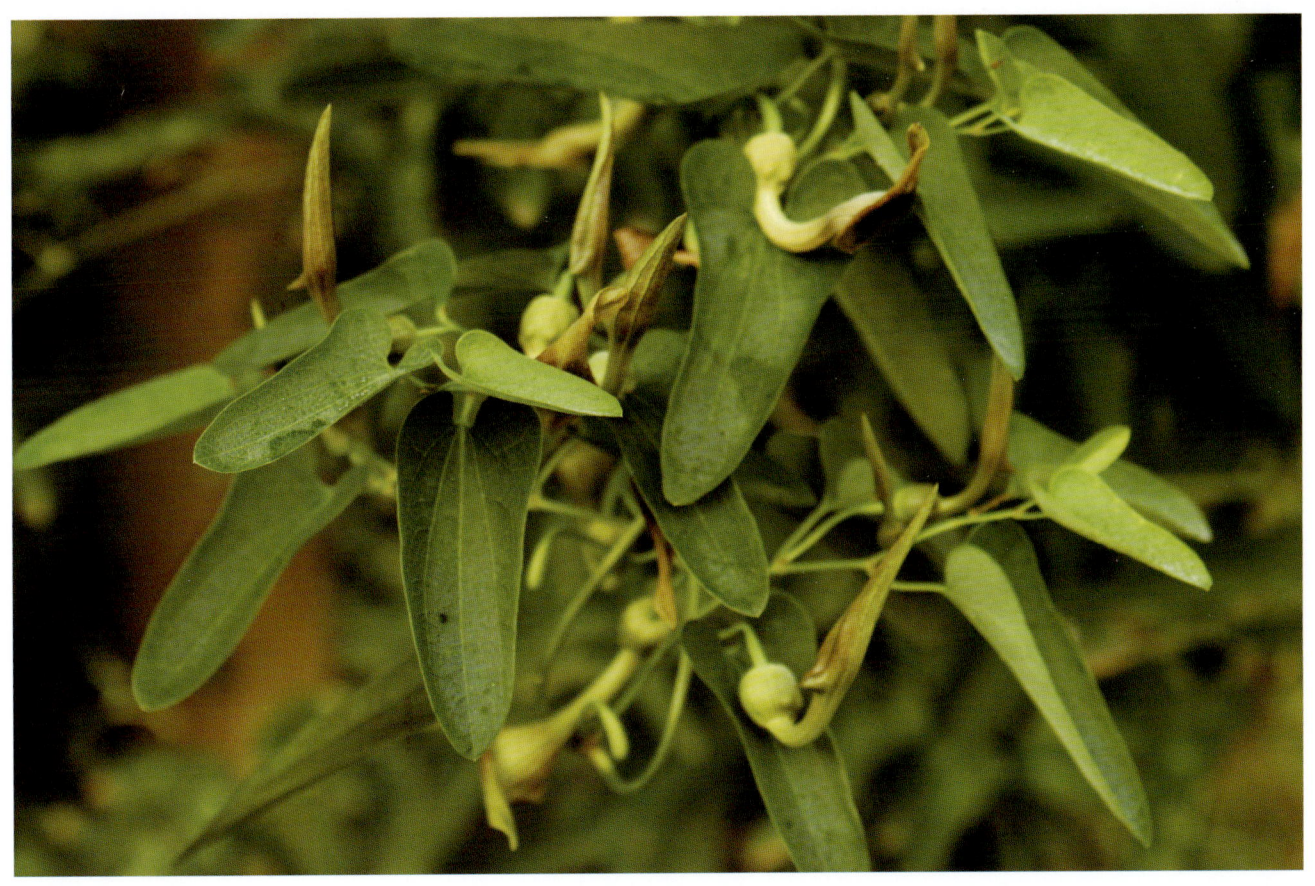

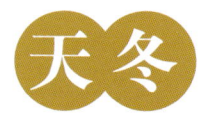

- **别名** 天门冬、天文冬、肥天冬、大天冬、润天冬、鲜天冬、朱天冬
- **来源** 本品为百合科植物天冬 *Asparagus cochinchinensis*（Lour.）Merr.的干燥块根。

【形态特征】攀缘状多年生草本。块根肉质，簇生，长椭圆形或纺锤形，灰黄色。茎细，常扭曲多分枝，有纵槽纹。主茎鳞片状叶，顶端尖长，叶基部伸长为2.5～3厘米飞硬刺，在分支上的刺较短或不明显，叶状枝2～3枚簇生叶腋，扁平有棱，镰刀状。花通常2朵腋生，淡绿色，单性，雌雄异株，雄花花被6，雄蕊6枚，雌花与雄花大小相似，具6枚退化雄蕊。浆果球形，熟时红色，有种子一粒。

【生境分布】生长于阴湿的山野林边、山坡草丛或丘陵地带灌木丛中。主产贵州、四川、广西、浙江、云南等地。陕西、甘肃、湖北、安徽、河南、江西也产。

【采收加工】秋、冬二季采挖，洗净，除去茎基和须根，置沸水中煮或蒸至透心，趁热除去外皮，洗净干燥。

【性味归经】甘、苦，寒。归肺、肾经。

【功能主治】养阴润燥，清肺生津。用于肺燥干咳，虚劳咳嗽，腰膝酸痛，骨蒸潮热，内热消渴，热病津伤，咽干口渴，肠燥便秘，心烦失眠。

【用量用法】内服：6～12克，煎服。

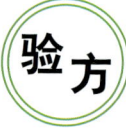

①**疝气**：鲜天冬25～50克（去皮），水煎服，酒为引。②**催乳**：天冬100克，炖肉服。③**风癫发作（耳如蝉鸣，两胁牵痛）**：天冬（去心、皮），晒干，捣为末。每次1匙，酒送下，每日3次。④**心烦**：天冬、麦冬各15克，水杨柳9克，水煎服。⑤**扁桃体炎、咽喉肿痛**：天冬、山豆根、麦冬、桔梗、板蓝根各9克，甘草6克，水煎服。

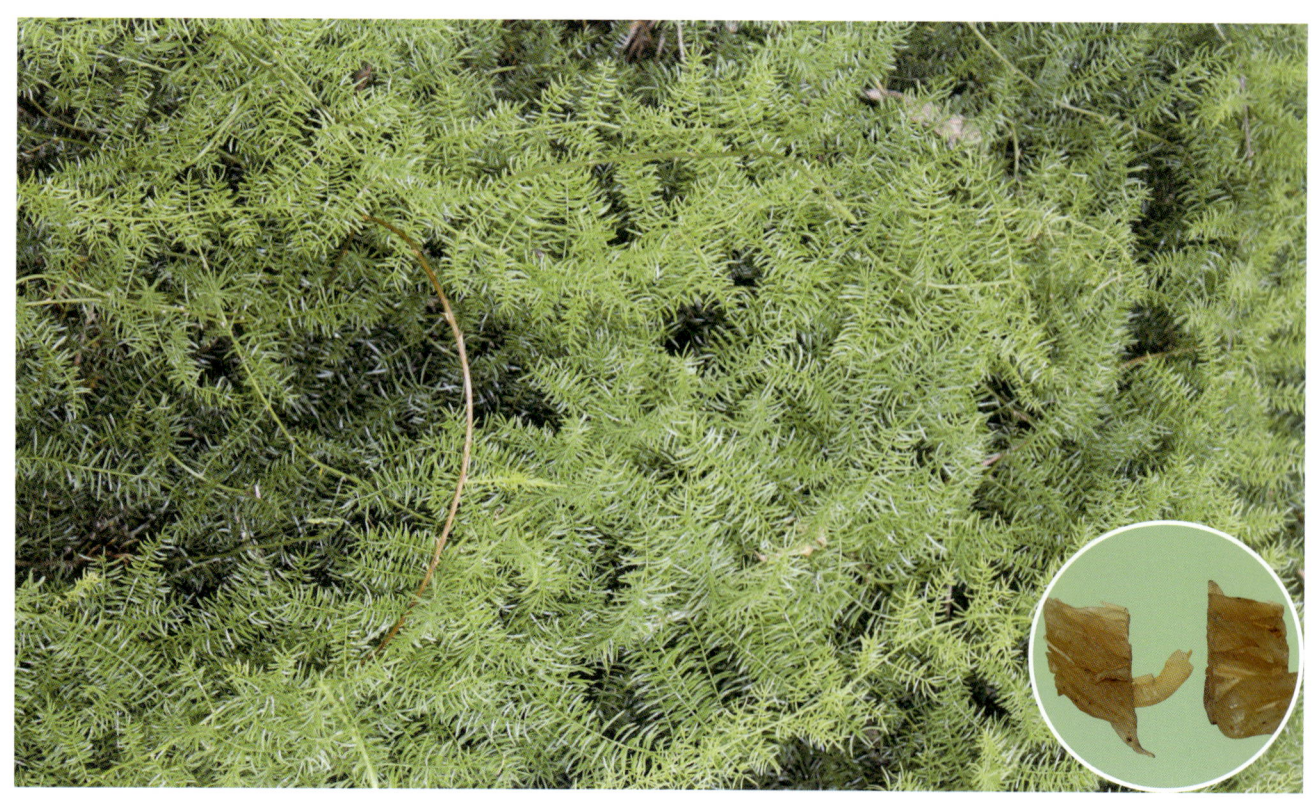

食疗药膳

● **天冬茶**

原料：天冬8克，绿茶2克。

制法：将天冬拣杂，洗净，晾干或晒干，切成饮片，与绿茶同放入杯中，用沸水冲泡，加盖焖15分钟，即可开始饮用。

用法：代茶频频饮服，一般可冲泡3～5次，饮至最后，天冬饮片可同时嚼食咽下。

功效：养阴清火，生津润燥，防癌抗癌。

适用：早期乳腺癌。

● **天冬包子**

原料：天冬12克，猪肉250克，冬笋1个，鸡蛋2个，大葱60克，白菜或萝卜250克，清油30克，盐、酱油、香油适量，面粉500克，碱适量。

制法：把天冬洗净，用水泡软，切成碎末。猪肉剁碎成馅。冬笋、白菜或萝卜切成碎末。把鸡蛋打在锅内，炒熟切碎。锅内放清油（即植物油）烧至七成热停火，待放凉后倒入肉馅内，加水少许，顺时针方向搅拌，然后倒入酱油、香油、盐及其他馅末拌匀。把面粉和好发酵，加碱揉成面团，用拌好的馅包成包子，入蒸笼内蒸15～20分钟即可。

用法：每食适量。

功效：强壮身体，润泽肌肤。

适用：身体羸瘦。

● **天冬粥**

原料：天冬20克，粳米100克。

制法：将天冬熬水，约20分钟，去渣留汁，备用。将粳米洗净，锅内加药汁及水适量，煮粥，待粥汁稠粘时停火起锅。

用法：每食适量。

功效：润肾燥，益肌肤，悦颜色，清肺降火。

适用：老年痰嗽、少年干咳、风湿不仁、冷痹、心腹积聚、耳聋等。

● **二冬百合粥**

原料：天冬、麦冬各15克，百合30克，粳米50克。

制法：将上四味分别洗净，加水适量，共煮成粥。

用法：顿食，每日1～2次。

功效：养阴润肺。

适用：妊娠后期、津液不能承所致之声音嘶哑，甚或语声不出。

使用注意

脾胃虚寒，食少便溏者不宜。外感风寒咳嗽、虚寒泄泻忌用。

天花粉

- **别名** 花粉、楼根、蒌粉、白药、瑞雪、栝楼根、天瓜粉、屎瓜根、栝蒌粉。
- **来源** 本品为葫芦科多年生宿根草质藤本植物栝蒌 Trichosanthes kirilowii Maxim. 或双边栝楼的干燥根。

【形态特征】多年生草质藤本，根肥厚。叶互生，卵状心形，常掌状3～5裂，裂片再分裂，基部心形，两面被毛，花单性，雌雄异株，雄花3～8排，成总状花序，花冠白色，5深裂，裂片先端流苏状，雌花单生，子房卵形，果实圆球形，成熟时橙红色。

【生境分布】生长于向阳山坡、石缝、山脚、田野草丛中。产于我国南北各地。

【性味归经】甘、微苦，微寒。归肺、胃经。

【功能主治】清热泻火，生津止渴，消肿排脓。用于热病烦渴，肺热燥咳，内热消渴，疔疮肿毒。

【用量用法】内服：10～15克，煎服；或入丸、散。外用：适量，研末，水或醋调敷。

验方

① **肺燥咳嗽、口渴：** 天花粉、天门冬、麦门冬、生地、白芍、秦艽各等份，水煎服。② **胃及十二指肠溃疡：** 天花粉10克，贝母6克，鸡蛋壳5个，共研粉，每次6克，每日3次。③ **天疱疮、痱子：** 天花粉、连翘、金银花、赤芍、淡竹叶、泽泻、滑石、车前子、甘草各等份，水煎服。④ **肺热燥咳、干咳带血丝：** 天花粉、麦门冬各15克，仙鹤草12克，水煎服。

使用注意

孕妇慎用；不宜与川乌、制川乌、草乌、制草乌、附子同用。

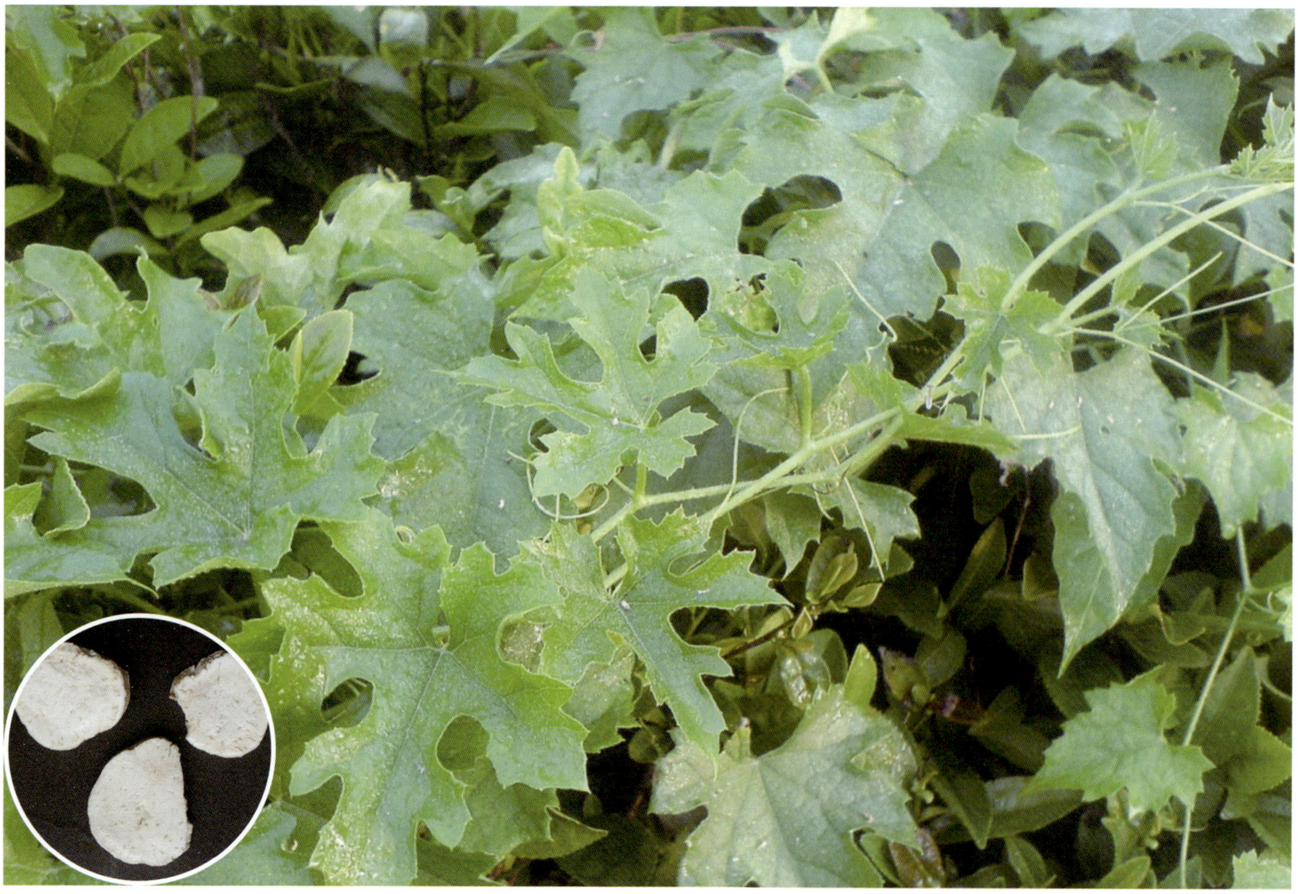

天竺黄

- **别名** 竺黄、竹黄、竹糖、天竹黄、广竹黄。
- **来源** 本品为禾本科植物青皮竹 *Bambusa textilis* McClure 或华思劳竹等秆内的分泌液干燥后的块状物。

【形态特征】青皮竹竿高达9～12米，径3～5厘米。竿直立，先端稍下垂，节间长35～60厘米，幼时被白粉并密生向上淡色刺毛；节上簇生分枝，主枝较纤细而长，其余枝较短，最长达2米。竹壁薄，3～5毫米，近基部数节无芽；箨环倾斜，箨鞘厚革质，坚硬光亮，先端微凸呈不对称的宽弧形，背面常无毛或近基部贴生暗棕色易落柔毛；箨耳小，长椭圆形，高约2毫米，近相等，两面被小刚毛，边缘具锯齿且有纤毛。箨舌略呈弧形，中部高约2～3毫米，边缘齿裂并被短纤毛；箨叶直立，长三角形或卵状三角形，基部略作心形收缩，背面无毛，腹面粗糙；出枝较高，基部附近数节不见出枝，分枝密集丛生达10～12枚，分枝粗细相同；每小枝上具叶片8～12枚，叶片披针形，长9～25厘米，宽1.0～2.5厘米；笋期5～9月，花期2～9月，授粉后20日左右种实成熟，形似麦粒，很少开花。

【生境分布】青皮竹常栽培于低海拔地的河边、村落附近。分布于云南、广东、广西等地。

【采收加工】冬、秋季采收。砍取有蜂洞的老竹，取出竺黄晾干。也有采用火烧竹林法，使竹受暴热后，竹沥溢在竹节间凝结而成，剖取竹黄，晒干。

【性味归经】甘，寒。归心、肝经。

【功能主治】清热豁痰，凉心定惊。用于热病神昏，中风痰迷不语，小儿痰热，惊风抽搐、夜啼。

【用量用法】内服：3～9克，煎服；或研粉冲服，每次0.6～1克。

验方 ①**重症支气管哮喘：**天竺黄、玄参、地龙、苇根各15克，板蓝根20克，黄芩、麻黄、橘红、白前、甘草各10克，随症加减，症轻者日服1剂，早晚分服；重者日2剂，分4～6次服。②**百日咳：**天竺黄、葶苈子、前胡、杏仁、生甘草各10克，百部、鲜侧柏叶各10～15克，陈胆星、广地龙各5～10克，石胡荽10～25克，大枣3～5枚。另方天竺黄10克，百部、款冬花、秦皮各12克，川贝母8克，每日1剂，水煎频服，均服药3～9剂。

使用注意

脾胃虚弱者、寒嗽者忌服。

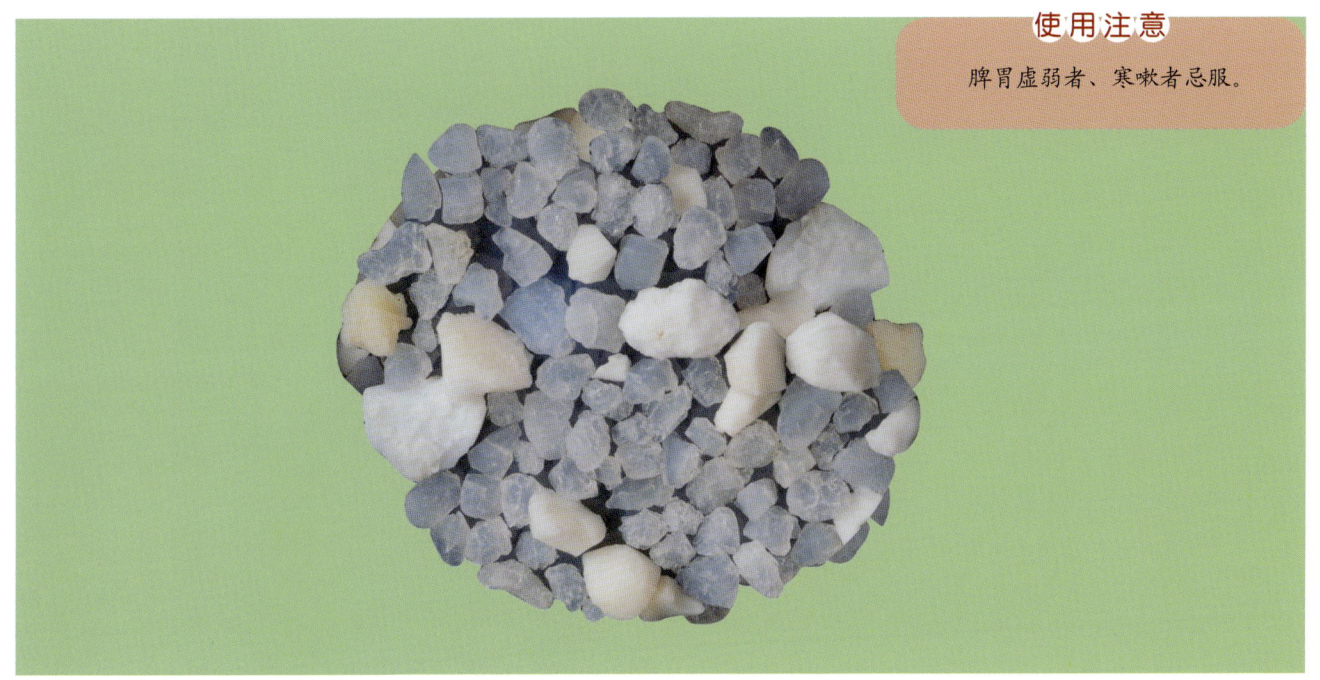

天南星

- **别名** 南星、白南星、蛇包谷、山苞米、山棒子。
- **来源** 本品为天南星科植物天南星 Arisaema erubescens（Wall.）Schott、异叶天南星或东北天南星的干燥块茎。

【形态特征】株高40～90厘米。叶一枚基生，叶片放射状分裂，披针形至椭圆形，顶端具线形长尾尖，全缘，叶柄长，圆柱形，肉质，下部成鞘，具白色和散生紫色纹斑。总花梗比叶柄短，佛焰苞绿色和紫色，肉穗花序单性，雌雄异株，雌花序具棒状附属器、下具多数中性花，无花被，子房卵圆形雄花序的附属器下部光滑和有少数中性花。浆果红色、球形。

【生境分布】生长于丛林之下或山野阴湿处。天南星分布于河南、河北、四川等地；异叶天南星分布于江苏、浙江等地；东北天南星分布于辽宁、吉林等地。

【采收加工】秋、冬二季茎叶枯萎时采挖，除去须根及皮，干燥。

【性味归经】苦、辛，温；有毒。归肺、肝、脾经。

【功能主治】散结消肿。外用治痈疮肿毒，蛇虫咬伤。

【用量用法】外用：生品适量，研末以醋或酒调敷患处。

验方

①**痰湿臂痛**：天南星、苍术各等份，生姜3片，水煎服。②**风痫**：天南星（九蒸九晒）为末，姜汁糊丸，如梧桐子大，煎人参、菖蒲汤或麦门冬汤下20丸。③**诸风口噤**：天南星（炮，锉），大人15克，小儿5克，生姜5片，苏叶5克，水煎减半，入雄猪胆汁少许，温服。④**身面疣子**：天南星末，醋调搽患处。

使用注意

孕妇慎用；生品内服宜慎。

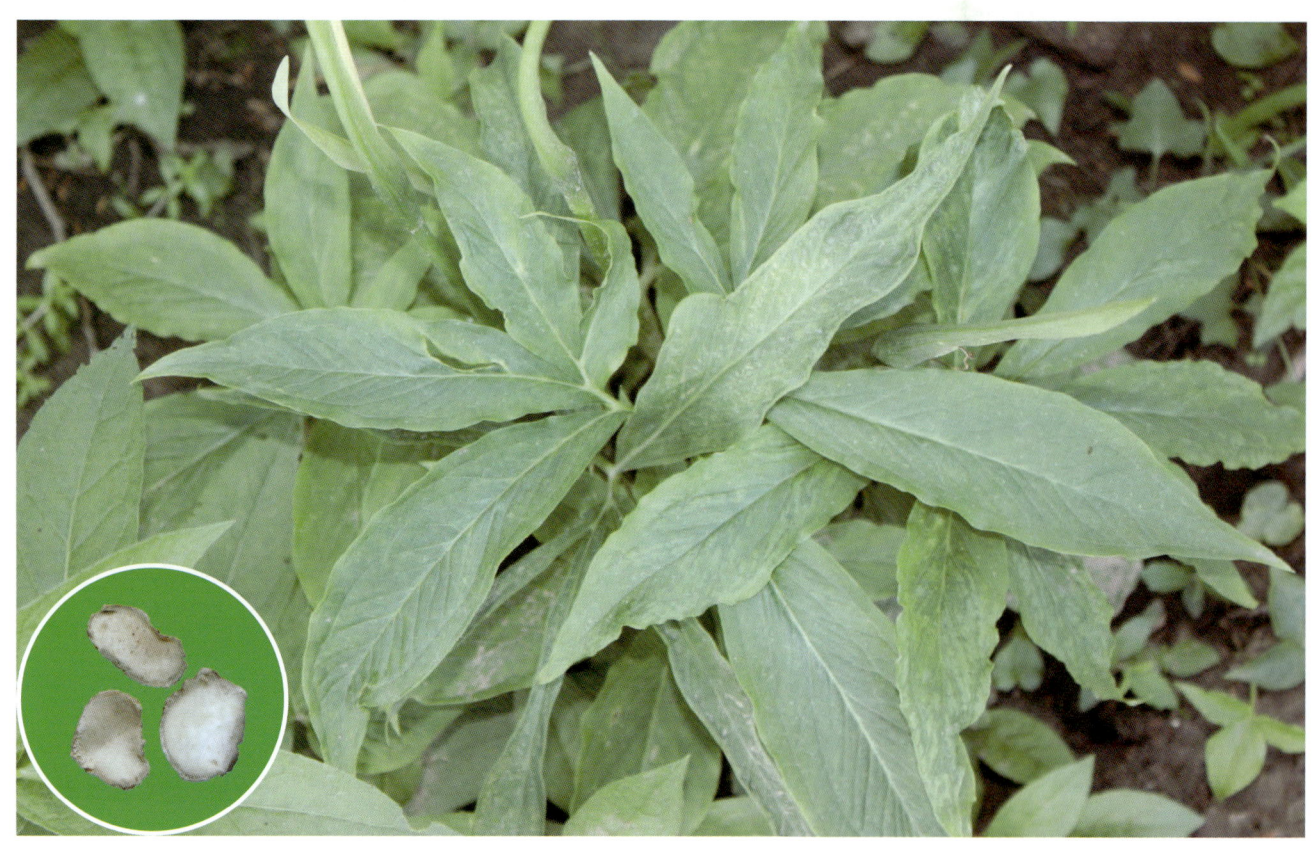

制天南星

- **别名** 无。
- **来源** 本品为天南星的炮制加工品。

【形态特征】同天南星。

【生境分布】同天南星。

【采收加工】取净天南星，按大小分别用水浸泡，每日换水 2～3 次，如起白沫时，换水后加白矾（每100千克天南星，加白矾2千克），泡一日后，再进行换水，至切开口尝微有麻舌感时取出。将生姜片、白矾置锅内加适量水煮沸后，倒入天南星共煮至无干心时取出，除去姜片，晾至四至六成干，切薄片，干燥。

【性味归经】苦、辛，温；有毒。归肺、肝、脾经。

【功能主治】燥湿化痰，祛风止痉，散结消肿。用于顽痰咳嗽，风痰眩晕，中风痰壅，口眼㖞斜，半身不遂，癫痫，惊风，破伤风；外用治痈肿，蛇虫咬伤。

【用量用法】内服：3～9克，煎服。

使用注意

孕妇慎用。

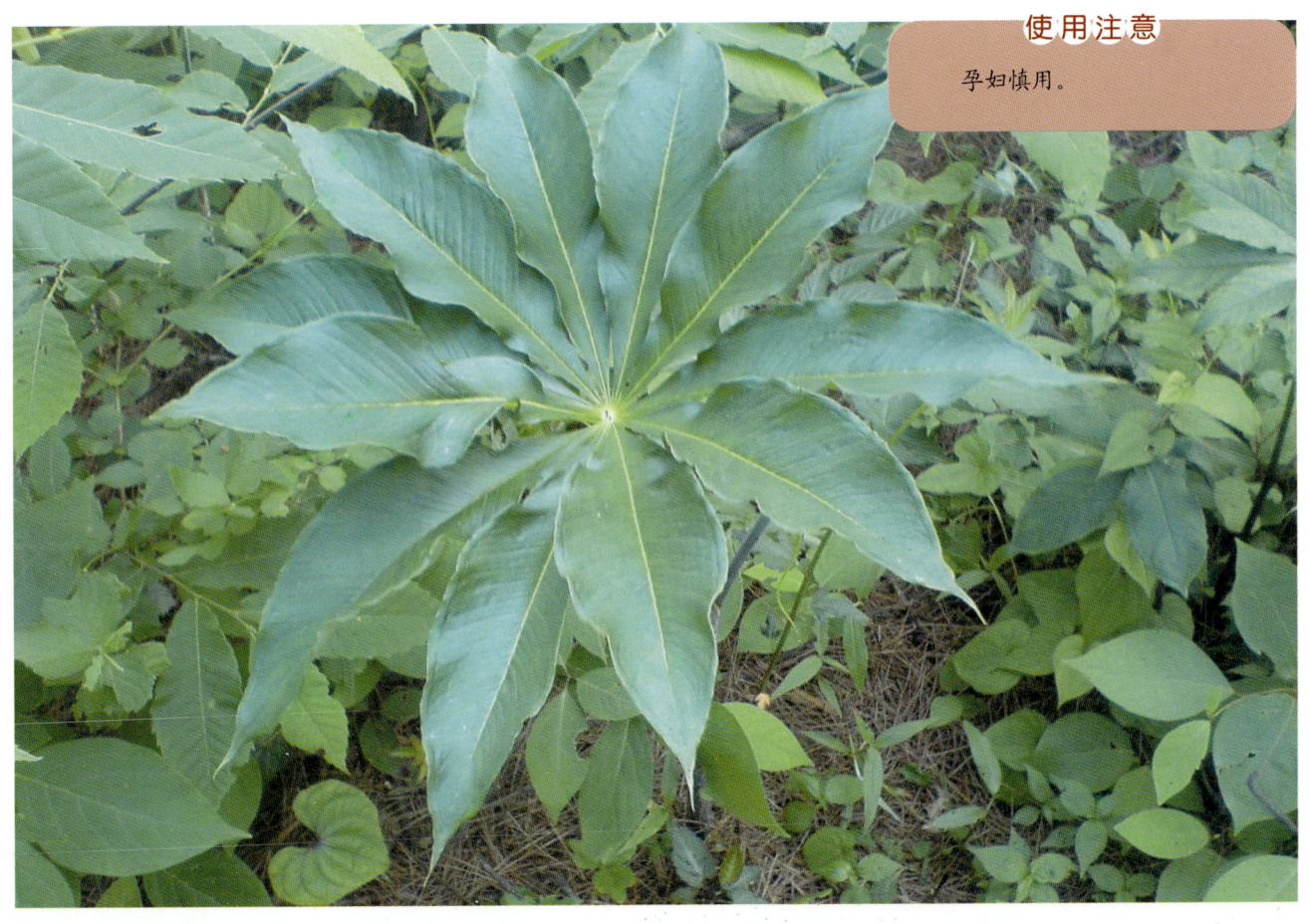

天麻

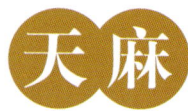

- **别名** 神草、赤箭、离母、木浦、赤箭芝、独摇芝、鬼督邮、定风草。
- **来源** 本品为兰科多年生寄生草本植物天麻 Gastrodia elata Bl. 的干燥块茎。

【形态特征】 多年生寄生植物。寄主为密环菌,以密环菌的菌丝或菌丝的分泌物为营养源。块茎横生,椭圆形或卵圆形,肉质。茎单一,直立,黄红色。叶退化成膜质鳞片状,互生,下部鞘状抱茎。总状花序顶生;苞片膜质,披针形或狭叶披针形,膜质,具细脉。花淡绿黄色或橙红色,花被下部合生成歪壶状,顶端5裂;唇瓣高于花被管2/3,能育冠状雄蕊1枚,着生长于雄蕊上端子房柄扭转。蒴果长圆形或倒卵形。种子多而极小,成粉末状。

【生境分布】 生长于腐殖质较多而湿润的林下,向阳灌木丛及草坡也有。分布于四川、云南、贵州等地。

【采收加工】 冬、春两季采挖。冬采者名"冬麻",质量优良;春采者名"春麻",质量逊于冬麻。采挖后除去地上茎及须根,洗净泥土,用清水泡,及时擦去粗皮,随即放入清水或白矾水中浸泡,再水煮或蒸,至中心无白点时为度,取出干燥。

【性味归经】 甘,平。归肝经。

【功能主治】 息风止痉,平抑肝阳,祛风通络。用于小儿惊风,癫痫,破伤风,头痛头晕,眩晕耳鸣,手足不利,肢体麻木,风湿痹痛。

【用量用法】 内服:3~10克,煎服;或研末吞服,每次1~1.5克。

验方 ①**头晕、肢体疼痛、皮肤瘙痒、偏头痛等:** 天麻9克,川芎6克,水煎2次,药液混合,早晚服用,每日1次。②**风湿痹、四肢拘挛:** 天麻25克,川芎100克,共研为末,炼蜜做成丸子,如芡子大,每次嚼服1丸,饭后茶或酒送下。③**半身不遂、风湿痹痛、坐骨神经痛、慢性腰腿痛:** 天麻、杜仲、牛膝各30克,枸杞50克,羌活20克,切片放入烧酒中,浸泡7日,每次服1小盅,每日2~3次。

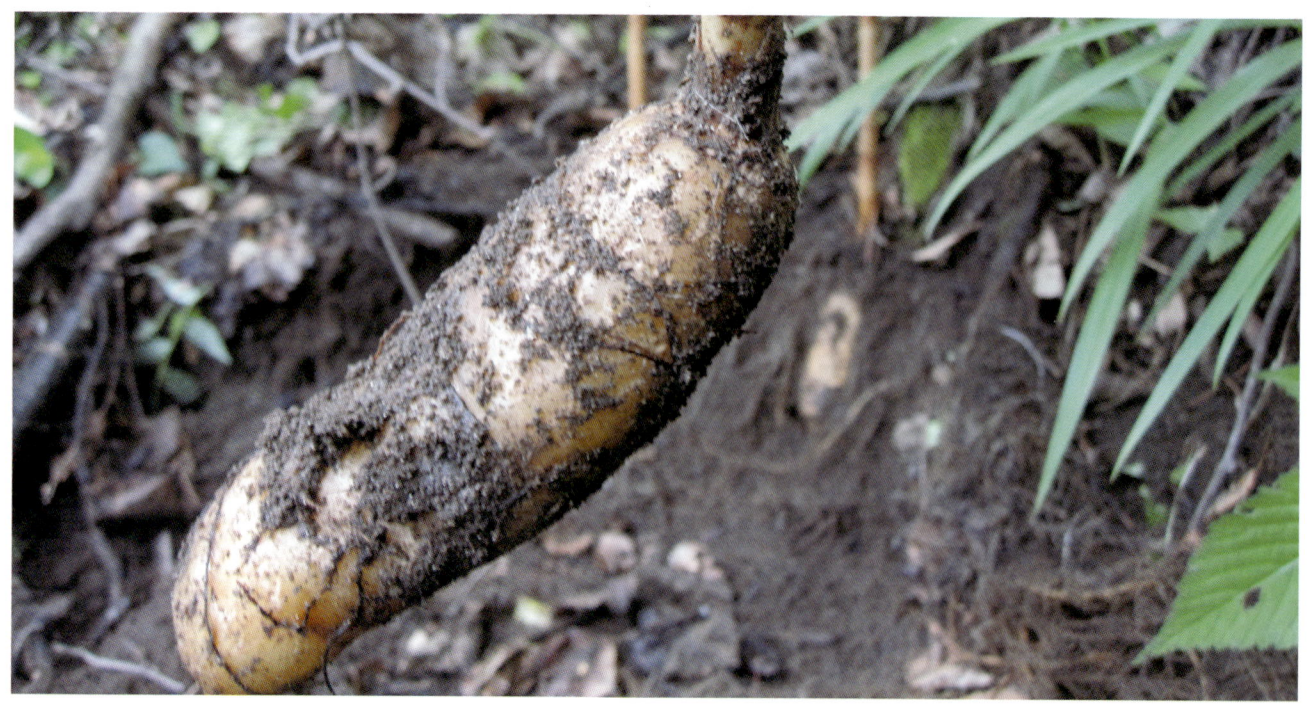

食疗药膳

●天麻茶

原料：天麻6克，绿茶3克，蜂蜜适量。
制法：先将天麻加水一大碗，煎沸20分钟，加入绿茶，稍沸片刻，即可。取汁，调入蜂蜜。
用法：每日1剂，分2次温服。
功效：平肝潜阳，疏风止痛。
适用：高血压、头痛、头晕等。

●天麻陈皮粥

原料：天麻15克，陈皮9克，大米100克，白糖适量。
制法：将天麻切片后，与陈皮、大米、适量的水同放入锅内煮粥，待粥熟后，再加入适量的白糖调匀即可。
用法：食用。一日分2次服完。
功效：祛痰开窍，平肝熄风。
适用：癫痫病。

使用注意

津液衰少，血虚、阴虚者慎用天麻；不可与御风草根同用，否则有令人肠结的危险。

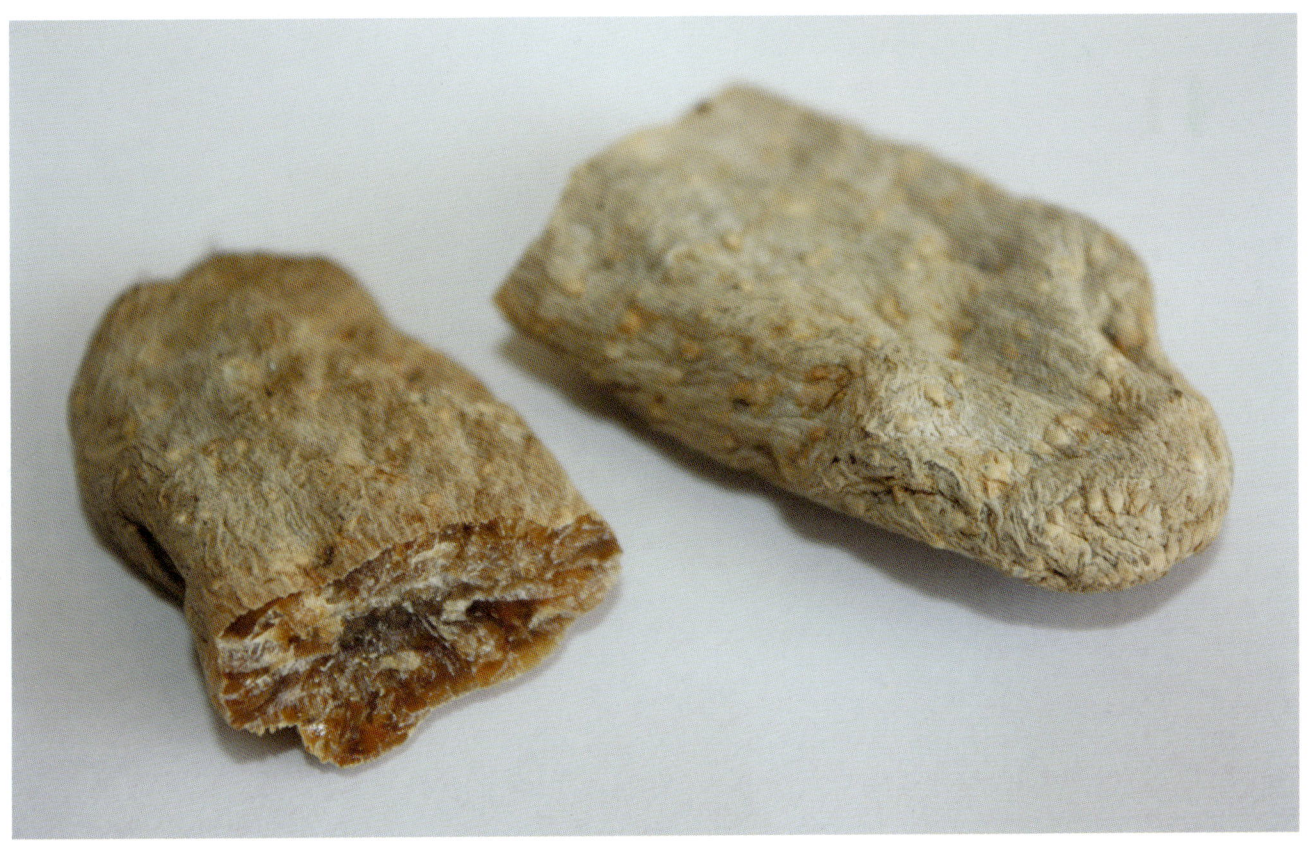

天葵子

- **别名** 地丁子、天葵根、散血珠、天去子、紫背天葵子。
- **来源** 本品为毛茛科植物天葵 *Semiaquilegia adoxoides*（DC.）Makino的干燥块根。

【**形态特征**】多年生草本，高达40厘米。茎纤细，疏生短柔毛。基生叶有长柄，为三出复叶，小叶广楔形，3深裂，裂片疏生粗齿，下面带紫色；茎生叶较小，夏末茎叶枯萎。花小，单生长于叶腋或茎顶，白色微带淡红，萼片5，花瓣状；花瓣5，匙形，基部囊状；雄蕊8～14；心皮3～5，种子黑色。花期3～4月，立夏前果实成熟。

【**生境分布**】生长于丘陵或低山林下、草丛、沟边等阴湿处。主产江苏、湖南、湖北等地。

【**采收加工**】夏初采挖，洗净，干燥，除去须根。

【**性味归经**】甘、苦，寒。归肝、胃经。

【**功能主治**】清热解毒，消肿散结。用于痈肿疔疮，乳痈，痰核，瘰疬，蛇虫咬伤。

【**用量用法**】内服：9～15克，煎服；或研末或浸酒。外用：适量，捣敷或捣汁点眼。

验方

①**小儿惊风**：天葵子5克，研末，开水吞服。②**胃热气痛**：天葵子6克，捣烂，开水吞服。③**虚咳、化痰**：天葵子9克，炖肉吃。④**骨折**：天葵子、桑白皮、冬瓜皮、枇杷各50克，捣绒，正骨后包患处；另取天葵子50克，泡酒500毫升，每次服药酒15毫升。

使用注意

脾虚便溏者忌用。

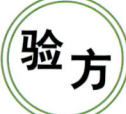

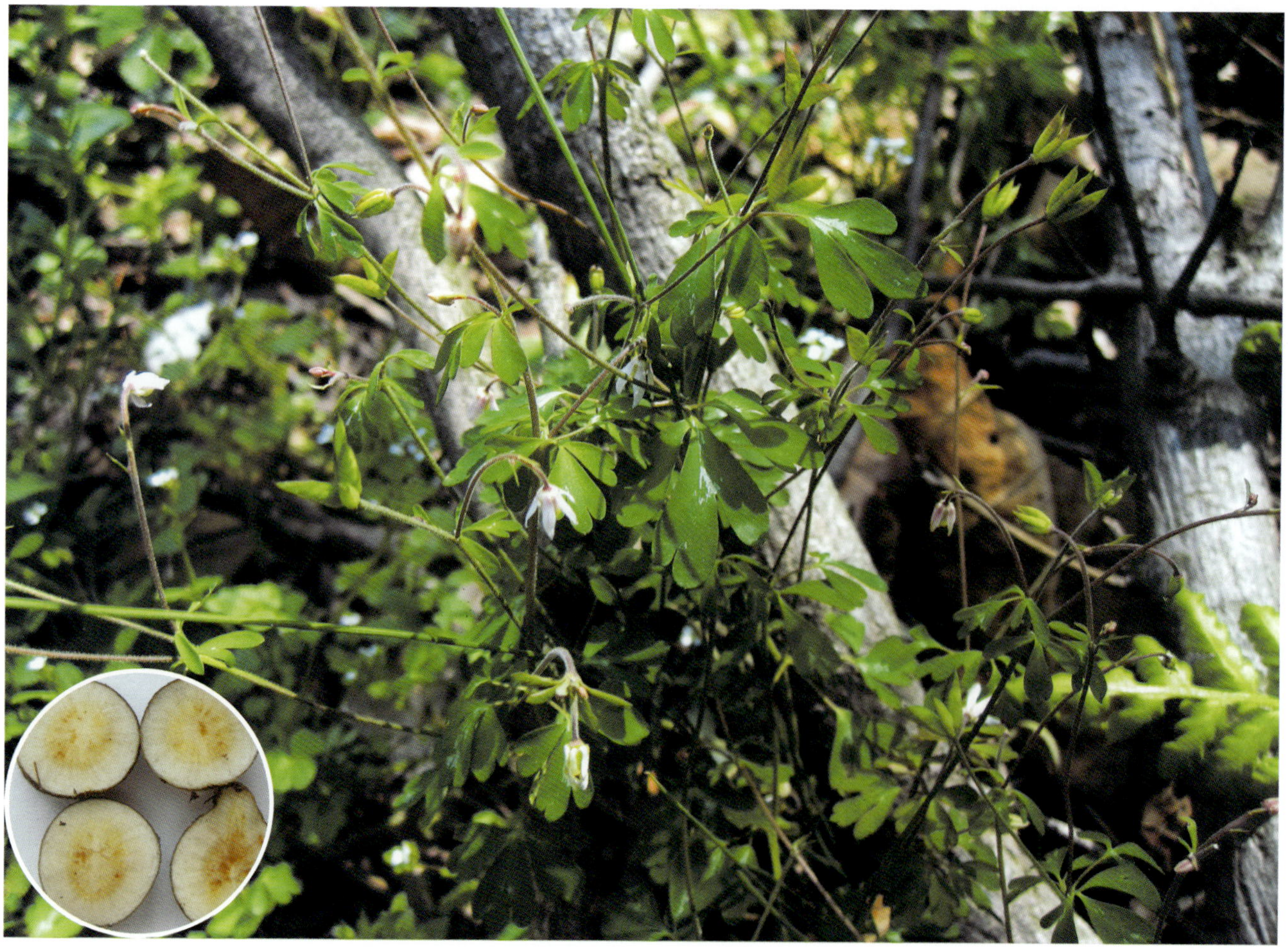

天然冰片
（右旋龙脑）

- **别名** 龙脑、梅片、梅冰、片脑、瑞龙脑、梅花脑、冰片脑、梅花片脑。
- **来源** 本品为樟科植物樟 Cinnamomum camphora（L.）Presl 的新鲜枝、叶经提取加工制成。

【形态特征】常绿乔木，高达5米，光滑无毛，树皮有凹入的裂缝，外有坚硬的龙脑结晶。叶互生，革质；叶柄粗壮；叶片卵圆形，先端尖；基部钝圆形或阔楔形，全缘，两面无毛，有光泽，主脉明显，侧脉羽状，先端在近叶缘处相连。圆锥状花序，着生长于枝上部的叶腋间，花两性，整齐；花托肉质，微凹；花萼5，覆瓦状排列，花后继续生长；花瓣5，白色；雄蕊多数，离生，略呈周位状，花药线状，药室内向，边缘开裂，药隔延长呈尖尾状，花丝短；雌蕊1，由3心皮组成，子房上位，中轴胎座，3室，每室有胚珠2枚，花柱丝状。干果卵圆形，果皮革质，不裂，花托呈壳斗状，边缘有5片翼状宿存花萼。种子1~2枚，具胚乳。

【生境分布】分布南洋群岛一带。

【采收加工】从龙脑香树干的裂缝处，采取干燥的树脂，进行加工。或砍下树干及树枝，切成碎片，经水蒸气蒸馏升华，冷却后即成结晶。

【性味归经】辛、苦，凉。归心、脾、肺经。

【功能主治】开窍醒神，清热止痛。用于热病神昏、惊厥，中风痰厥，气郁暴厥，中恶昏迷，胸痹心痛，目赤，口疮痈疡，喉痹齿痛，耳道流脓。

【用量用法】内服：0.3~0.9克，入丸、散。外用：适量，研粉点敷患处。

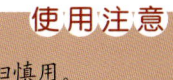

①**目赤肿痛**：单用冰片点眼即可。②**霉菌性阴道炎**：冰片适量，研细末，局部敷用。③**头晕**：以神门、脑、心、交感等耳穴为主，每次选双耳的2~3穴，取米粒大小冰片用胶布贴于新选穴位上，3日更换1次，4次为1个疗程。④**中耳炎、外耳道炎和耳部湿疹、耳道流脓、流水者**：用冰片1份，配枯矾10份，或再加入硼砂，拭净耳脓后吹入耳内，效果良好。亦可用冰硼散。⑤**过敏性鼻炎**：冰片2克，扑尔敏0.4克，共研极细末，取少许，用一侧鼻孔猛吸一下，另一鼻再吸入等量，每日2~3次。⑥**带状疱疹**：冰片60克，朱砂10克，共研极细末，加麻油100毫升，调糊，用3%双氧水反复擦洗患部，挑破水疱使疱液流尽后，均匀搽药于患部，每日2~3次，连用3~7日。

⑦**咽喉炎、扁桃体炎、白喉、小儿鹅口疮、口腔炎、咽喉口舌肿痛**：冰片1.2克，硼砂、玄明粉各15克，朱砂1.8克，各研极细末，和匀，用瓶密贮，用吹药器喷于患部，每日数次，如冰硼散。

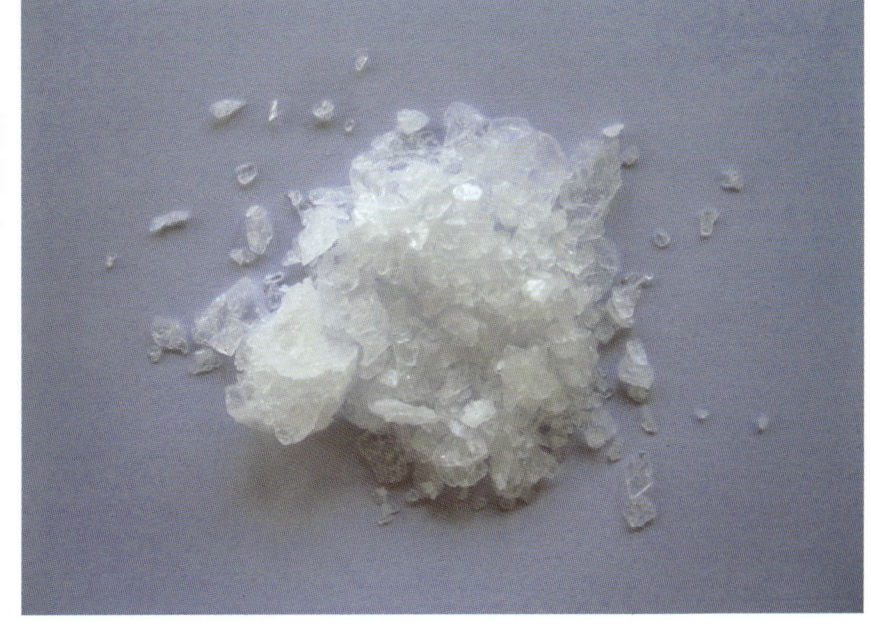

使用注意

孕妇慎用。

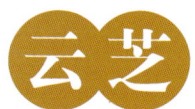

云芝

- **别名** 灰芝、瓦菌、红见手、千层蘑、黄云芝、杂色云芝、彩纹云芝。
- **来源** 本品为多孔菌科真菌彩绒革盖菌 *Coriolus versicolor*（L.ex Fr.）Quel.的子实体。

【形态特征】彩绒革盖菌子实体一年生。革质至半纤维质，侧生无柄，常覆瓦状叠生，往往左右相连，生长于伐桩断面上或倒木上的子实体常围成莲座状。菌盖半圆形至贝壳形，（1~6）厘米×（1~10）厘米，厚1~3毫米；盖面幼时白色，渐变为深色，有密生的细绒毛，长短不等，呈灰、白、褐、蓝、紫、黑等多种颜色，并构成云纹状的同心环纹；盖缘薄而锐，波状，完整，淡色。管口面初期白色，渐变为黄褐色、赤褐色至淡灰黑色；管口圆形至多角形，每1毫米间3~5个，后期开裂，菌管单层，白色，长1~2毫米。菌肉白色，纤维质，干后纤维质至近革质。孢子圆筒状，稍弯曲，平滑，无色，（1.5~2）微米×（2~5）微米。

【生境分布】常见大型真菌，主要是野生，生长于多种阔叶树木桩、倒木和枝上。全国各地森林中均有分布。

【采收加工】全年均可采收，除去杂质，晒干。

【性味归经】甘，平。归心、脾、肝、肾经。

【功能主治】健脾利湿，清热解毒。用于湿热黄疸，胁痛，癥瘕腹痛，纳差，倦怠乏力，咽喉肿痛。

【用量用法】内服：9~27克，煎服，宜煎24小时以上。

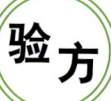

①慢性活动性肝炎： 云芝多糖（以粗提物的多糖含量折算）74克，蔗糖适量。取云芝多糖及蔗糖，混合，加水适量，制粒，50℃~60℃干燥，整粒，分装，制成1000克，每袋5克，含云芝多糖0.37克，温开水送服，每次1袋，每日2~3次。**②慢性迁延性肝炎：** 云芝、香菇多糖清膏（3:2）适量（相当于蛋白多糖28克），蔗糖820克，糊精适量，制成1000克，取香菇、云芝多糖清膏，加蔗糖粉与糊精混匀，加水适量制成软材，制颗粒，在50℃~60℃干燥，整粒，分装，即得，每袋5克，每1克含蛋白多糖以葡萄糖计算，应不少于28毫克，口服，每次1袋，每日2次，开水冲服。**③慢性病毒性肝炎：** 取云芝菌培养物清膏320克，加辅料适量，干燥，粉碎，过筛，混匀，装入胶囊，制成1000粒，即得，口服，每次3粒，每日3次。

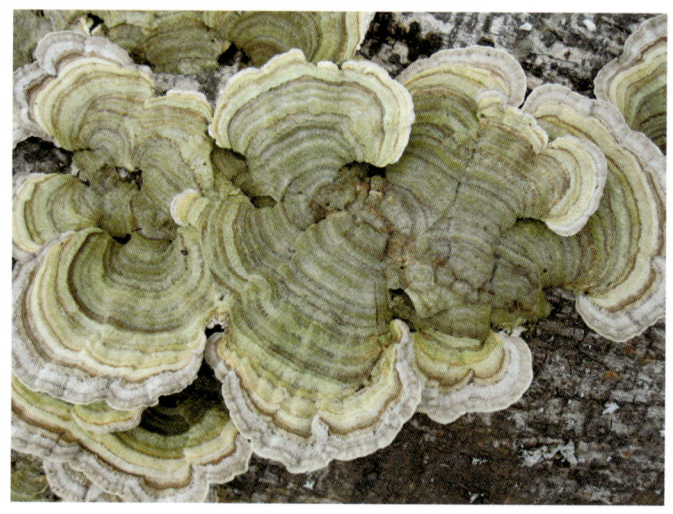
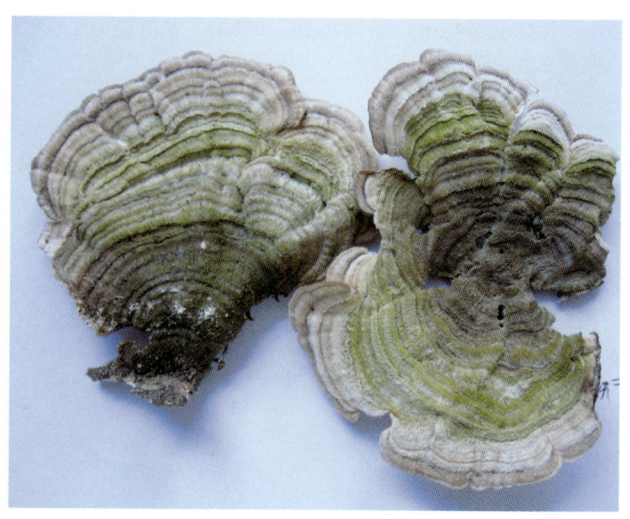

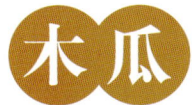

木瓜

- **别名** 木梨、木李、楂、木瓜花、木瓜海棠、光皮木瓜。
- **来源** 本品为蔷薇科落叶灌木贴梗海棠 Chaenomeles speciosa (Sweet) Nakai 的干燥近成熟果实。

【形态特征】落叶灌木，高达2米，小枝无毛，有刺。叶片卵形至椭圆形，边缘有尖锐重锯齿；托叶大，肾形或半圆形，有重锯齿。花3～5朵簇生长于两年生枝上，先叶开放，绯红色稀淡红色或白色；萼筒钟状，基部合生，无毛。梨果球形或长圆形，木质，黄色或带黄绿色，干后果皮皱缩。

【生境分布】生长于山坡地、田边地角、房前屋后。主产于山东、河南、陕西、安徽、江苏、湖北、四川、浙江、江西、广东、广西等地。

【采收加工】夏、秋二季果实绿黄时采摘，置沸水中煮5～10分钟，捞出，晒至外皮起皱时纵剖为2块或4块，再晒至颜色变红为度。若日晒夜露经霜，则颜色更为鲜艳。

【性味归经】酸，温。归肝、脾经。

【功能主治】舒筋活络，和胃化湿。用于湿痹拘挛，腰膝酸软，关节酸重疼痛，暑湿吐泻，转筋挛痛，脚气水肿。

【用量用法】内服：6～9克，煎服；或入丸、散剂。外用：适量，煎水熏洗。

验方

①消化不良：木瓜10克，麦谷芽各15克，木香3克，水煎服。②产后体虚、乳汁不足：鲜木瓜250克，切块，猪蹄500克，加水适量，炖熟，再将鲜木瓜放入汤中，炖至烂熟，食用即可。③脚气：干木瓜1个，明矾50克，煎水，趁热熏洗。④荨麻疹：木瓜18克，水煎，分2次服，每日1剂。⑤银屑病：木瓜片100克，蜂蜜300毫升，生姜2克，加水适量共煮沸，改小火再煮10分钟，吃瓜喝汤。

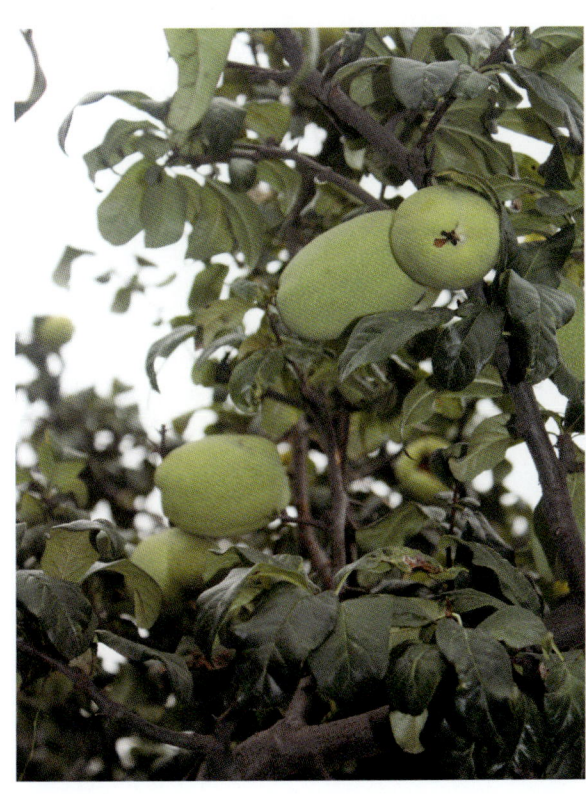
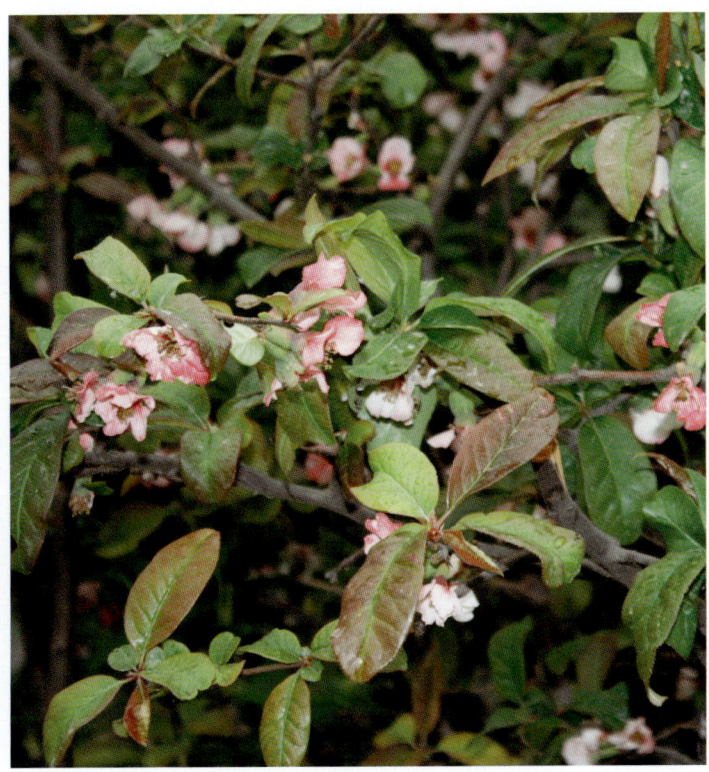

食疗药膳

●木瓜牛奶

原料：木瓜100克（1/4个），鸡蛋黄1个，白砂糖35克，牛奶220克，冰块100克。

制法：将木瓜去皮、去子后，切成小块。木瓜、鸡蛋黄、白砂糖、牛奶一起放入粉碎机中，一面粉碎，一面倒入冰块，约1分钟即成。

用法：上、下午分别服用。

功效：清热利湿，益气健脾。

适用：湿热下注型直肠脱垂，对伴体质虚弱者尤为适宜。

●菖蒲木瓜酒

原料：鲜石菖蒲、鲜木瓜、九月菊各28克，桑寄生50克，小茴香10克，白酒2500毫升。

制法：将上药研碎，放入酒坛中，倒入白酒，密封坛口，浸泡7日后滤出药渣即成。

用法：每日1次，每次饮服15～20毫升。

功效：清心补肾。

适用：耳鸣、眩晕、消化不良、行走无力等。

使用注意

本品味酸收敛，凡表证未解，痢疾初期，或胃酸过多者不宜用。

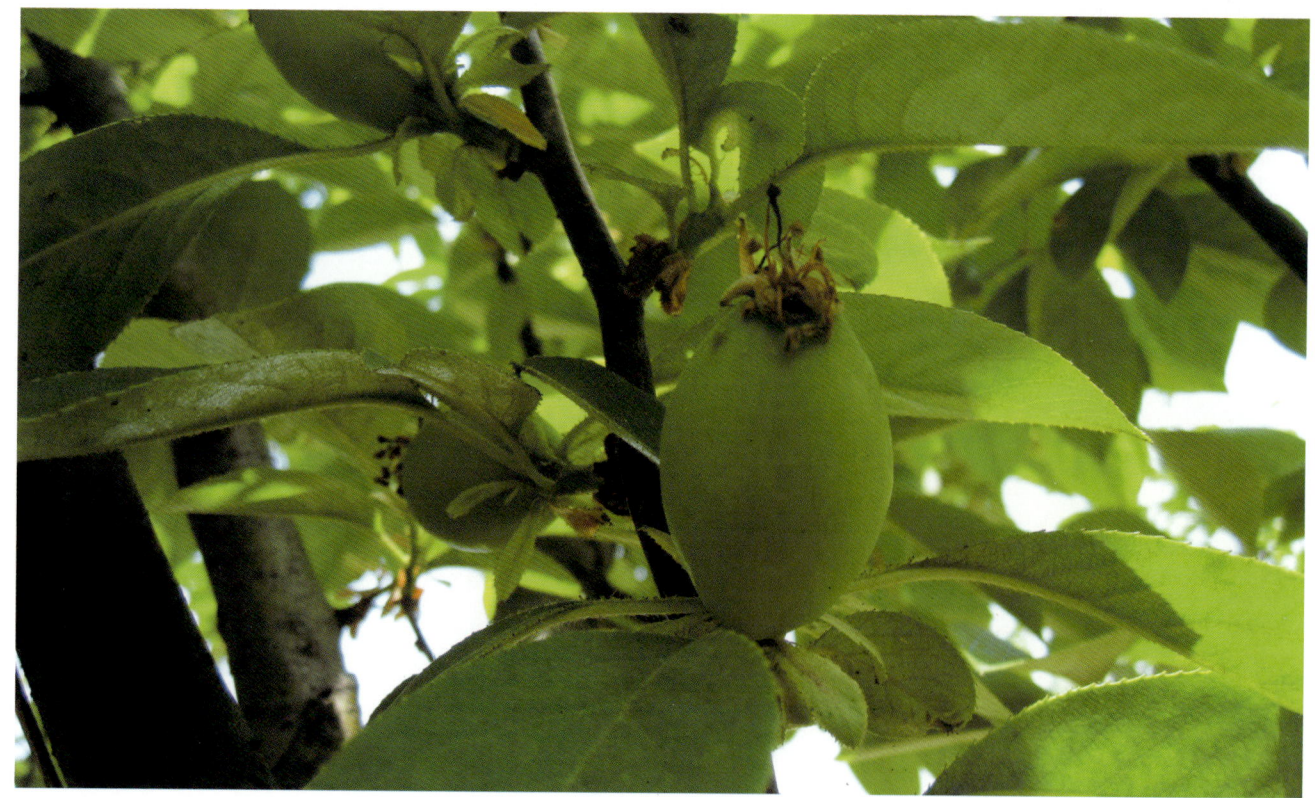

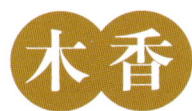

木香

- **别名** 蜜香、五香、青木香、五木香。
- **来源** 本品为菊科植物木香 *Aucklandia lappa* Decne. 的干燥根。

【形态特征】多年生草本，高1~2米。主根粗壮，圆柱形。基生叶大型，具长柄，叶片三角状卵形或长三角形，基部心形，边缘具不规则的浅裂或呈波状，疏生短刺；基部下延成不规则分裂的翼，叶面被短柔毛；茎生叶较小呈广椭圆形。头状花序2~3个丛生长于茎顶，叶生者单一，总苞由10余层线状披针形的薄片组成，先端刺状；花全为管状花。瘦果线形，有棱，上端着生一轮黄色直立的羽状冠毛。

【生境分布】生长于高山草地和灌木丛中。木香产于云南、广西者，称为云木香，产于印度、缅甸者，称为广木香。川木香主产四川、西藏等地。

【采收加工】秋、冬二季采挖，除去泥土及须根，切段，大的再纵剖成瓣，干燥后撞去粗皮。

【性味归经】辛、苦，温。归脾、胃、大肠、三焦、胆经。

【功能主治】行气止痛，健脾消食。用于胸胁、脘腹胀痛，泻痢后重，食积不消，呃逆呕吐，不思饮食。煨木香实肠止泻。用于泄泻腹痛。

【用量用法】内服：3~6克，煎服。

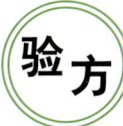

①一切气不和：木香适量，温水磨浓，热酒调下。②肝炎：木香研末，每日9~18克，分3~4次服用。③痢疾腹痛：木香6克，黄连12克，水煎服。④糖尿病：木香10克，川芎、当归各15克，黄芪、葛根、山药、丹参、益母草各30克，苍术、赤芍各12克，水煎服。⑤便秘：木香、厚朴、番泻叶各10克，用开水冲泡，当茶饮。

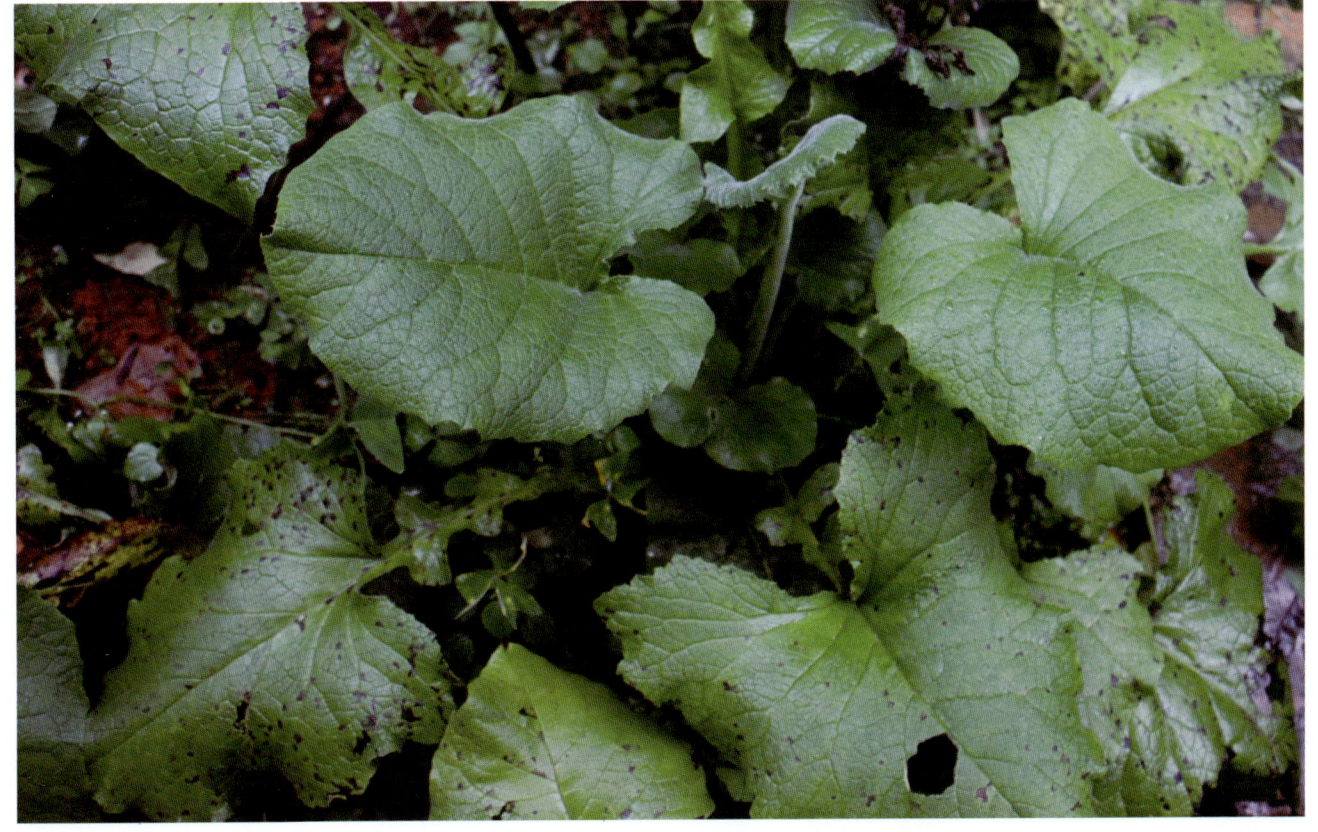

食疗药膳

●香砂藕粉

原料：木香2克，砂仁3克，藕粉30克，糖适量。
制法：先将砂仁、木香研粉，和藕粉用温水调糊，再用滚开水冲熟，入糖调匀即可。
用法：作早餐食用。
功效：理气开胃，和中止呕。
适用：食气相结，或气郁所致之呕吐。

●木香酒

原料：木香25克，巴戟天、莲实肉、附子、茴香各52克，蛇床子2克，白酒2500毫升。
制法：将上药研碎，装入纱布袋，放入酒坛，倒入白酒，密封坛口，浸泡15日即成。
用法：每日2次，每次15~30毫升。
功效：补肾壮阳。
适用：元阳虚衰之阳痿不举、早泄遗精、宫冷不孕、小腹冷痛、小便频数不禁等。

使用注意
阴虚、津液不足者慎用。

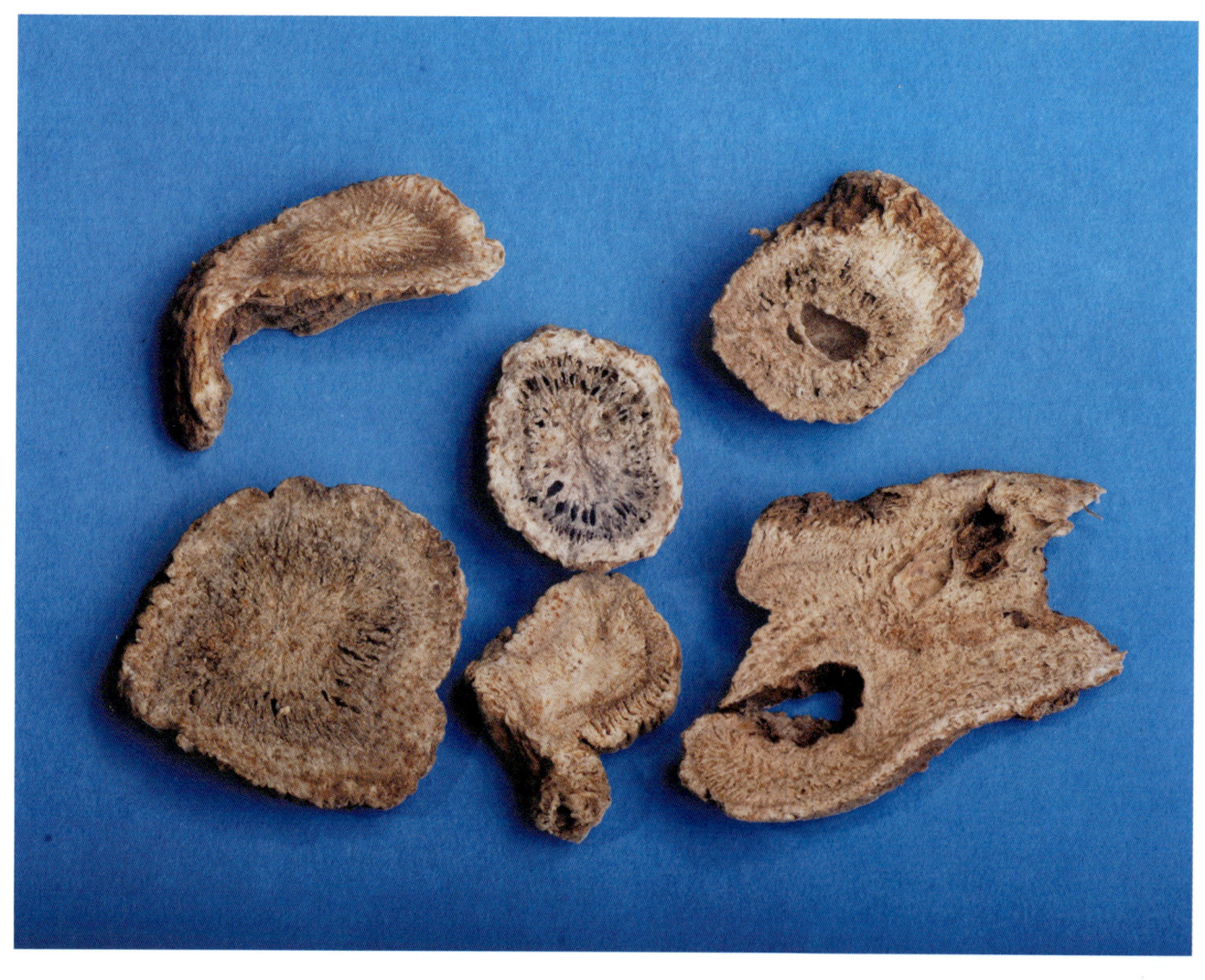

木贼

- **别名** 擦草、锉草、木贼草、无心草、节骨草、节节草、擦桌草。
- **来源** 本品为木贼科植物木贼 *Equisetum hiemale* L.的干燥地上部分。

【形态特征】一年或多年生草本蕨类植物,根茎短,棕黑色,匍匐丛生;植株高达100厘米。枝端产生孢子叶球,矩形,顶端尖,形如毛笔头。地上茎单一枝不分枝,中空,有纵列的脊,脊上有疣状突起2行,极粗糙。叶成鞘状,紧包节上,顶部及基部各有一黑圈,鞘上的齿极易脱落。孢子囊生长于茎顶,长圆形,无柄,具小尖头。

【生境分布】生长于河岸湿地、坡林下阴湿处、溪边等阴湿的环境。产于东北、华北和长江流域各省。

【采收加工】夏、秋季节采割,除去杂质,晒干或阴干。

【性味归经】甘、苦,平。归肺、肝经。

【功能主治】疏散风热,明目退翳。用于风热目赤,迎风流泪,目生云翳。

【用量用法】内服:3~9克,煎服。外用:适量,研末撒布。

验方

①**肠风下血**:木贼(去节,炒)30克,木棉(炒)、枳壳(制)、槐角(炒)、茯苓、荆芥各15克,上为末,每次6克,浓煎枣汤调下。②**翳膜遮睛**:木贼6克,蝉蜕、谷精草、黄芩、苍术各9克,蛇蜕、甘草各3克,水煎服。③**目昏多泪**:木贼、苍术各等份,共为末,温开水调服,每次6克,或为蜜丸服。④**胎动不安**:木贼(去节)、川芎各等份,为末,每次9克,水1盏,入金银花3克煎服。⑤**风热目赤,急性黄疸型肝炎**:木贼30克,板蓝根、茵陈各15克,水煎服。

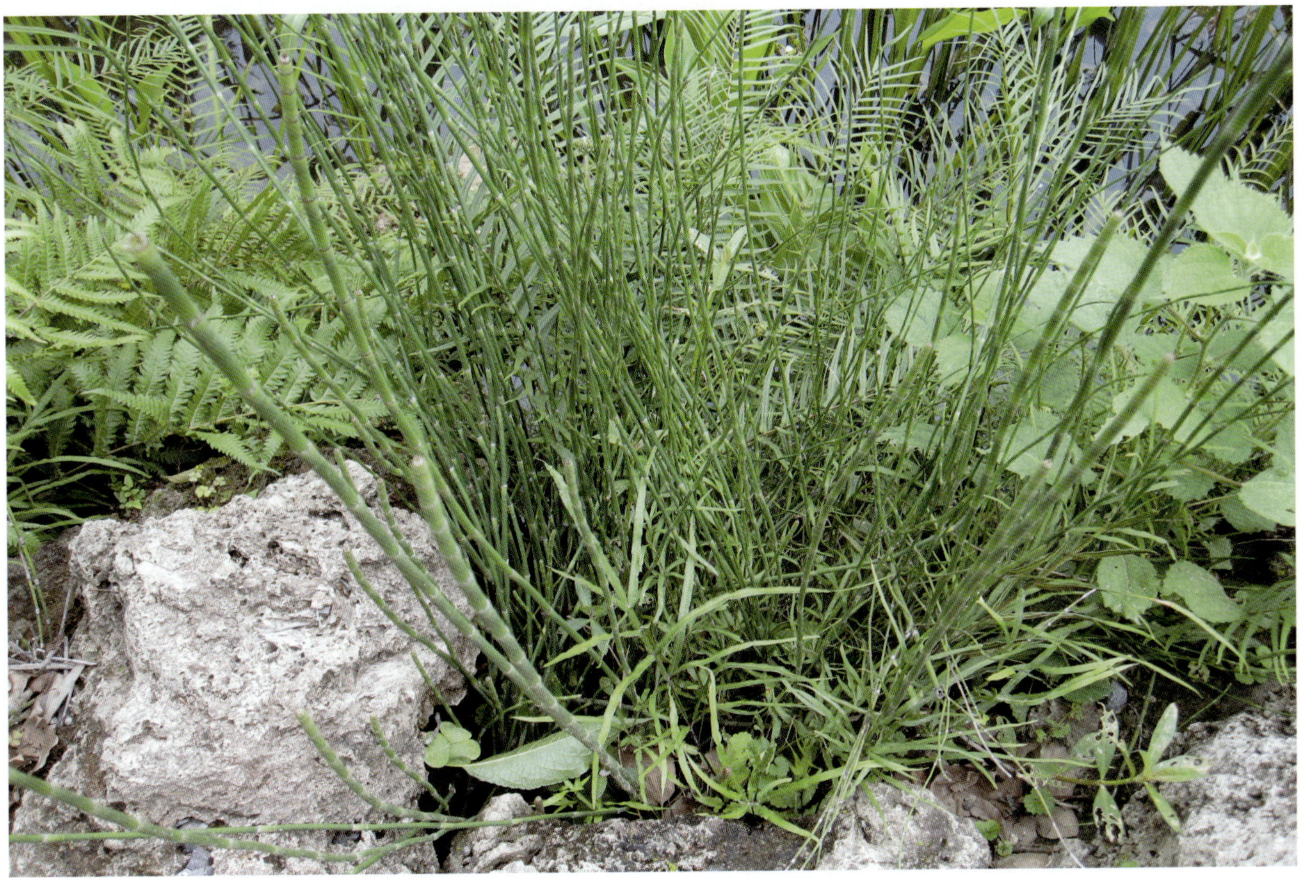

食疗药膳

● 木贼蒸羊肝

原料：木贼2克（研末），羊肝10克（切薄片）。
制法：将二味和匀，隔水蒸熟即可。
用法：早晚各1次，每次适量。
功效：清肝热，疏风热，明目退翳。
适用：肝热或风热目疾、目赤肿痛、翳膜遮睛、羞明流泪等。

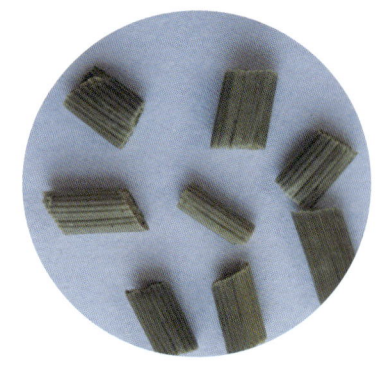

使用注意

气血虚者慎服。

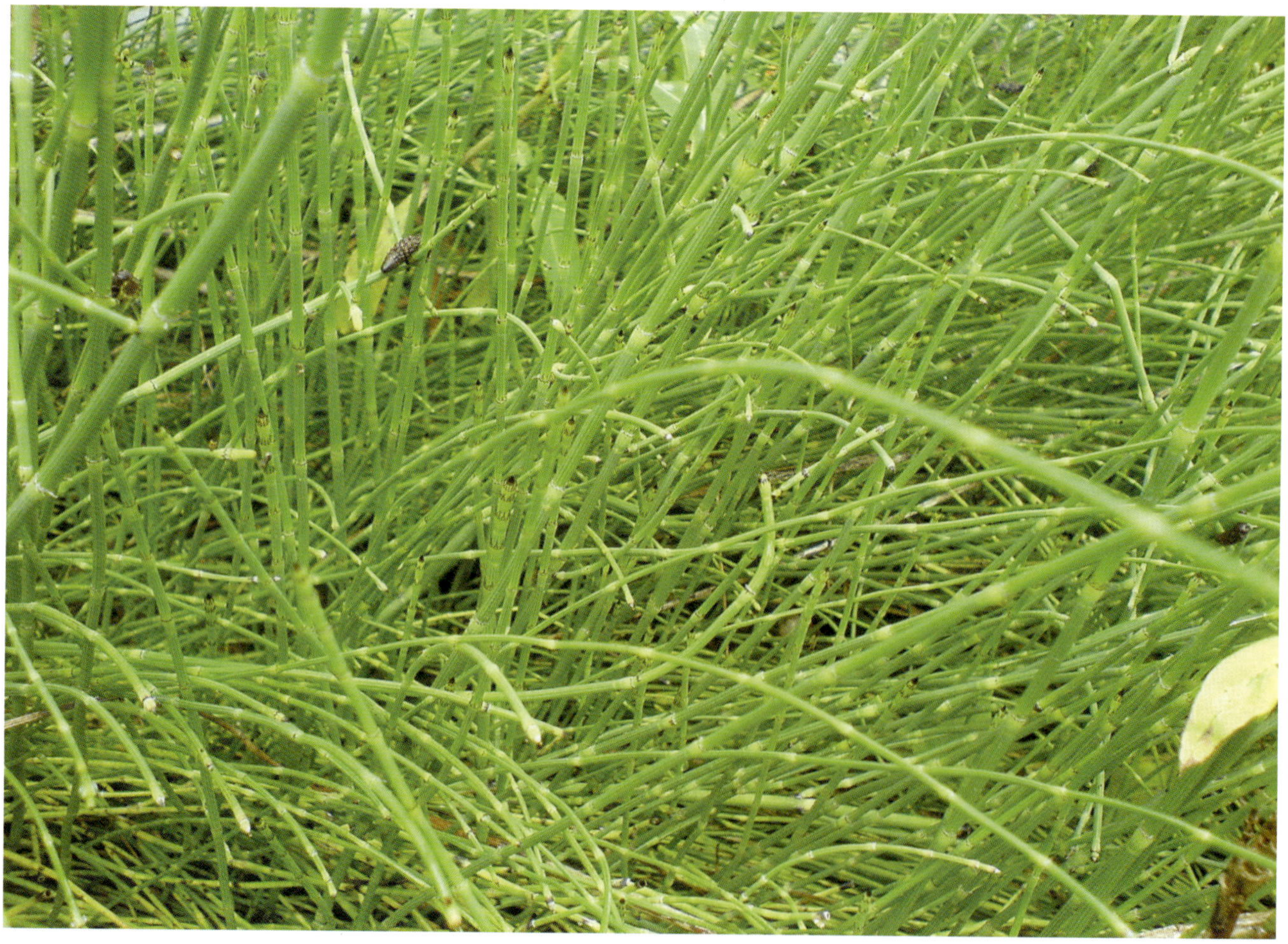

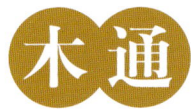

- **别名** 通草、王翁、丁翁、万年、附支、丁父、万年藤。
- **来源** 本品为木通科植物木通 Akebia quinata (Thunb.) Decne.、三叶木通或白木通的干燥茎藤。

【形态特征】落叶或半常绿藤本。掌状复叶互生，小叶5，倒卵形或长倒卵形，长3~6厘米，先端圆、微凹或有短尖，全缘。花单性同株，总状花序腋生；雄花生长于花序上部，花被片3，淡紫色，雄蕊6；雌花生长于花序下部，花被3，退化雄蕊6，雌蕊6。果实肉质，长椭圆形，两端圆形，成熟时沿腹缝线开裂。花期4~5月，果期8月。

【生境分布】生长于山林灌木丛。分布于江苏、湖南、湖北、四川、浙江、安徽等地。

【采收加工】夏、秋二季采收茎藤，晒干。

【性味归经】苦，寒。归心、小肠、膀胱经。

【功能主治】利尿通淋，清心除烦，通经下乳。用于淋证，水肿，小便赤涩，胸中烦热，喉痹咽痛，口舌生疮，妇女经闭，乳汁不通，湿热痹痛。

【用量用法】内服：3~6克，煎服；或入丸、散。

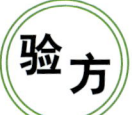

①妇人经闭及月事不调：木通、牛膝、延胡索、生地黄各适量，水煎服。②小儿心热：木通、生地黄、甘草（生）各等份，共研为末，每服15克，水1盏，入竹叶同煎至五分，饭后温服。③尿血：木通、黄柏、牛膝、甘草、生地黄、麦门冬、天门冬、五味子各等量，水煎服。④水气，小便涩，身体虚肿：木通、槟榔各50克，乌白皮100克，上件药，捣细罗为散，每服不计时候，以粥饮下10克。⑤产后乳汁不下：木通、甘草、钟乳、栝楼根各50克，漏芦（去芦头）100克，上五味，捣锉如麻豆大，每服15克，水一盏半，黍米一撮同煎，米熟去滓，温服，不拘时。

使用注意

肾气虚，心气弱，汗不彻，口舌燥，皆禁用。

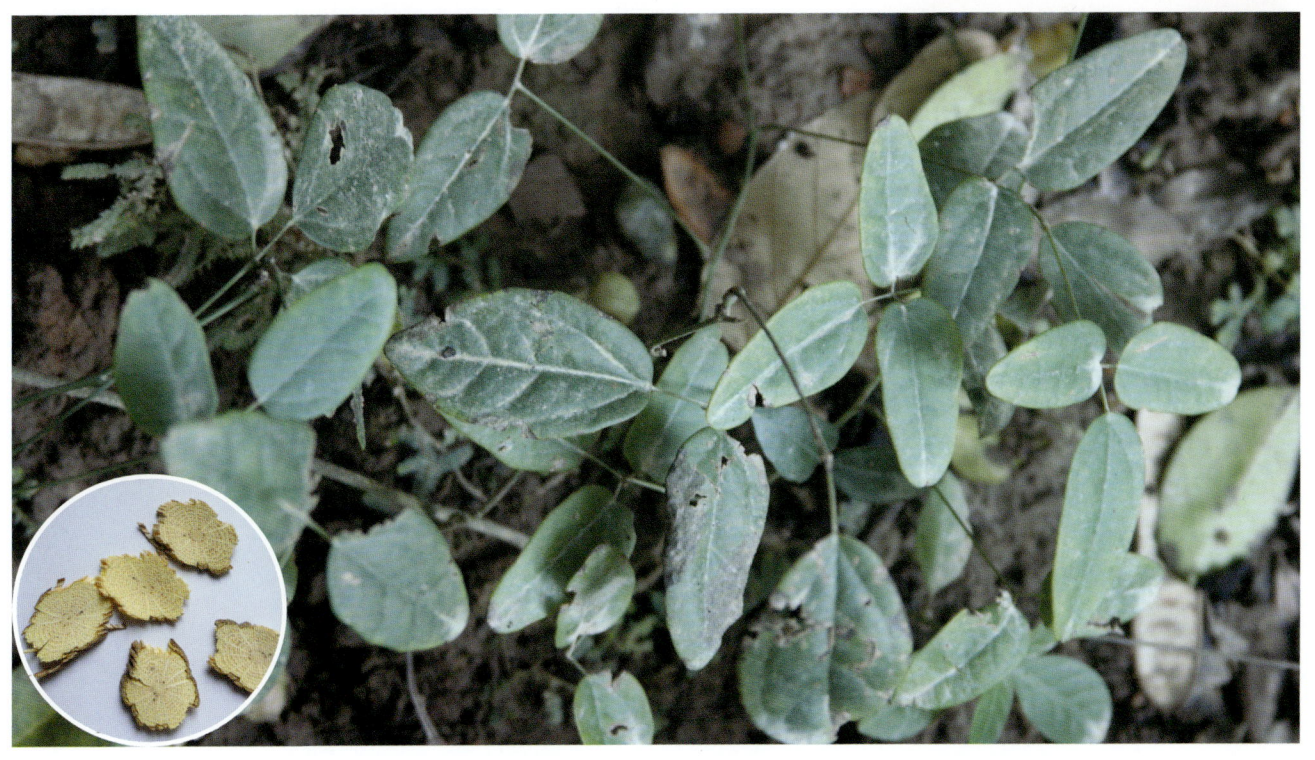

木棉花

- **别名** 吉贝、烽火、斑芝树、英雄树、攀枝花。
- **来源** 本品为木棉科植物木棉 *Gossampinus malabarica* (DC.) Merr.的干燥花。

【形态特征】木落叶大乔木，高达25米。树皮深灰色，树干常有圆锥状的粗刺，分枝开展。掌状复叶；总叶柄长10～20厘米；小叶5～7枚，长圆形至长圆状披针形，长10～16厘米，宽3.5～5.5厘米；小叶柄长1.5～4厘米。花生长于近枝顶叶腋，先叶开放，红色或橙红色，直径约10厘米；萼杯状，厚，3～5浅裂；花瓣肉质，倒卵状长圆形，长8～10厘米，两面被星状柔毛；雄蕊多数，下部合生成短管，排成3轮，内轮部分花丝上部分2叉，中间10枚雄蕊较短，不分叉，最外轮集生成5束，花药1室，肾形，盾状着生；花柱长于雄蕊；子房5室。蒴果长圆形，木质，长10～15厘米，被灰白色长柔毛和星状毛，室背5瓣开裂，内有丝状绵毛。种子多数，倒卵形，黑色，藏于绵毛内。花期春季，果期夏季。

【生境分布】生长于海拔1400～1700米以下的干热河谷、稀树草原、雨林沟谷、低山、次生林中及村边、路旁。分布于华南、西南及江西、福建、台湾等地。

【采收加工】春季采摘或拾取盛开花朵。晒干。

【性味归经】甘、淡，凉。归大肠经。

【功能主治】清热利湿，解毒。用于泄泻，痢疾，痔疮出血，痈疮肿毒。

【用量用法】内服：6～9克，煎服；或研末服。

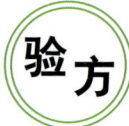

①**痢疾**：木棉花、金银花、凤尾草各15克，水煎服。②**风湿性关节炎**：木棉根15～30克，水煎或浸酒服。③**咳血、呕血**：木棉花14朵，呕血加猪瘦肉，咳血加适量冰糖，同炖服。④**阴囊奇痒**：木棉茎皮煎汤洗患处。⑤**跌打损伤**：鲜木棉根皮浸酒外搽或捣烂外敷。

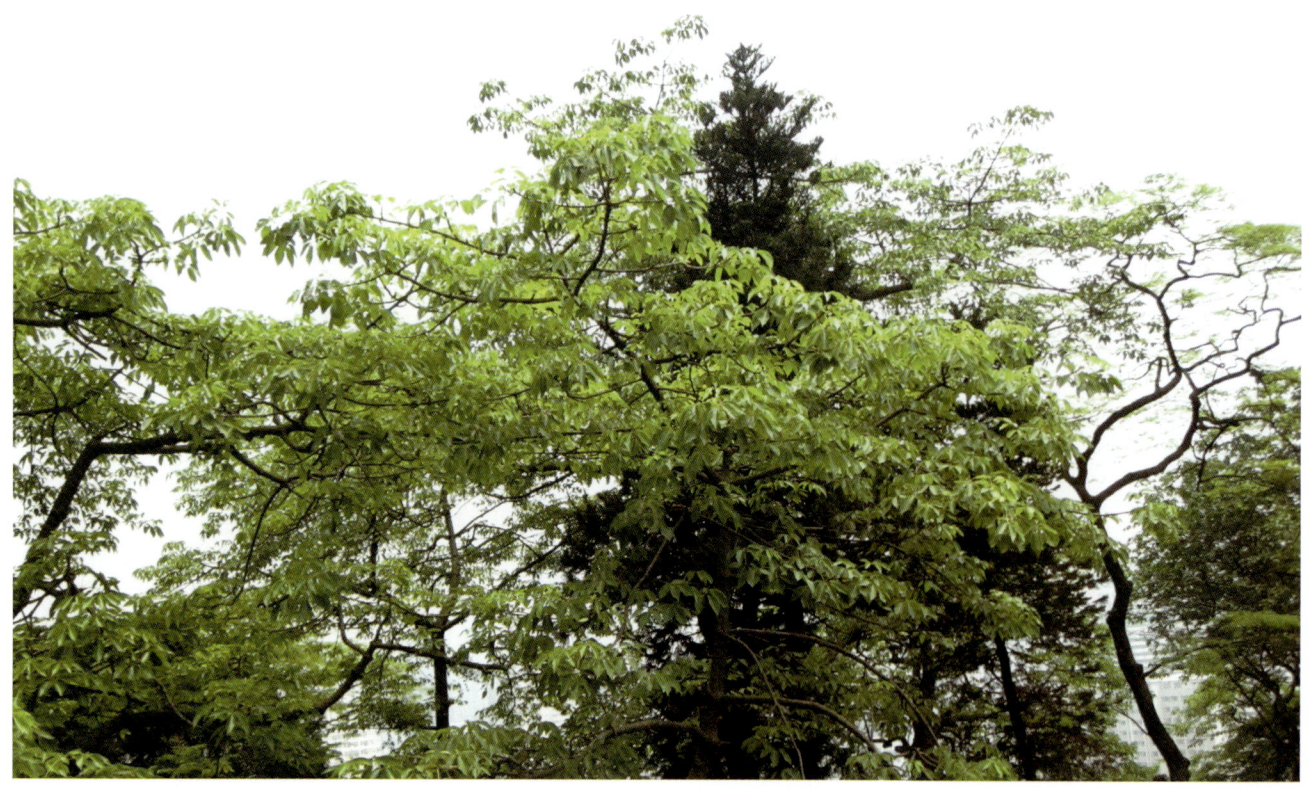

食疗药膳

●木棉花牛肉汤

原料：木棉花3朵，苦瓜1根，牛肉400克，盐少许。

制法：苦瓜去头尾，切开去籽洗净，切成大块；木棉花洗净沥干水，牛肉洗净切片。瓦煲内注入8碗清水，放入苦瓜和木棉花加盖大火煮沸，改小火煲1小时。放入牛肉片煮至肉变色，加少许盐调味，即可饮用。

用法：温热饮用，每日1剂。

功效：清热，明目解毒。

适用：可预防因暑热而引起的烦渴腹痛、尿黄等。

●木棉花粥

原料：木棉花30克，大米500克。

制法：将木棉花加水适量，煎沸去渣取汁，加入大米煮粥，粥成服食。

用法：每日1次，7日为1个疗程。

功效：清热利湿。

适用：细菌性阴道炎（症见白带黄臭）。

●木棉花煲水蛇汤

原料：木棉花、灯芯草各25克，草龟1只，水蛇400克，猪骨200克。

制法：把草龟洗净，水蛇去皮后与猪骨用水焯熟，木棉花、灯芯草中加入草龟、水蛇、猪骨同煲3小时。

用法：佐餐食用。

功效：清热化湿，健脾和中。

适用：食道癌。

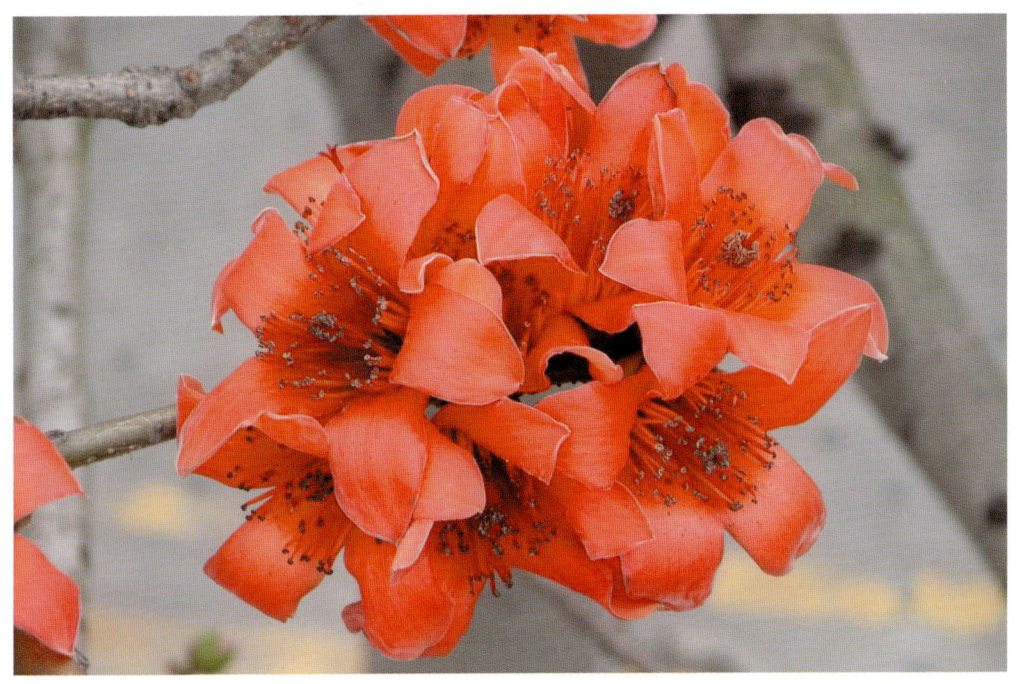

木蝴蝶

- **别名** 纸肉、故纸、千张纸、白玉纸、玉蝴蝶、云故纸、破布子、白故纸。
- **来源** 本品为紫葳科植物木蝴蝶 *Oroxylum indicum* (L.) Vent. 的干燥成熟种子。

【形态特征】叶对生，2～3回羽状复叶，着生长于茎的近顶端；小叶多数，卵形，全缘。总状花序顶生，长约25厘米。花大，紫红色，两性。花萼肉质，钟状。蒴果长披针形，扁平，木质。种子扁圆形，边缘具白色透明的膜质翅。

【生境分布】生长于山坡、溪边、山谷及灌木丛中。分布于云南、广西、贵州等地。

【采收加工】10～12月采摘成熟果实，取出种子，晒干或烘干。

【性味归经】苦、甘，凉。归肺、肝、胃经。

【功能主治】清肺利咽，疏肝和胃。用于肺热咳嗽，喉痹咽痛，音哑，肝胃气痛。

【用量用法】内服：1～3克，煎服；或研末。外用：适量，敷贴。

验方

①**久咳音哑**：木蝴蝶、桔梗、甘草各6克，水煎服。②**胁痛、胃脘疼痛**：木蝴蝶2克，研粉，好酒调服。③**慢性咽喉炎**：木蝴蝶3克，金银花、菊花、沙参、麦冬各9克，煎水当茶饮。④**久咳音哑**：木蝴蝶6克，玄参9克，冰糖适量，水煎服。⑤**干咳、音哑、咽喉肿痛**：木蝴蝶、甘草各6克，胖大海9克，蝉蜕3克，冰糖适量，水煎服。

使用注意

本品苦寒，脾胃虚弱者慎用。

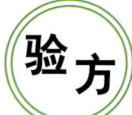

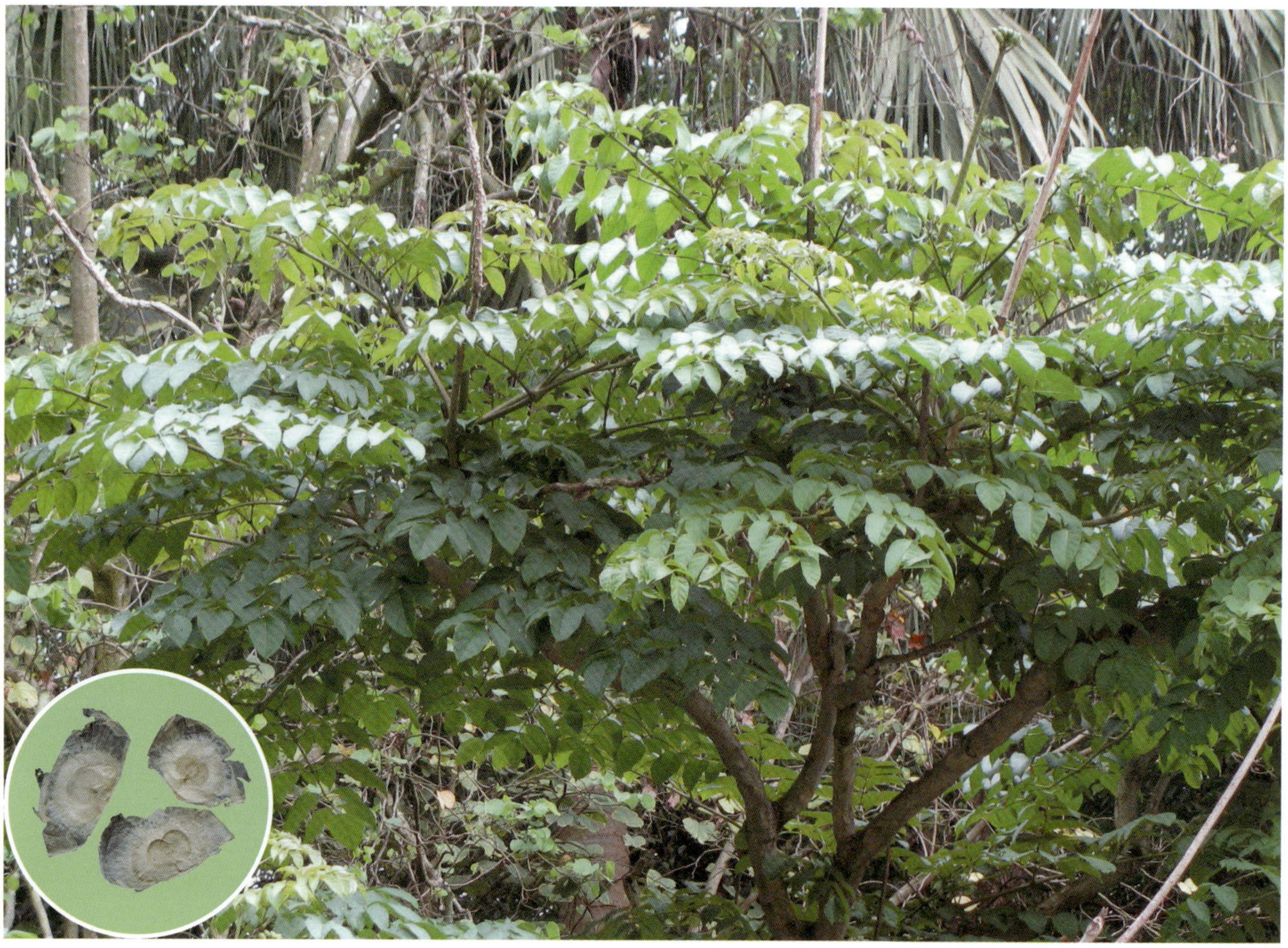

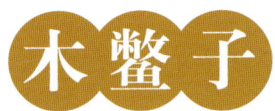

木鳖子

- **别名** 木鳖、漏苓子、糯饭果、藤桐子、番木鳖。
- **来源** 本品为葫芦科植物木鳖 Momordica cochinchinensis (Lour.) Spreng. 的干燥成熟种子。

【形态特征】叶互生，圆形至阔卵形，长7～14厘米，通常3浅裂或深裂，裂片略呈卵形或长卵形，全缘或具微齿，基部近心形，先端急尖，上面光滑，下面密生小乳突，3出掌状网脉；叶柄长5～10厘米，具纵棱，在中部或近叶片处具2～5腺体。花单性，雌雄同株，单生叶腋，花梗细长，每花具1片大型苞片，黄绿色；雄花：萼片5，革质，粗糙，卵状披针形，基部连合，花瓣5，浅黄色，基部连合，雄蕊5，愈合成3体；雌花：萼片线状披针形，花冠与雄花相似，子房下位。瓠果椭圆形，成熟后红色，肉质，外被软质刺针，种子略呈扁圆形或近椭圆形，边缘四周具不规则的突起，呈龟板状，灰棕色。

【生境分布】生长于山坡、林缘，土层较深厚的地方。分布广西、四川、湖北、河南、安徽、浙江、福建、广东、贵州、云南等地。

【采收加工】9～11月果实成熟时采摘，剖开果实，晒至半干，剥取种子；或装入盆钵内，待果皮近于腐败时将果皮弄烂，用清水淘洗，除去瓤肉及外膜，取出种子，晒干或烘干。

【性味归经】苦、微甘，凉；有毒。归肝、脾、胃经。

【功能主治】散结消肿，攻毒疗疮。用于疮疡肿毒，乳痈，瘰疬，痔瘘，干癣，秃疮，风湿痹痛，筋脉拘挛。

【用量用法】内服：0.9～1.2克，多入丸、散，亦可煎服。外用：适量，研末，用油或醋调搽患处。

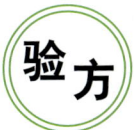

①**痔疮**：木鳖子、荆芥、朴硝各等份，上药煎汤，入于瓶内，熏后，汤温洗之。 ②**血管瘤**：鲜木鳖子适量，去壳研如泥，以醋调敷患处，每日3～5次。

使用注意

孕妇慎用。

食疗药膳

● **煨甘遂猪肾**

原料：木鳖子2枚，甘遂5克，猪肾1个。

制法：将甘遂、木鳖子（去壳）为细末；猪腰去膜，切片。以药末1克拌和猪腰片，湿纸包裹，煨熟。

用法：空腹食之，米饮送下。每日1次，得畅泻后，喝粥2～3日调养。

功效：逐水，利尿，退肿。

适用：水肿。

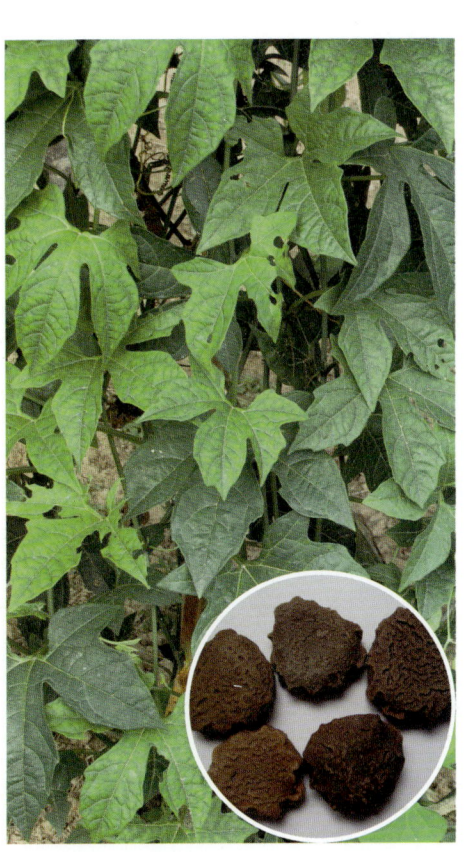

五加皮

- **别名** 五谷皮、南五加皮、红五加皮。
- **来源** 本品为五加科落叶小灌木细柱五加 Acanthopanax gracilistylus W.W.Smith 的干燥根皮。

【形态特征】落叶灌木，高2～3米，枝呈灰褐色，无刺或在叶柄部单生扁平刺。掌状复叶互生，在短枝上簇生，小叶5，稀3～4，中央一片最大，倒卵形或披针形，长3～8厘米，宽1～3.5厘米，边缘有钝细锯齿，上面无毛或沿脉被疏毛，下面腋脉有簇毛。伞形花序单生长于叶腋或短枝上，总花梗长2～6厘米，花小，黄绿色，萼齿、花瓣及雄蕊均为5数。子房下位，2室，花柱2，丝状分离。浆果近球形，侧扁，熟时黑色。

【生境分布】生长于路边、林缘或灌丛中。主产于湖北、河南、辽宁、安徽等地。

【采收加工】夏、秋季采挖。剥取根皮，洗净切厚片，晒干生用。

【性味归经】辛、苦，温。归肝、肾经。

【功能主治】祛风除湿，补益肝肾，强筋壮骨，利水消肿。用于风湿痹病，筋骨痿软，腰膝疼痛，小儿行迟，体虚乏力，水肿，脚气，跌打损伤，阴下湿痒。

【用量用法】内服：5～10克，煎服；或入酒剂。外用：适量。

验方

①腰脊脚膝筋骨弱而行迟：五加皮为末，粥引调下，每次3克，每日3次。②腰痛：五加皮、杜仲（炒）各等份，为末，酒糊丸，如梧桐子大，每次30丸，温酒下。③风寒湿引起的腰腿痛：五加皮100克，当归、川牛膝各50克，白酒1000毫升，诸药切碎浸酒中。7日后可服用，每次15毫升，每日2次。④水肿、小便不利：五加皮、大腹皮、陈皮、茯苓皮、生姜皮各9克，水煎服。⑤阴囊水肿：五加皮9克，仙人头30克，水煎服。

使用注意

阴虚火旺者慎用。

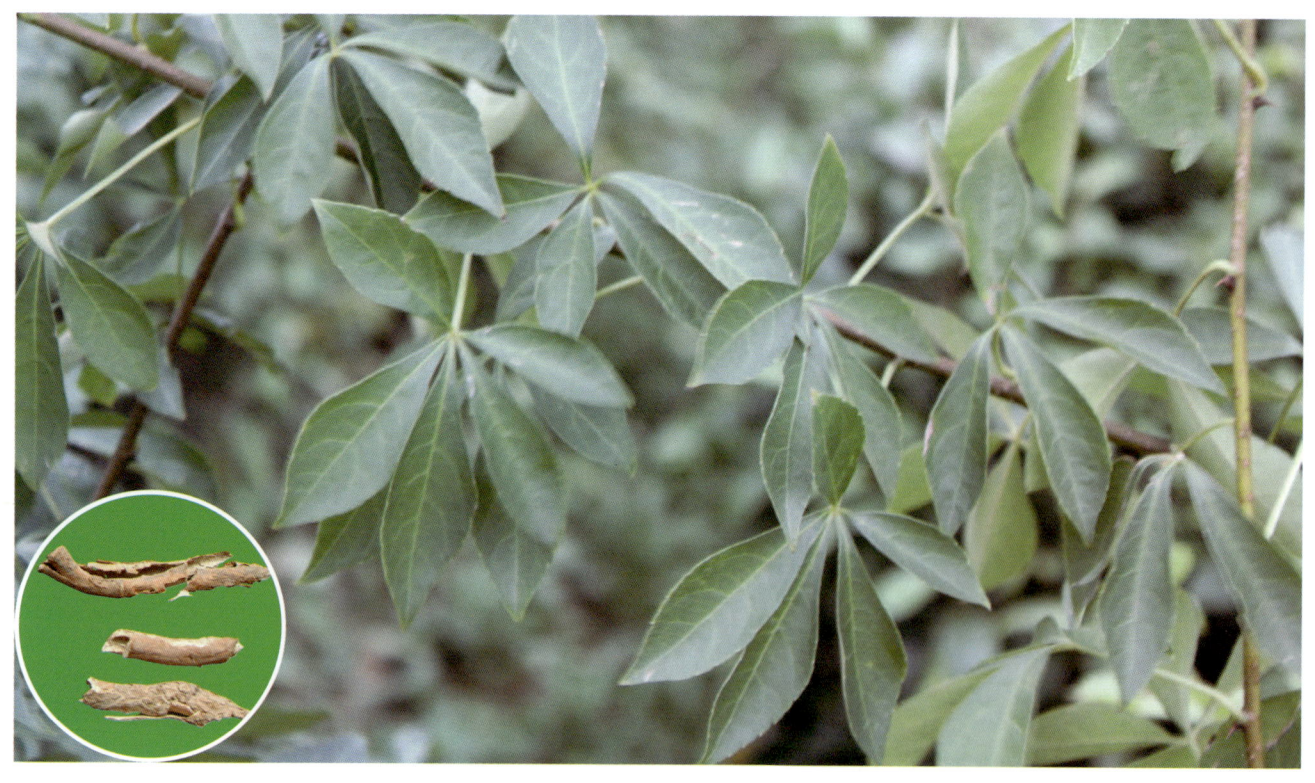

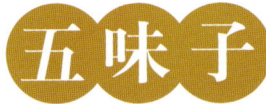

- **别名** 玄及、会及、五味、五梅子、北五味、南五味、南五味子、北五味子、华中五味子。
- **来源** 本品为木兰科多年生落叶木质藤本植物五味子 Schisandra chinensis (Turcz.) Baill. 的干燥成熟果实。

【形态特征】落叶木质藤本，长达8米。茎皮灰褐色，皮孔明显，小枝褐色，稍具棱角。叶互生，柄细长；叶片薄而带膜质；卵形、阔倒卵形以至阔椭圆形，长5～11厘米，宽3～7厘米，先端尖，基部楔形、阔楔形至圆形，边缘有小齿牙，上面绿色，下面淡黄色，有芳香。花单性，雌雄异株；雄花具长梗，花被6～9，椭圆形，雄蕊5，基部合生；雌花花被6～9，雌蕊多数，螺旋状排列在花托上，子房倒梨形，无花柱，受粉后花托逐渐延长成穗状。浆果球形，直径5～7毫米，成熟时呈深红色，内含种子1～2枚。花期5～7月，果期8～9月。

【生境分布】生长于半阴阴湿的山沟、灌木丛中。北五味子为传统使用的正品。分布于东北、内蒙古、河北、山西等地。南五味子多产于长江流域以南及西南地区。

【采收加工】秋季果实成熟时采收，拣去枝梗，晒干。备用。

【性味归经】酸、甘，温。归肺、心、肾经。

【功能主治】收敛固涩，益气生津，补肾宁心。用于久嗽虚喘，久泻不止，梦遗滑精，遗尿尿频，自汗盗汗，津伤口渴，内热消渴，胸中烦热，心悸失眠。

【用量用法】内服：2～6克，煎服；或研末服每次1～3克。

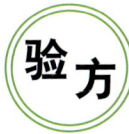

①**肾虚遗精、滑精、虚羸少气：** 五味子250克，加水适量，煎熬取汁，浓缩成稀膏，加适量蜂蜜，以小火煎沸，待冷备用。每次服1～2匙，空腹时沸水冲服。②**失眠：** 五味子6克，丹参15克，远志3克，水煎服，午休及晚上睡前各服1次。③**耳源性眩晕：** 五味子、山药、当归、枣仁各10克，桂圆肉15克，水煎2次，取汁40毫升，分早、晚2次服。

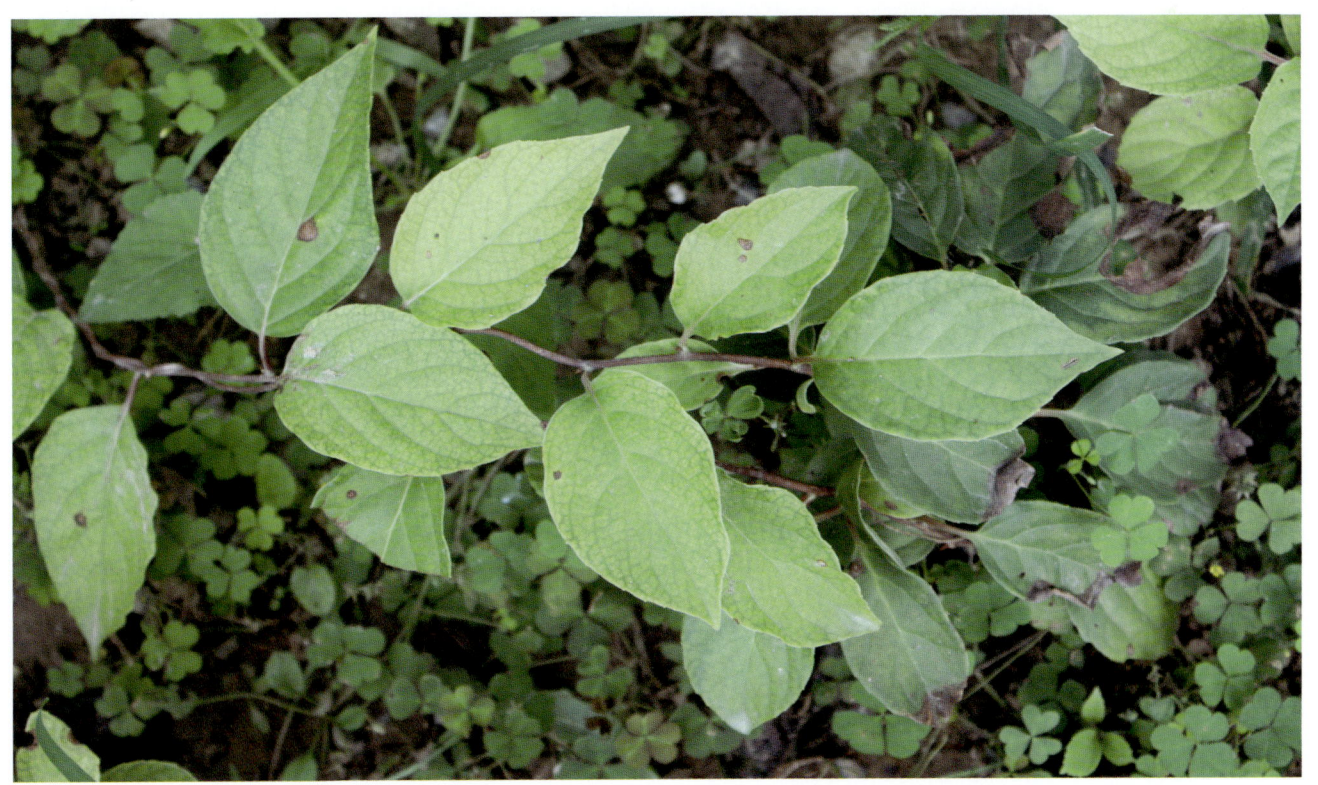

食疗药膳

●五味子参枣茶

原料：五味子30克，人参9克，大枣10枚，红糖适量。
制法：将以上几味加水共煮。取药汁加红糖适量。
用法：代茶频饮，每日1剂。
功效：益气固脱。
适用：血虚气脱型产后血晕。

使用注意

本品酸涩收敛，凡新病、实邪者不宜用。

●五味核桃酒

原料：五味子250克，核桃仁100克，白酒2500毫升。
制法：将五味子同核桃仁一同放入酒坛，倒入白酒，密封坛口，每日摇晃3次，浸泡15日后即成。
用法：每日3次，每次10毫升。
功效：敛肺滋肾，涩精安神。
适用：健忘、失眠、头晕、心悸、倦怠乏力、烦躁等。

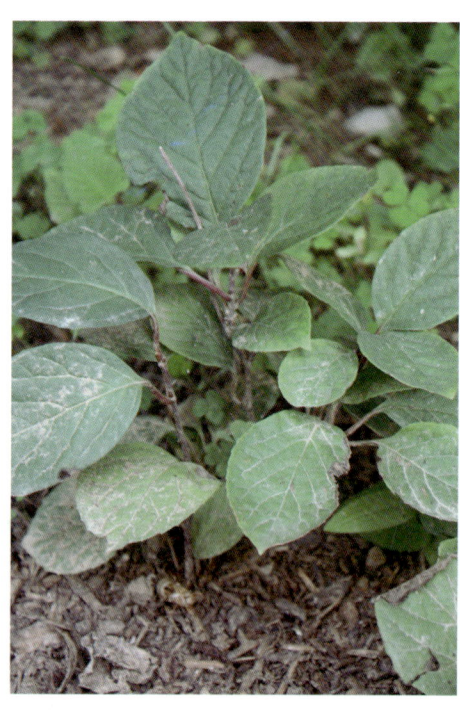
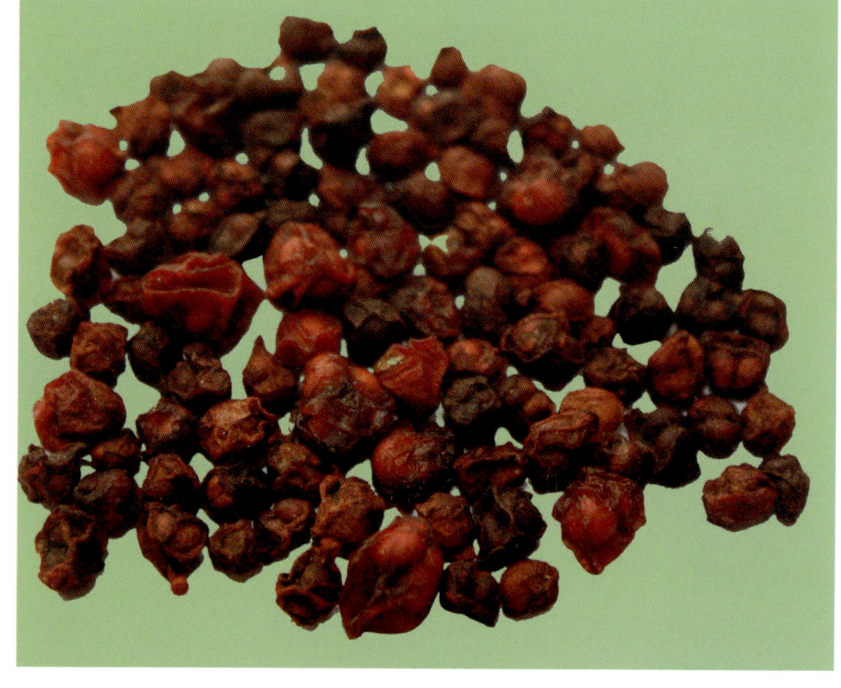

五倍子

- **别名** 角倍、肤杨树、盐肤子、盐酸白、五倍柴。
- **来源** 本品为漆树科落叶灌木或小乔木植物盐肤木Rhus chinensis Mill.、青麸杨或红麸杨叶上寄生的虫瘿。主要由五倍蚜而形成。角倍蚜的虫瘿，称为"角倍"，倍蛋蚜的虫瘿，称为"肚倍"。

【形态特征】角倍蚜：成虫有有翅型及无翅型两种。有翅成虫均为雌虫，全体灰黑色，长约2毫米，头部触角5节，第3节最长，感觉芽分界明显，缺缘毛。翅2对，透明，前翅长约3毫米，痣纹长镰状。足3对。腹部略呈圆锥形。无翅成虫，雄者色绿，雌者色褐，口器退化。倍蛋蚜：形态及生活史与上种相似，唯秋季迁移蚜的触角，第3节较第5节略短，感觉芽境界不明；虫瘿蛋形。寄主植物为青麸杨及红麸杨。

【生境分布】生长于向阳的山坡。分布除东北、西北外，大部分地区均有，分布于四川。

【采收加工】5～6月间采收肚倍，9～10月采收角倍，如采收过时，虫瘿开裂，则影响质量。采得后，入沸水中煮3～5分钟，将内部仔虫杀死，晒干或阴干。

【性味归经】酸、涩，寒。归肺、大肠、肾经。

【功能主治】敛肺降火，涩肠止泻，敛汗，止血，收湿敛疮。用于肺虚久咳，肺热痰嗽，久泻久痢，自汗盗汗，消渴，便血痔血，脱肛，遗精，白浊，外伤出血，痈肿疮毒，皮肤湿烂。

【用量用法】内服：3～6克，煎服；或入丸、散剂，每次1～1.5克。外用：适量。

验方

①**癣疮**：五倍子（去虫）、白矾（烧过）各等份，为末，搽之，干则油调。②**行经流涎**：五倍子12克，麦芽10克，水煎服。③**盗汗**：五倍子、荞面各适量，共研为末，水和作饼，煨熟，晚上当点心吃2～3个。

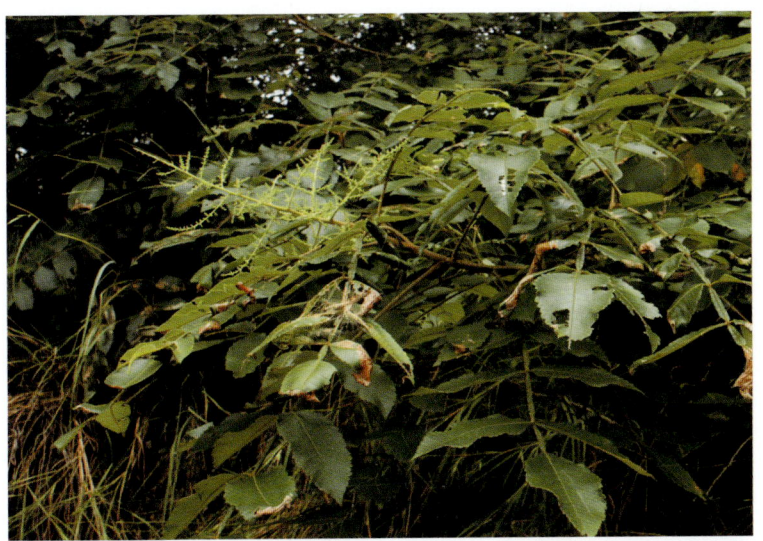

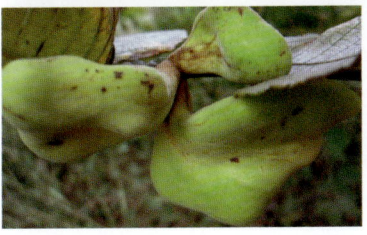

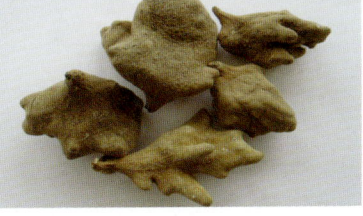

使用注意

湿热泻痢者忌用。

食疗药膳

● **五倍子绿茶**

原料：五倍子500克，绿茶30克，醪糟120克。

制法：五倍子捣碎，研末，与余药同拌匀，做成10克重的块饼，待发酵至表面长白霜时晒干，贮于干燥处。

用法：白开水冲泡代茶饮。

功效：祛痰止咳。

适用：久咳痰多。

太子参

- **别名** 童参、米参、孩儿参、双批七、四叶参。
- **来源** 本品为石竹科植物孩儿参 Pseudostellaria heterophylla（Miq.）Pax ex Pax et Hoffm. 的干燥块根。

【形态特征】多年生草本，块根纺锤形，茎多单生直立，节部膨大。叶对生，下部的叶片窄小，长倒披针形，叶基渐狭，叶基渐狭，全缘；上部的叶片较大，卵状披针形或菱状卵形，叶基渐狭成楔形，叶缘微波状，茎顶端两对叶稍密集，叶大，呈十字形排列。花两型，茎下部腋生小的闭锁花，五花瓣；茎端的花大型，披针形。蒴果近球形。

【生境分布】生长于林下富腐殖质的深厚土壤中。分布于江苏、安徽、山东等地。

【采收加工】大暑前后采挖，过迟则易腐烂。洗净泥土，晒干；或入篓内，置开水中撩一下（3～5分钟）取出晒干。当支根已干，主根尚润时，搓去细小支根。

【性味归经】甘、微苦。平。归脾、肺经。

【功能主治】益气健脾，生津润肺。用于脾虚体倦，食欲不振，病后虚弱，气阴不足，自汗口渴，心悸怔忡，肺燥干咳。

【用量用法】内服：9～30克，煎服。

验方

①**病后气血亏虚、神疲乏力**：太子参15克，黄芪12克，五味子3克，炒白扁豆9克，大枣4枚，水煎代茶饮。②**脾虚便溏、饮食减少**：太子参12克，白术、茯苓各9克，陈皮、甘草各6克，水煎服。③**神经衰弱、失眠**：太子参15克，当归、远志、酸枣仁、炙甘草各9克，水煎服。④**祛瘀消癥**：太子参、桃仁、黄芪、郁金、丹参、凌霄花、制香附、八月札各9克，炙鳖甲12克，全蝎6克，水煎服，每日1剂。

食疗药膳

●茭白太子参炒鳝丝

原料：茭白、鳝鱼丝各150克，土豆50克，太子参、生地各10克，生姜5克，调味品适量。

制法：太子参、生地水煎半小时去渣取汁；茭白、土豆洗净，切丝，放入豆油锅内煸炒，倒入药汁，煮熟起出待用；生姜切丝与鳝丝共炒，放入黄酒、土豆、茭白同炒至熟，调入盐、味精后服食。

用法：每周3剂，连续7～10周。

功效：补虚疗损。

适用：小儿反复呼吸道感染时低热、咳嗽、纳差食少等。

使用注意

邪实之证慎用。

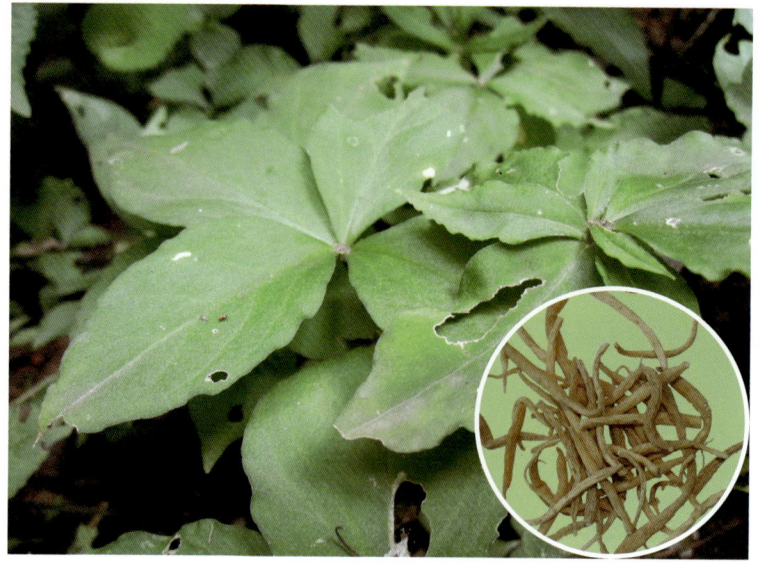

车前子

- **别名** 车前实、蛤蟆衣子、凤眼前仁、猪耳朵穗子。
- **来源** 本品为车前科植物车前Plantago asiatica L.或平车前的干燥成熟种子。

【形态特征】叶丛生，直立或展开，方卵形或宽卵形，长4~12厘米，宽4~9厘米，全缘或有不规则波状浅齿，弧形脉。花茎长20~45厘米，顶生穗状花序。蒴果卵状圆锥形，周裂。

【生境分布】生长于山野、路旁、沟旁及河边。分布于全国各地。

【采收加工】秋季果实成熟时，割取果穗，晒干后搓出种子，筛去果壳杂质。

【性味归经】甘，寒。归肝、肾、肺、小肠经。

【功能主治】清热利尿通淋，渗湿止泻，明目，祛痰。用于热淋涩痛，淋浊带下，水肿胀满，暑湿泄泻，目赤肿痛，痰热咳嗽。

【用量用法】内服：9~15克，煎服，宜布包煎。

验方 ①尿血、尿痛（热性病引起的）：车前子晒干为末，每次10克，车前叶煎汤下。②阴下痒痛：车前子煮汁频洗。③风热目暗、涩痛：车前子、黄连各50克，为末，饭后用温酒服5克，每日2次。④白带多、腹泻：车前子30克，用纱布包裹煎煮半小时后取出，再加粳米60克，茯苓粉30克同煮成粥，食用即可。⑤寒湿泻：车前子20克，藿香、炮姜各10克，水煎服。

食疗药膳

● **车前子粥**

原料：车前子60克，青粱米100克。

制法：先将车前子绵裹煮汁，入青粱米煮粥食。

用法：不拘多少，适量。

功效：益气，清热，利小便，明目。

适用：老人淋病、身体热甚等。

使用注意

内伤劳倦、阳气下陷、肾虚精滑、内无湿热者慎服。

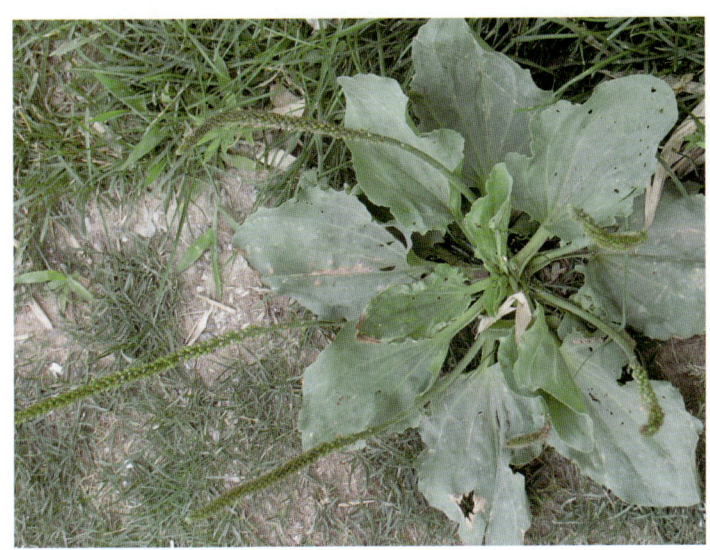
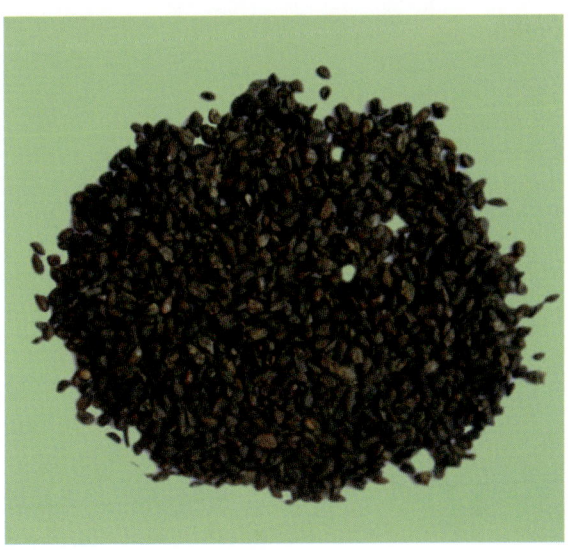

车前草

- **别名** 车轮菜、猪肚菜、灰盆草、车轱辘菜。
- **来源** 本品为车前科植物车前 *Plantago asiatica* L. 或平车前的干燥全草。

【**形态特征**】属多年生草本，连花茎高达50厘米，具须根。叶根生，具长柄，几与叶片等长或长于叶片，基部扩大；叶片车前子卵形或椭圆形，长4～12厘米，宽2～7厘米，先端尖或钝，基部狭窄成长柄，全缘或呈不规则波状浅齿，通常有5～7条弧形脉。花茎数个，高12～50厘米，具棱角，有疏毛；穗状花序为花茎的2/5～1/2；花淡绿色，每花有宿存苞片1枚，三角形；花萼4，基部稍合生，椭圆形或卵圆形，宿存；花冠小，胶质，花冠管卵形，先端4裂，裂片三角形，向外反卷；雄蕊4，着生在花冠筒近基部处，与花冠裂片互生，花药长圆形，2室，先端有三角形突出物，花丝线形；雌蕊1，子房上位，卵圆形，2室（假4室），花柱1，线形，有毛。蒴果卵状圆锥形，成熟后约在下方2/5处周裂，下方2/5宿存。种子4～8枚或9枚，近椭圆形，黑褐色。花期6～9月。果期7～10月。

【**生境分布**】生长在山野、路旁、花圃、菜圃以及池塘、河边等地。分布中国各地。

【**采收加工**】播种第2年秋季采收，挖起全株，洗净泥沙，晒干或鲜用。

【**性味归经**】甘，寒。归肝、肾、肺、小肠经。

【**功能主治**】清热利尿通淋，祛痰，凉血，解毒。用于热淋涩痛，水肿尿少，淋浊带下，暑湿泄泻，痰热咳嗽，吐血衄血，肝热目赤，咽喉肿痛，痈肿疮毒。

【**用量用法**】内服：9～30克，鲜品30～60克煎服；或捣汁服。外用：适量，煎水洗、捣烂敷或绞汁搽。

验方 ①**小便不通**：车前草500克，水3000毫升，煎取1500毫升，分3服。②**尿血（热性病引起的）**：鲜车前草捣汁500毫升升，空腹服。③**热痢不止**：车前草叶捣汁，入蜜100毫升，煎温服。④**水肿、结肠炎、湿泻**：鲜车前草150克，煎汤服，每日1剂。⑤**百日咳、急慢性气管炎**：车前草60克，水煎服。⑥**外伤出血**：车前草适量，捣烂敷患处。

使用注意

凡内伤劳倦，阳气下陷，肾虚精滑及内无湿热者，慎服。

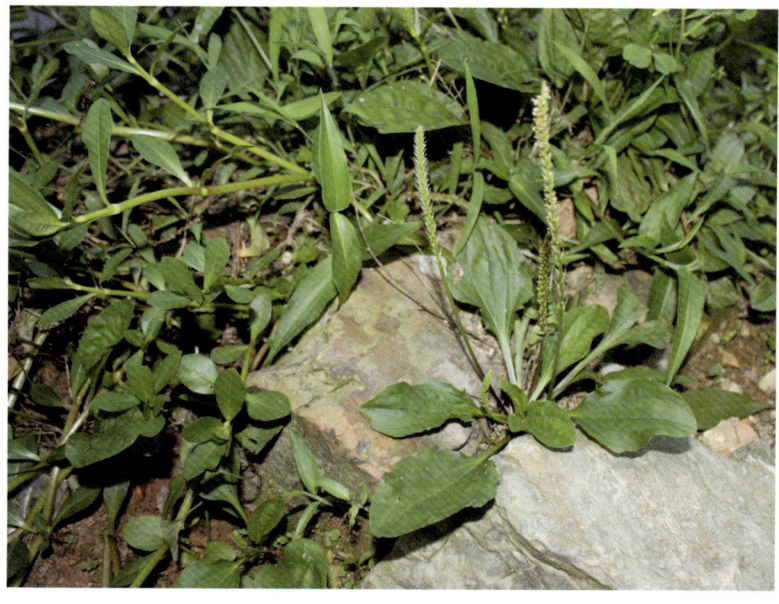
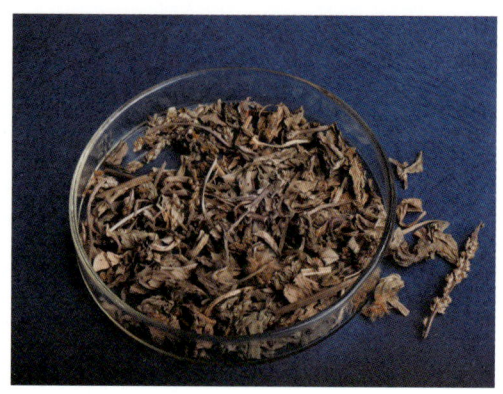

瓦松

- **别名** 瓦花、瓦玉、屋松、岩笋、塔松、瓦霜、向天草、昨叶荷草。
- **来源** 本品为景天科多年生肉质草本植物瓦松 Orostachys fimbriata（Turcz.）Berg. 的干燥地上部分。

【形态特征】为多年生肉质草本，高10～40厘米。茎略斜伸，全体粉绿色。基部叶成紧密的莲座状，线形至倒披针形，长2～3厘米，绿色带紫，或具白粉，边缘有流苏状的软骨片和1针状尖刺。茎上叶线形至倒卵形，长尖。花梗分枝，侧生长于茎上，密被线形或为长倒披针形苞叶，花成顶生肥大穗状的圆锥花序，幼嫩植株上则排列疏散，呈伞房状圆锥花序；花萼与花瓣通常均为5片，罕为4片；萼片卵圆形或长圆形，基部稍合生；花瓣淡红色，膜质，长卵状披针形或长椭圆形；雄蕊10，几与花瓣等长；雌蕊为离生的5心皮组成，花柱与雄蕊等长。蓇葖果。花期7～9月，果期8～10月。

【生境分布】生长于屋顶、墙头及石上。全国各地均有分布。

【采收加工】夏、秋季采收，将全株连根拔起，除去根及杂质，晒干。

【性味归经】酸、苦，凉。归肝、肺、脾经。

【功能主治】凉血止血，解毒，敛疮。用于血痢，便血，痔血，吐血，鼻衄，湿疹，痈毒，疔疮，疮口久不愈合。

【用量用法】内服：3～9克，煎服，捣汁或入丸剂。外用：适量，捣敷、煎水熏洗或烧存性研末调敷。

验方

①**痔疮**：鲜瓦松适量，煎水熏洗患处。②**唇裂生疮**：瓦松花、生姜各适量，入盐少许捣搽。③**火淋，白浊**：瓦松适量，熬水兑白糖服。④**牙龈肿痛**：瓦松花、白矾各等份，水煎漱之。⑤**湿疹**：瓦松（晒干），烧灰研末，合茶油调抹。⑥**疟疾**：鲜瓦花15克，烧酒50毫升，隔水炖汁，于早晨空腹时服，连服1～3剂。⑦**小便沙淋**：瓦松煎浓汤，趁热熏洗少腹。⑧**疮疡疔疖**：瓦松适量，加盐少许，共捣烂，遍敷患部，每日2次。⑨**肺炎**：鲜瓦松，每次120～200克，用冷开水洗净，擂烂绞汁，稍加热内服，每日2次。

使用注意

脾胃虚寒者忌用。

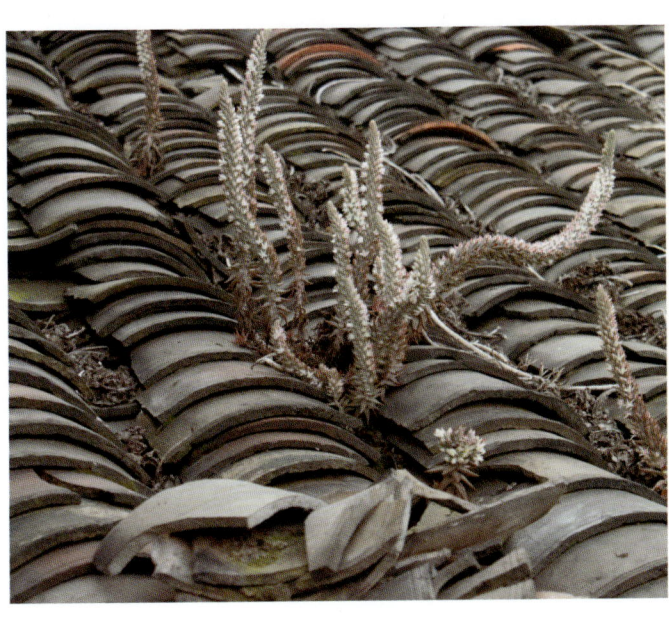
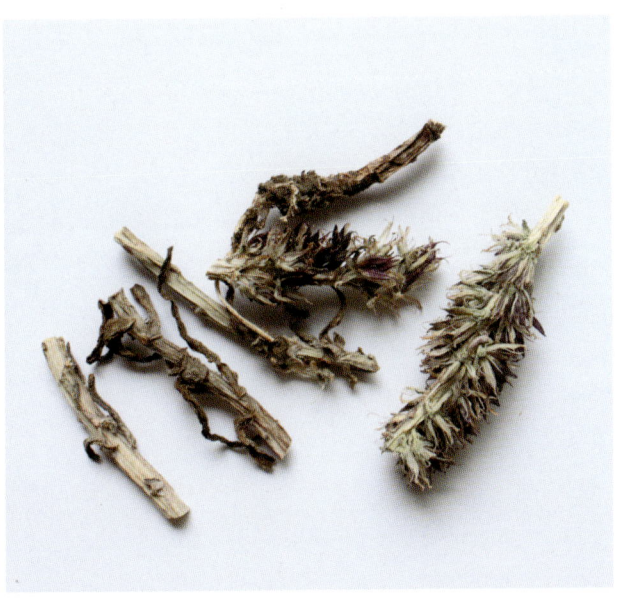

瓦楞子

- **别名** 蛤壳、瓦屋子、蜡子壳、瓦垄子、花蚬壳、瓦垄蛤皮、血蛤皮、毛蚶皮。
- **来源** 本品为软体动物蚶科毛蚶 Arca subcrenata Lischke、泥蚶或魁蚶的贝壳。

【形态特征】毛蚶：成体壳长4~5厘米，壳面膨胀呈卵圆形，两壳不等，壳顶突出而内卷且偏于前方；壳面放射肋30~44条，肋上显出方形小结节；铰合部平直，有齿约50枚；壳面白色，被有褐色绒毛状表皮。泥蚶：贝壳极坚厚，卵圆形。两壳相等，极膨胀，尖端向内卷曲。韧带面宽、角质、有排列整齐的纵纹。壳表放射肋发达，肋上具颗粒状结节，故又名粒蚶。壳石灰白色，生长线明显。壳内面灰白色，无珍珠质层。铰合部直，具细而密的片状小齿。前闭壳肌痕呈三角形，后闭壳肌痕呈四方形。泥蚶血液中含有泥蚶血红素，呈红色，因而又称血蚶。魁蚶：大型蚶，壳高达8厘米，长9厘米，宽8厘米。壳质坚实且厚，斜卵圆形，极膨胀。左右两壳近相等。背缘直，两侧呈钝角，前端及腹面边缘圆，后端延伸。壳面有放射肋42~48条，以43条者居多。放射肋较扁平，无明显结节或突起。同心生长轮脉在腹缘略呈鳞片状。壳面白色，被棕色绒毛状壳皮，有的肋沟呈黑褐色。壳内面灰白色，其壳缘有毛、边缘具齿。铰合部直，铰合齿约70枚。

【生境分布】毛蚶生活于浅海泥沙底，尤其喜在有淡水流入的河口附近。泥蚶生活于浅海软泥滩中。魁蚶生活于潮下带5米至10~30米深的软泥或泥沙质海底。产于各地沿海地区。

【采收加工】秋、冬至次年春捕捞，洗净，置沸水中略煮，去肉，干燥。

【性味归经】咸，平。归肺、胃、肝经。

【功能主治】消痰化瘀，软坚散结，制酸止痛。用于顽痰胶结，黏稠难咯，瘿瘤，瘰疬，乳癖，痰核，癥瘕痞块，胃痛泛酸。

【用量用法】内服：9~15克，煎服，宜先煎、久煎；或研末服每次1~3克。

验方

①**胃及十二指肠溃疡**：瓦楞子（煅）150克，甘草30克，共研细末，每次10克，每日3次，饭前服；或每次20克，于节律性疼痛发作前20分钟服药。②**淋巴结核**：生瓦楞子、生牡蛎各30克，香附、昆布、象贝、海藻、当归、夏枯草、浮海石各10克，柴胡、陈皮、川芎各5克，水煎服。③**肺癌胸痛**：生瓦楞（先煎）60克，冬瓜仁、半边莲、白花蛇舌草各30克，麦冬、瓜蒌、北沙参、葶苈子、太子参各15克，杏仁、生甘草、野百合各10克，水煎服。④**甲状腺腺瘤和囊肿**：瓦楞子、海浮石、夏枯草各30克，生黄芪、石见穿各20克，西党参15克，白芍、香附、玄参、炙僵蚕各10克，水煎服。

使用注意

无瘀血痰积者勿用。

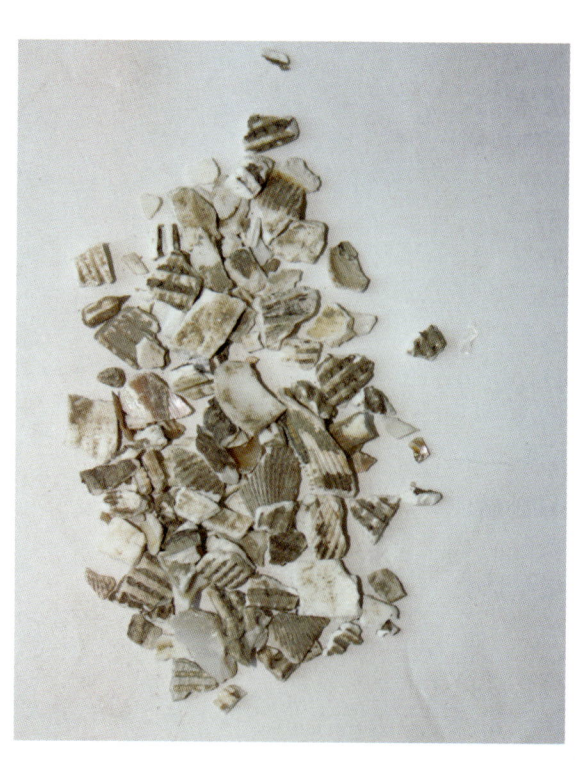

牛黄

- **别名** 西黄、丑宝。
- **来源** 本品为牛科动物牛 *Bos taurus domesticus* Gmelin 干燥的胆结石。

【形态特征】 牛：体长1.5~2米，体重一般在250千克左右。体格强壮结实，头大，额广，鼻阔，口大。上唇上部有2个大鼻孔，其间皮肤硬而光滑，无毛，称为鼻镜。眼、耳都很大。头上有角1对，左右分开，角之长短、大小随品种而异，弯曲，无分枝，中空，内有骨质角髓。四肢匀称。4趾，均有蹄甲，其后方2趾不着地，称悬蹄。尾端具丛毛。毛色大部为黄色，无杂毛掺混。

【生境分布】 主产我国西北、东北及河北等地。国外产于南美洲（金山牛黄）及印度（印度牛黄）等地。由牛胆汁或猪胆汁经提取加工而制成者称人工牛黄。近年又试对活牛进行手术方法培育天然牛黄，即在牛胆囊内埋置黄核，注入非致病性大肠杆菌，使胆汁中成分在黄核上沉淀附着，形成结石，称人工天然牛黄。

【采收加工】 宰牛时，如发现胆囊、胆管或肝胆管中有牛黄，应立即滤去胆汁，将牛黄取出，除去外部薄膜，置阴凉处阴干，切忌风吹、日晒或火烘，以防破裂或变色。

【性味归经】 甘，凉。归心、肝经。

【功能主治】 清心，豁痰，开窍，凉肝，息风，解毒。用于热病神昏，中风痰迷，惊痫抽搐，癫痫发狂，咽喉肿痛，口舌生疮，痈肿疔疮。

【用量用法】 内服：0.15~0.35克，多入丸散用。外用：适量，研末敷患处。

验方

①**冠心病**：牛黄、熊胆、麝香、珍珠等药组成的活心丸，每次1丸，每日2次，2周为1个疗程。②**小儿高热惊厥**：以牛黄、麝香为主组成的牛黄千金散，用灯心草、薄荷、金银花煎汤冲服，每次0.3克。③**新生儿丹毒**：牛黄0.3克，绿豆衣0.5克，生甘草1.5克，双花3克，共为细末，均分包装，每日1包，分2次服，7日服完。④**皮肤感染性炎症**：选用牛黄醒消丸（牛黄、雄黄、麝香、乳香、没药），每次1.5~3克，每日1~2次，小儿减半。⑤**复发性口腔溃疡**：用以牛黄、青黛为主的犀青散，每日用0.3克，分3~4次局部外搽，3~5日为1个疗程。

使用注意

非实热证不宜用，孕妇慎用。

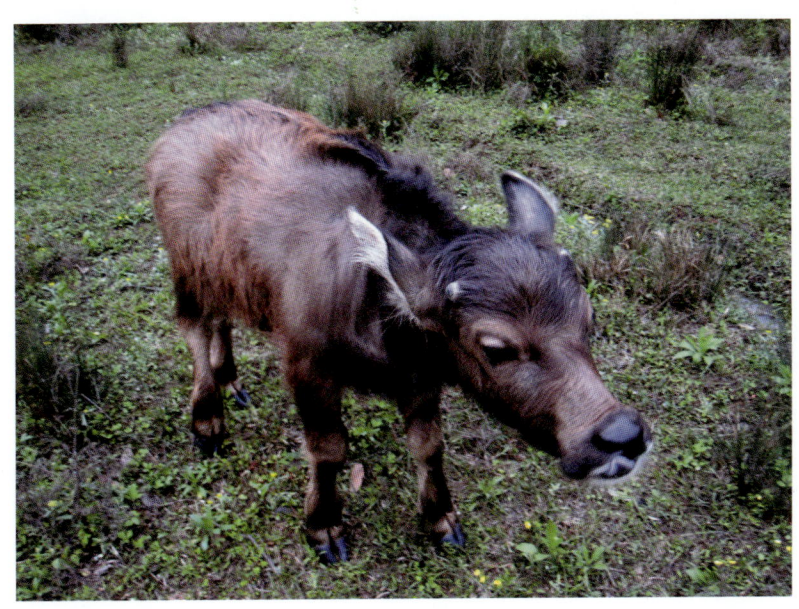

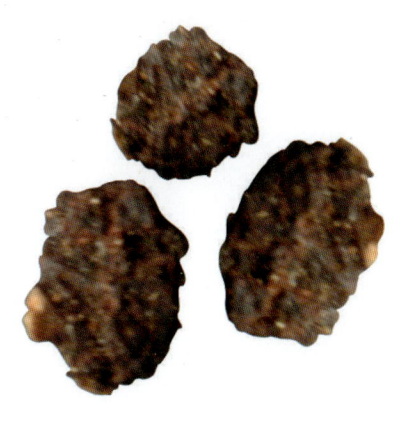

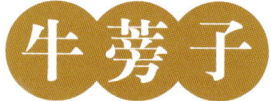

- **别名** 恶实、鼠粘子、毛然子、黍粘子、黑风子、大力子、毛锥子。
- **来源** 本品为菊科植物牛蒡 Arctium lappa L.的干燥成熟果实。

【形态特征】两年生大形草本，高1～2米，上部多分枝，带紫褐色，有纵条棱。根粗壮，肉质，圆锥形。基生叶大形，丛生，有长柄。茎生叶互生，有柄，叶片广卵形或心形，长30～50厘米，宽20～40厘米，边缘微波状或有细齿，基部心形，下面密布白色短柔毛。茎上部的叶逐渐变小。头状花序簇生长于茎顶或排列成伞房状，花序梗长3～7厘米，表面有浅沟，密生细毛；总苞球形，苞片多数，覆瓦状排列，披针形或线状披针形，先端延长成尖状，末端钩曲。花小，淡红色或红紫色，全为管状花，两性，聚药雄蕊5；子房下位，顶端圆盘状，着生短刚毛状冠毛，花柱细长，柱头2裂。瘦果长圆形，具纵棱，灰褐色，冠毛短刺状，淡黄棕色。

【生境分布】生长于沟谷林边、荒山草地中；有栽培。全国各地均产，主产区为河北、吉林、辽宁、黑龙江、浙江，其中尤以东北三省产量为大。

【采收加工】秋季果实成熟时采收果序，晒干，打下果实，除去杂质，再晒干。

【性味归经】辛、苦，寒。归肺、胃经。

【功能主治】疏散风热，宣肺透疹，解毒利咽。用于风热咳嗽，咽喉肿痛，麻疹，风疹，痄腮，丹毒，痈肿疮毒。

【用量用法】内服：6～12克，煎服。

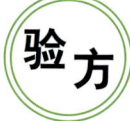

①**咽喉肿痛：** 牛蒡子、板蓝根、桔梗、薄荷、甘草各适量，水煎服。②**麻疹不透：** 牛蒡子、葛根各6克，蝉蜕、荆芥各3克，水煎服。③**痔疮：** 牛蒡根、漏芦根各适量，嫩猪大肠煮服。④**急性中耳炎：** 鲜牛蒡根捣烂榨汁滴耳，每日数次。

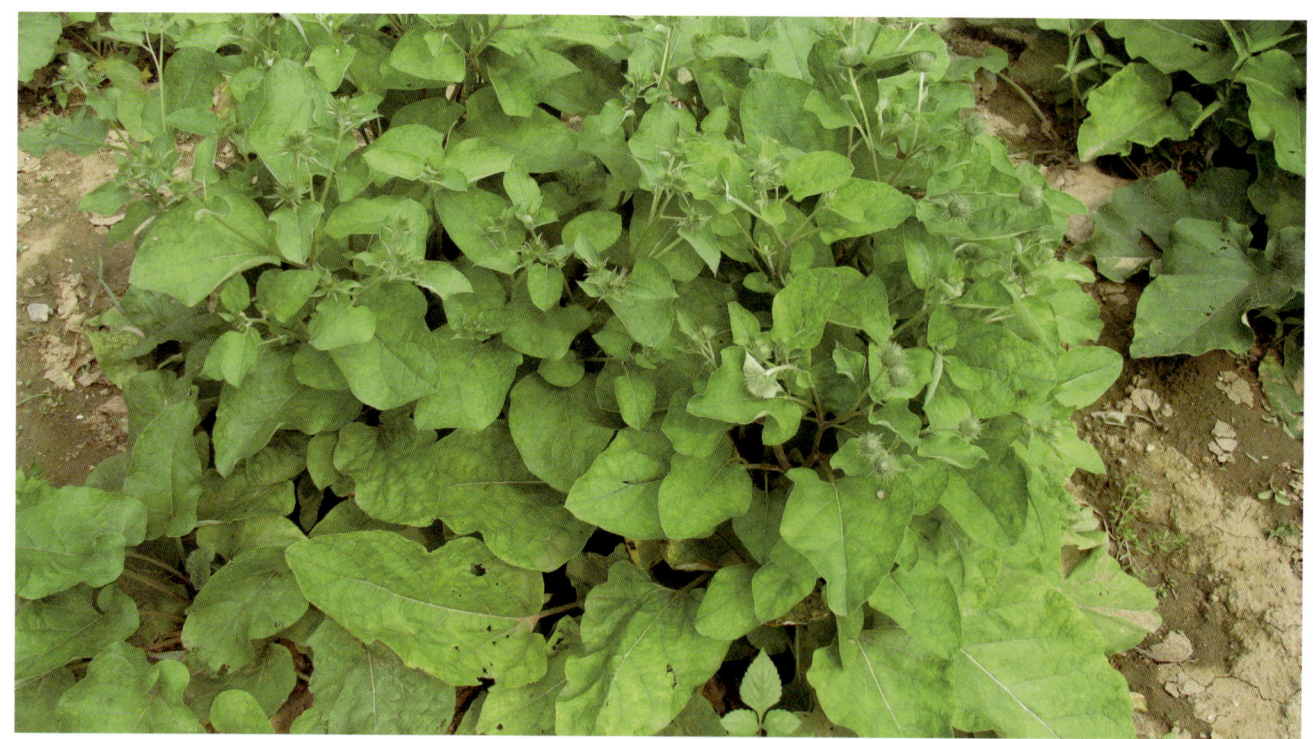

食疗药膳

●牛蒡酒

原料：牛蒡子15克，茵芋1.5克，茯苓、干姜各7.5克，川椒、大麻子、杜若各5克，石斛、枸杞子、牛膝、大豆、侧子各10克。

制法：上几味细锉，以生绢袋盛，纳瓷瓶中，以好酒1000毫升浸，密封7日后开瓶即用。

用法：每于食前，暖10毫升饮用。

功效：祛风除湿。

适用：风湿气，着于腰间疼痛、坐卧不安等。

使用注意

本品性寒滑肠，便溏者慎用。

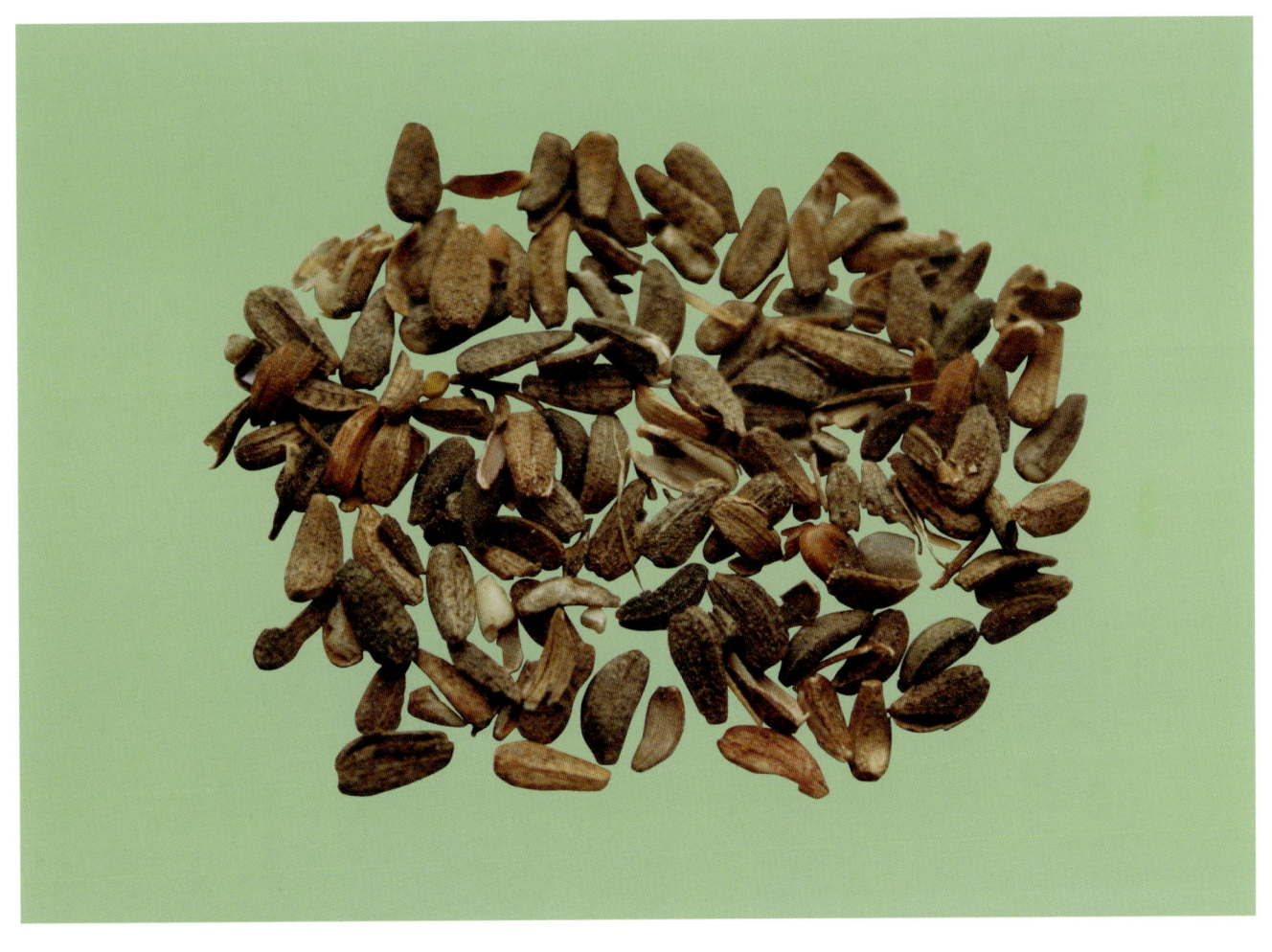

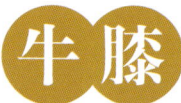 **牛膝**

- **别名** 牛茎、百倍、土牛膝、怀牛膝、淮牛膝、红牛膝。
- **来源** 本品为苋科植物牛膝 *Achyranthes bidentata* Bl. 的根。

【形态特征】一年生草本，高40～100厘米。茎方形，有棱角，节处稍膨大如牛的膝盖，节上有对生的分枝，叶为对生，叶片椭圆形或椭圆状披针形，两面有柔毛，全缘。穗状花序腋生兼顶生，花小，绿色，花下折，贴近花梗。果实长圆形，内有种子一枚，黄褐色。根细长，淡黄白色，花期8～9月，果期10月。

【生境分布】生长于海拔200～1750米的地区，常生长在山坡林下。分布于中国除东北外全国各地等地。

【采收加工】冬季茎叶枯萎后采挖根部。除去细根及泥土，理直根条，每十根扎成1把，晒至干皱后，用硫黄熏1～2次，削芦去尖，晒干。

【性味归经】苦、甘、酸，平。归肝、肾经。

【功能主治】逐瘀通经，补肝肾，强筋骨，利尿通淋，引血下行。用于经闭，痛经，产后腹痛，胞衣不下，腰膝酸痛，筋骨无力，下肢痿软，淋证，水肿，头痛，眩晕，牙痛，口疮，吐血，衄血，跌打损伤。

【用量用法】内服：5～12克，煎服；或浸酒；或入丸、散。外用：适量，捣敷；捣汁滴鼻；或研末撒入牙缝。

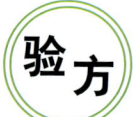 **验方**

①**血瘀闭经**：牛膝、红花、桃仁、香附、当归各9克，水煎服。②**尿道结石**：牛膝30克，乳香9克，水煎服，重症每6小时1剂，轻症每日1～2剂。③**功能性子宫出血**：牛膝30～45克，每日水煎顿服或分2次服。④**乳糜尿**：牛膝90～120克，芹菜种子45～60克，水煎2次混匀，分2～3次服。一般连用3～4剂。⑤**术后肠粘连**：牛膝、木瓜各50克，浸泡于500毫升白酒中，7日后饮用，每晚睡前饮用1次，以能耐受为度。

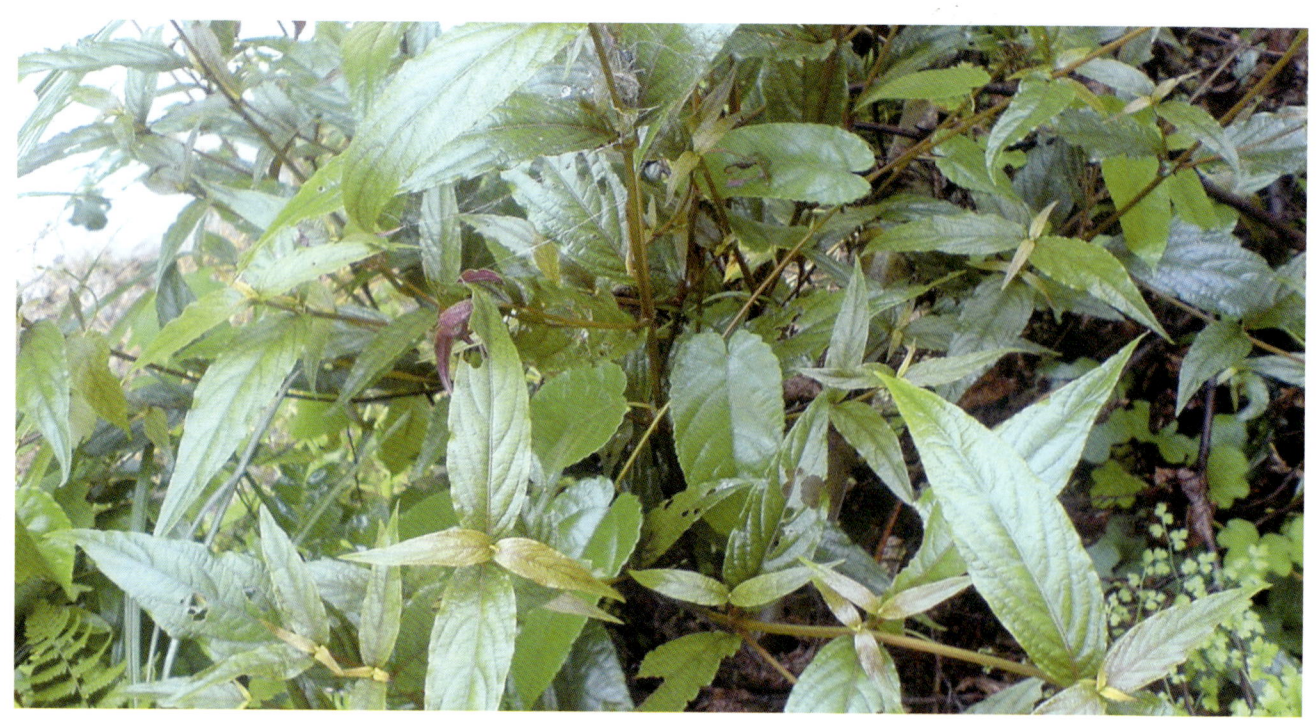

食疗药膳

●牛膝天门酒

原料：牛膝、秦艽、天门冬各37.5克，独活45克，肉桂、五加皮各30克，细辛、石楠叶、薏苡仁、附子、巴戟天、杜仲各15克，白酒5000毫升。

制法：将上药加工成粗末，装入纱布袋内，放入酒坛内，倒入白酒，浸泡14日即成。

用法：每日3次，每次30毫升。

功效：祛风湿，壮腰膝。

适用：关节疼痛遇寒加重、兼见肢节屈伸挛急、麻痹、步履无力的类风湿性关节炎。

●牛膝复方酒

原料：牛膝120克，杜仲、石斛、生地、丹参各60克。

制法：将五味共捣碎，一同放入瓷罐中，加入好白酒1500毫升浸泡，密封口，7日即成，去渣留酒备用。

用法：每次50毫升，每日2次。

功效：补阳壮骨，活血通络。

适用：关节不利、筋骨疼痛、肾虚腰痛等。

●利尿蛤蜊肉

原料：牛膝30克，蛤蜊肉250克，车前子、王不留行20克。

制法：蛤蜊肉洗净。把牛膝、车前子、王不留行装入纱布袋内。将上共入砂锅内，加清水适量，小火煎煮半小时，取出药袋。

用法：加少许调味品，吃蛤蜊肉、喝汤。每次1碗，2次吃完，连服5～7日。

功效：滋阴清热，软坚利水。

适用：肾阴不足、湿热内猪、前列腺肥大、小便淋漓涩痛、五心烦热等。

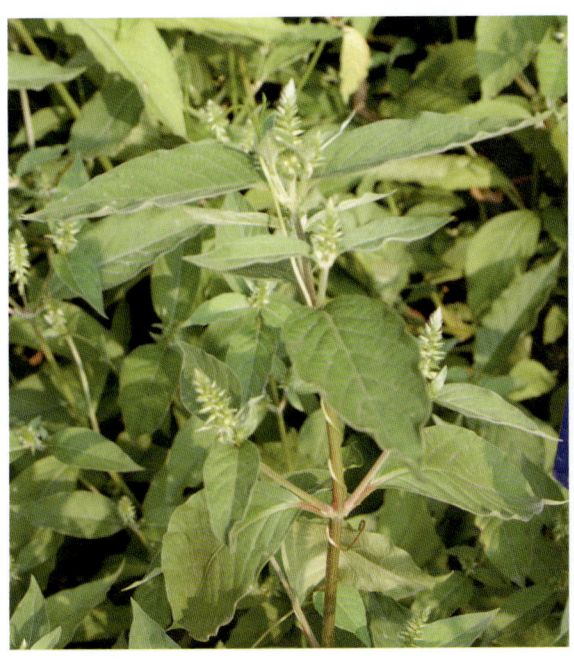

使用注意

孕妇慎用。

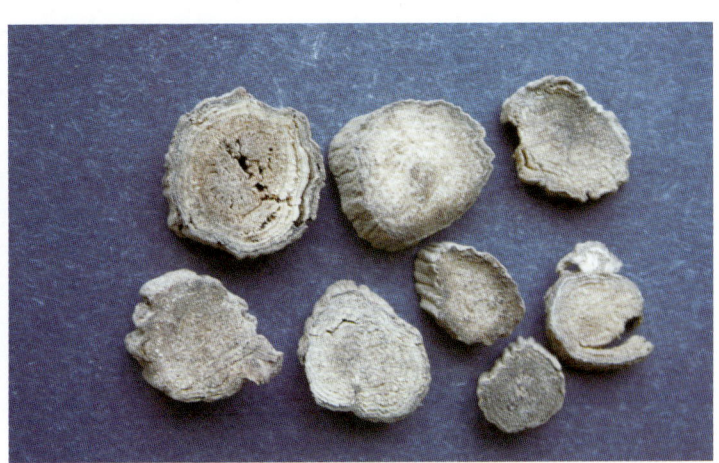

升麻

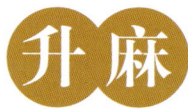

- **别名** 龙眼根、莽牛卡架、窟窿牙根。
- **来源** 本品为毛茛科植物大三叶升麻 *Cimicifuga heracleifolia* Kom.、兴安升麻或升麻的干燥根茎。

【形态特征】 大三叶升麻为多年生草木，根茎上生有多数内陷圆洞状的老茎残基。叶互生，2回3出复叶小叶卵形至广卵形，上部3浅裂，边缘有锯齿。圆锥花序具分枝3～20条，花序轴和花梗密被灰色，或锈色的腺毛及柔毛。花两性，退化雄蕊长卵形，先端不裂；能育雄蕊多数，花丝长短不一，心皮3～5，光滑无毛。蓇葖果无毛。兴安升麻与上种不同点是，花单性，退化雄蕊先端2深裂，裂片顶端常具一明显花药升麻与大三叶升麻不同点为，叶为数回羽状复叶，退化雄蕊先端2裂，不具花药。心皮及蓇葖果有毛。

【生境分布】 生长在山坡、沙地。植物大三叶升麻的根茎为药材关升麻，分布于辽宁、吉林、黑龙江；植物兴安升麻的根茎为药材北升麻，分布于辽宁、黑龙江、河北、山西；植物升麻的根茎为药材西升麻或称川升麻，分布于陕西、四川。

【采收加工】 春、秋季采挖，除去茎苗和泥土，晒至须根干时，火燎或用其他方法除去须根，晒干。

【性味归经】 辛、微甘，微寒。归肺、脾、胃、大肠经。

【功能主治】 发表透疹，清热解毒，升举阳气。用于风热感冒，头痛，齿痛，口舌生疮，咽喉肿痛，麻疹不透，阳毒发斑，脱肛，子宫脱垂。

【用量用法】 内服：3～10克，煎服。发表透疹、解毒宜生用，升举阳气宜炙用。

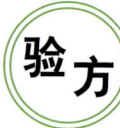

①**子宫脱垂：** 升麻、柴胡各10克，黄芪60克，党参12克，山药30克，水煎服，连服1～3个月。②**气虚乏力，中气下陷：** 升麻、人参、柴胡、橘皮、当归、白术各6克，黄芪18克，炙甘草9克，水煎服。③**风热头痛，眩晕：** 升麻、薄荷各6克，白术10克，水煎服。④**口疮：** 升麻6克，黄柏、大青叶各10克，水煎服。⑤**牙周炎：** 升麻10克，黄连、知母各6克，水煎服。

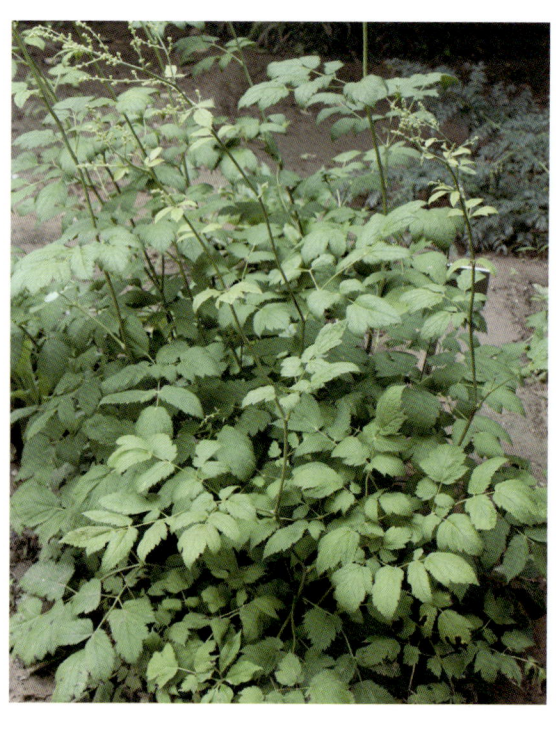
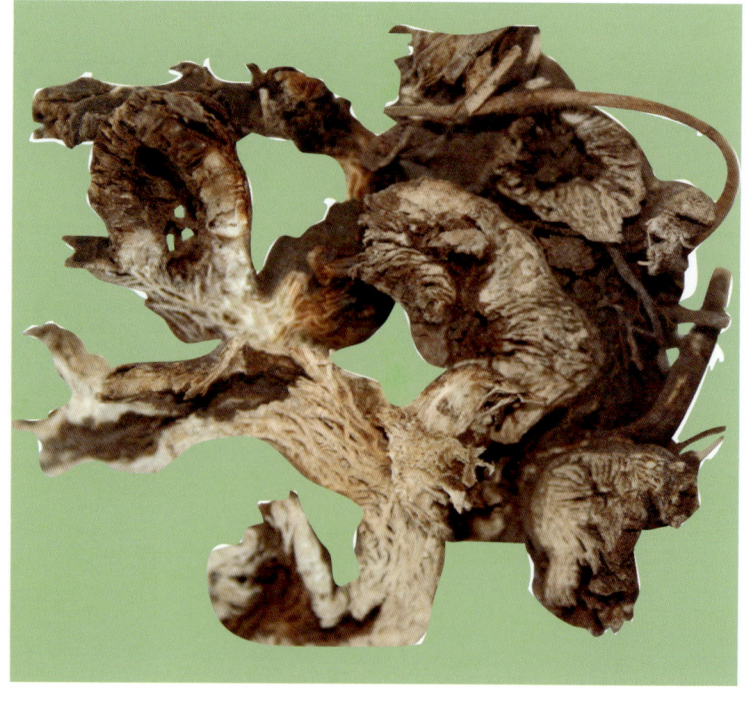

食疗药膳

●二麻鸡汤

原料：升麻10克，黑芝麻100克，小雄鸡1只。
制法：黑芝麻捣烂，升麻用洁净纱布包，小鸡洗净后，与前二味小火炖烂，入少许调味品即可。
用法：吃肉饮汤1次下，隔日1次。
功效：升举子宫。
适用：中气下陷所致之子宫脱垂。

●托肠汤

原料：升麻、石榴皮各15克，猕猴桃根20克，猪大肠250克。
制法：将升麻、酸石榴皮、猕猴桃根用新纱布包扎。用清水洗净猪大肠，切段节，与药包共入砂锅内，加清水适量，在小火上煎煮1小时，取出药袋，将猪大肠切碎，加少许盐、味精调味。
用法：食肠、饮汤，1～2次服完，连服5～7日。
功效：升清，补虚，固涩。
适用：久泻、久痢所致的脱肛等。

●升麻芝麻炖大肠

原料：猪大肠600克，升麻15克，黑芝麻100克，大葱10克，姜8克，盐2克，黄酒5克。
制法：升麻、黑芝麻装入洗净之猪大肠内，两头扎紧。放入砂锅内，加葱段、姜片、盐、黄酒、清水适量，小火炖3小时，至猪大肠熟透。
用法：佐餐食用。
功效：升提中气，补虚润肠。
适用：脱汗、子宫脱垂及便秘等。

使用注意

麻疹疹出已透，阴虚火旺，肝阳上亢，上盛下虚者忌用。

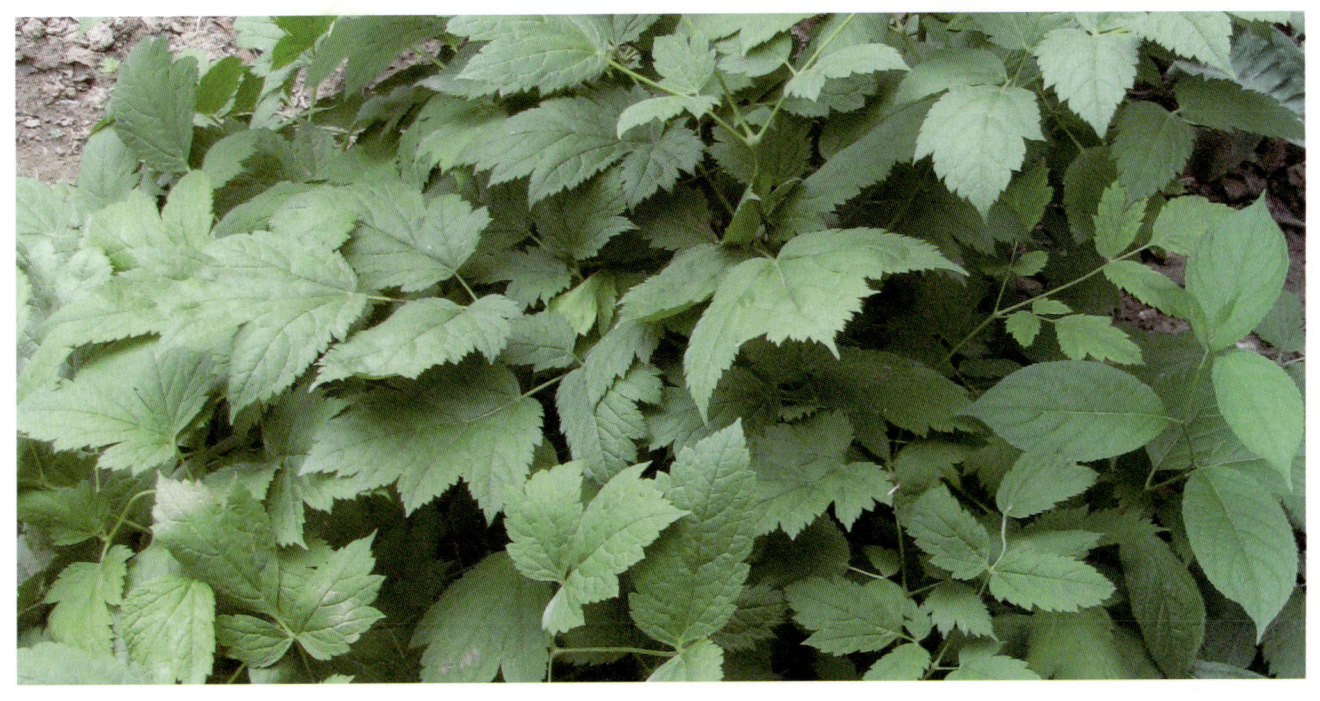

片姜黄

- **别名** 片子姜黄。
- **来源** 本品为姜科植物温郁金 *Curcuma wenyujin* Y. H. Chen et C. Ling 的干燥根茎。

【形态特征】多年生宿根草本。叶基生，叶柄长约5厘米，基部的叶柄短，或近于无柄，具叶耳；叶片长圆形，长15～37厘米，宽7～10厘米，先端尾尖，基部圆形或三角形。穗状花序，长约13厘米，总花梗长7～15厘米，具鞘状叶，基部苞片阔卵圆形，小花数朵，生于苞片内，顶端苞片较狭，腋内无花；花萼白色筒状，花冠管呈漏斗状，粉白色，上面1枚较大，两侧裂片长圆形；侧生退化雄蕊长圆形，药隔距形，花丝扁阔；子房被伏毛，花柱丝状，光滑或被疏毛，基部有2棒状附属物，柱头略呈2唇形，具缘毛。花期4～6月，极少秋季开花。

【生境分布】分布江苏、浙江、福建、广东、广西、四川、云南等。

【采收加工】冬季茎叶枯萎后采挖，洗净，除去须根，趁鲜纵切厚片，晒干。

【性味归经】辛、苦，温。归脾、肝经。

【功能主治】破血行气，通经止痛。用于胸胁刺痛，胸痹心痛，血滞经闭，痛经，癥瘕，风湿痹痛，肩臂疼痛，跌仆肿痛。

【用量用法】内服：3～9克，煎服，或入丸、散。外用：适量，研末调敷。

验方

①**鼻血、吐血：** 片姜黄10克，研为细末，水冲服。②**尿血（非器质性疾病引起的）：** 片姜黄50克，葱白1把，水煎温服，每日3次。③**肠梗阻：** 片姜黄、桃仁、瓜蒌各15克，水煎后加麻油250克，一次温服。④**痔疮肿痛：** 片姜黄末适量，水调搽之。

使用注意

血虚无气滞血瘀者及孕妇慎服。

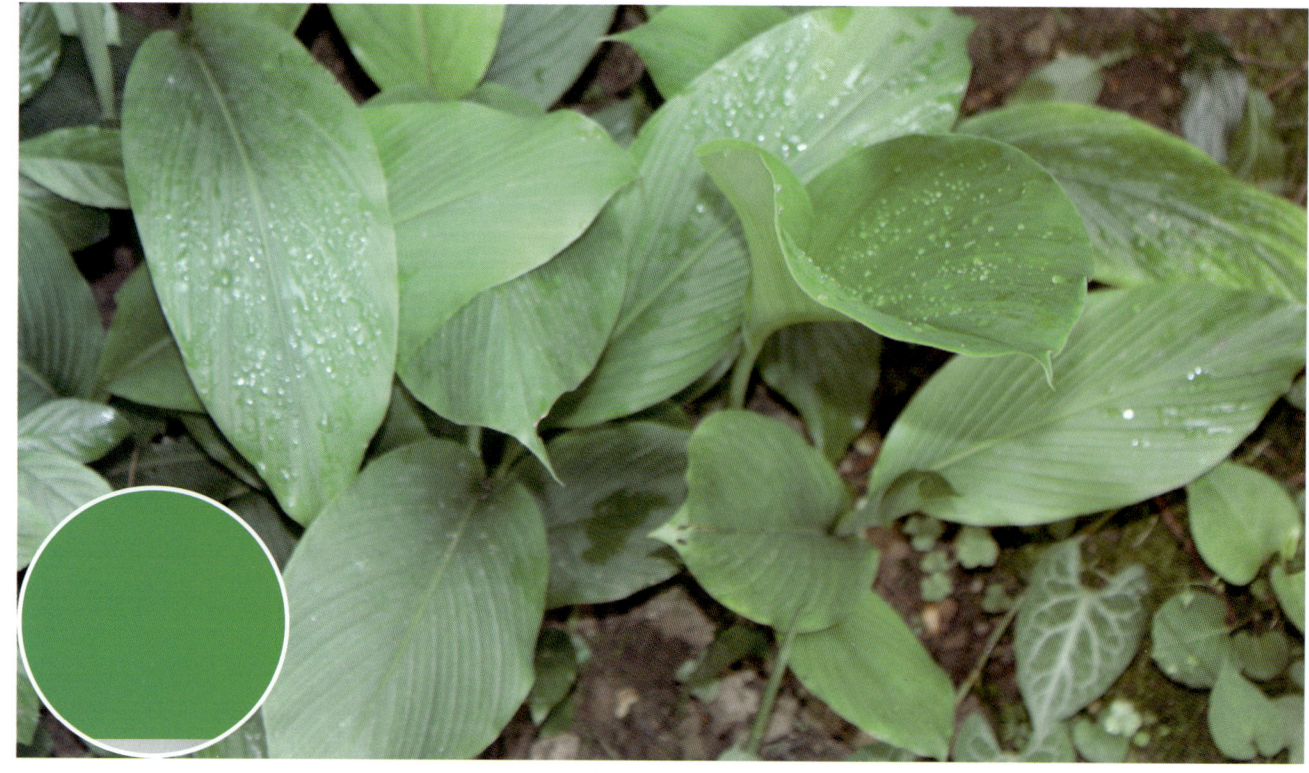

化橘红

- **别名** 橘红、毛橘红、柚子皮、光七爪、光五爪、柚皮橘红、化州橘红。
- **来源** 本品为芸香科植物化州柚 *Citrus grandis* 'Tomentosa' 的未成熟或近成熟的干燥外层果皮。

【形态特征】常绿乔木，高5~10米。小枝扁，幼枝、新叶被短柔毛。单身复叶互生，长椭圆形、卵状椭圆形或阔卵形，长6.5~16.5厘米，宽4.5~8厘米，边缘浅波状，叶翅倒心形。花单生或为总状花序腋生；花瓣白色；雄蕊25~45；子房长圆形。柑果梨形、倒卵形或圆形，直径10~15厘米，柠檬黄色，油室大；瓤囊10~18瓣。花期4~5月，果熟期9~11月。

【生境分布】栽培于丘陵或低山地带。主产于广东化州、廉江、遂溪、徐闻，广西南宁、博白。浙江、江西、福建、台湾、湖北、湖南、四川、贵州、云南等地均有栽培。

【采收加工】夏季果实未成熟时采收，置沸水中略烫后，将果皮割成5或7瓣，除去果瓤及部分中果皮，压制成形，干燥。

【性味归经】辛、苦，温。归肺、脾经。

【功能主治】理气宽中，燥湿化痰。用于风寒咳嗽，咽痒痰多，食积伤酒，呕恶痞闷。

【用量用法】内服：3~6克，煎服。

验方

①**风寒咳嗽：** 化橘红60克，生姜30克，蜂蜜250克，先将化橘红、生姜二味用水煎煮，15分钟后取煎液1次，加水再煎，共取煎液3次，合并煎液，以小火煎熬浓缩，至黏稠时，对入蜂蜜，至沸停火，装瓶备用，每日3次，每次3汤匙。②**痰喘：** 化橘红、半夏各15克，川贝母9克，共研细末，每次6克，温开水送下。

使用注意

气虚及阴虚有燥痰者不宜服。

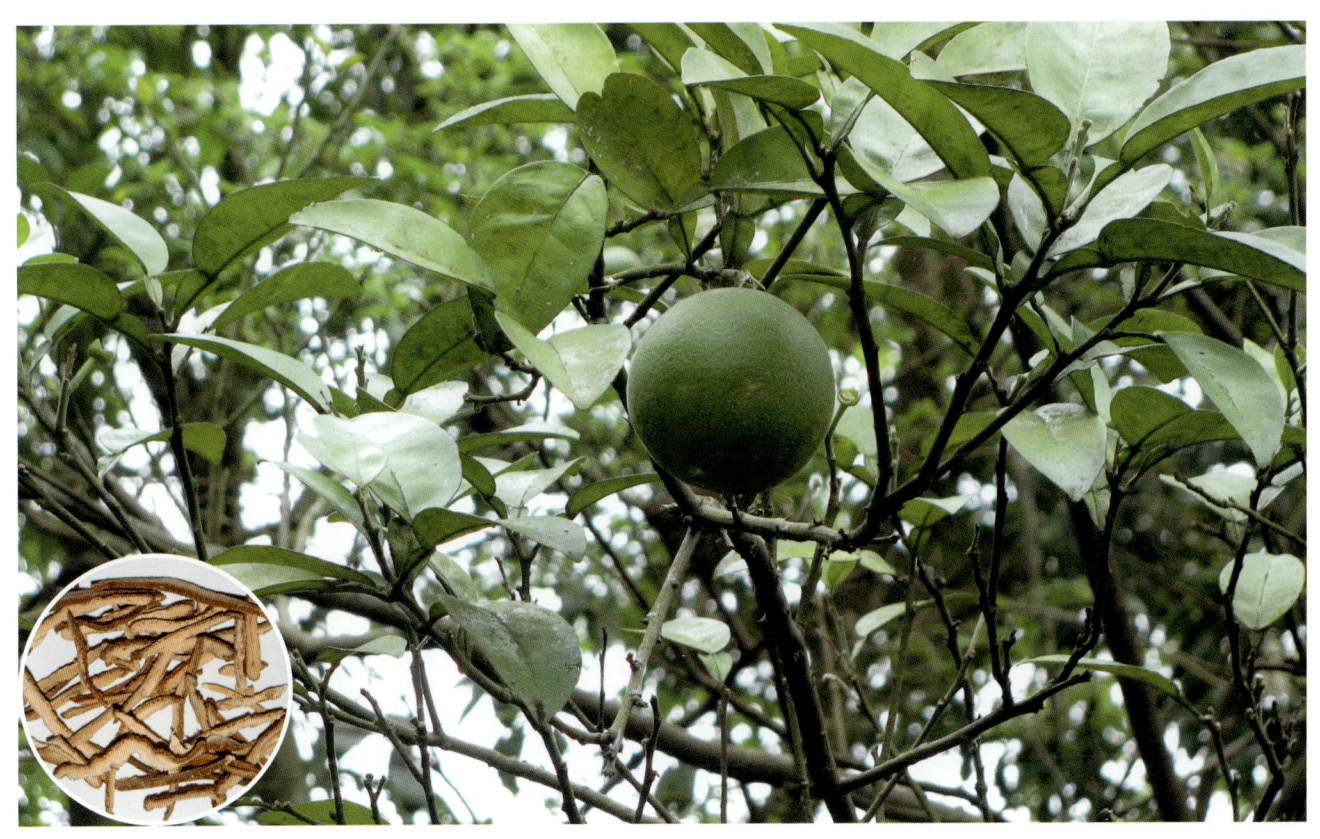

月季花

- **别名** 月记、四季花、月贵花、斗雪红、月贵红、月月开、月月花。
- **来源** 本品为蔷薇科植物月季 *Rosa chinensis* Jacq. 的干燥花。

【形态特征】常绿直立灌木。枝圆柱形，有三棱形钩状皮刺。单数羽状复叶互生；小叶3~5，稀为7枚；小叶有柄，柄上有腺毛及刺；小叶片阔卵形至卵状长椭圆形，长2~7厘米，宽1~4厘米，先端渐尖或急尖，基部阔楔形或圆形，边缘有尖锯齿；总叶柄基部有托叶，边缘具腺毛。花通常数朵簇生，稀单生，红色或玫瑰色，重瓣；总苞2，披针形，先端长尾状，表面有毛，边缘有腺毛；花萼5，向下反卷，有长尾状锐尖头，常羽状裂，外面光滑，内面密被白色绵毛；花瓣倒卵形，先端圆形，脉纹明显，呈覆瓦状排列；雄蕊多数，着生长于花萼筒边缘的花盘上；雌蕊多数，包于壶状花托的底部，子房有毛。果实卵形或陀螺形。花期5~9月。

【生境分布】生长于山坡或路旁。全国各地大多有栽培。分布于江苏、山东、山西、湖北等地。

【采收加工】全年均可采收，花微开时采摘，阴干或低温干燥入药。

【性味归经】甘，温。归肝经。

【功能主治】活血调经，疏肝解郁。用于气滞血瘀，月经不调，痛经，闭经，胸胁胀痛，少腹不舒。

【用量用法】内服：3~6克，煎服；也可泡服，或研末服。外用：适量。

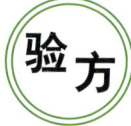

①**月经不调、痛经：**月季花、益母草各9克，水煎服。②**肺虚咳嗽咯血：**月季花同冰糖炖服。③**气滞血瘀型大便燥结：**月季花3克，当归、丹参各9克，水煎服。④**跌打瘀肿：**月季花适量，捣烂，外敷。

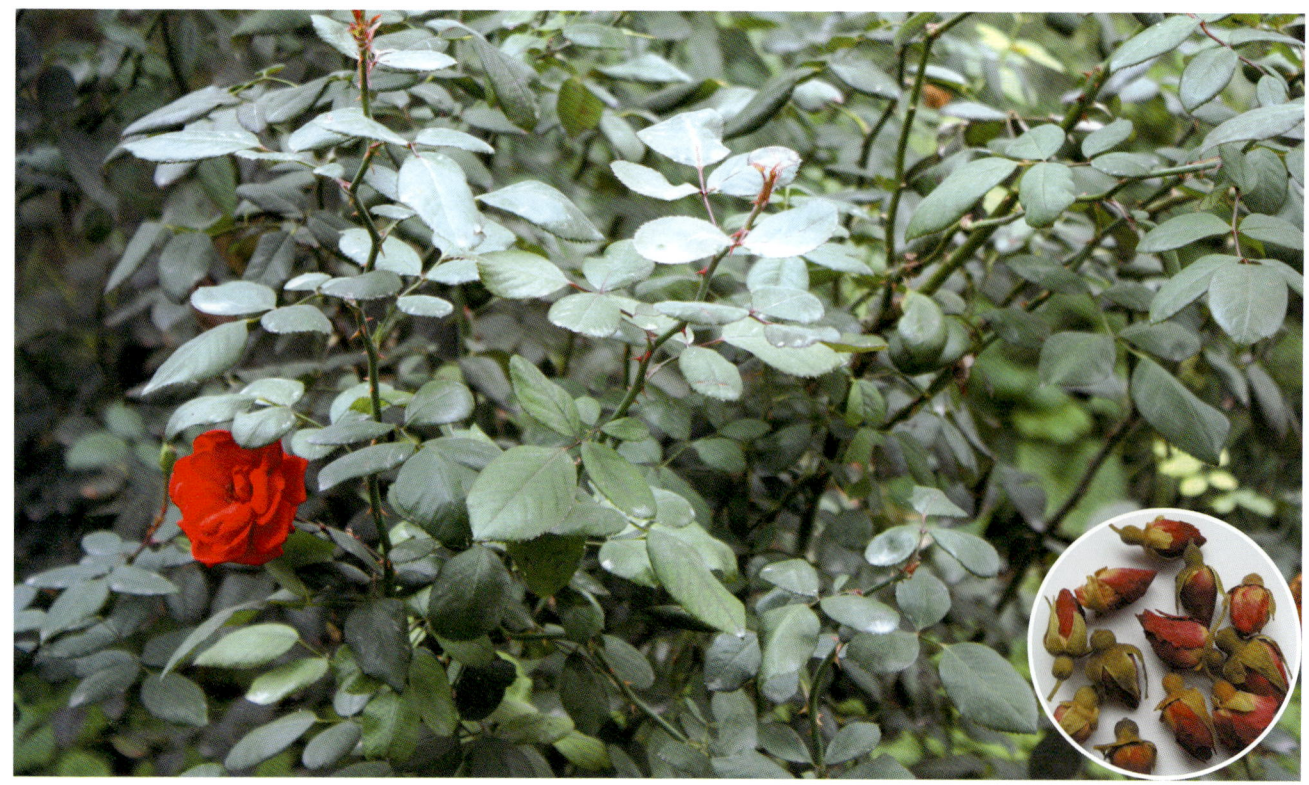

食疗药膳

●月季花酒

原料：月季花12朵，黄酒适量。
制法：将月季花烧灰存性研末。
用法：每日1次，黄酒送服。
功效：调经止痛。
适用：经来量少、紫黑有块、少腹胀痛、血块排出后疼痛减轻等。

●月季花红花丹参酒

原料：月季花20朵，红花15克，丹参20克，黄酒300毫升。
制法：将月季花烧灰存性；红花、丹参煎煮取汁100毫升，晾凉后兑入黄酒中成合剂。
用法：每次服月季花灰5克，黄酒合剂40～60毫升，每日早、晚各温服1次。
功效：温经通络，活血散瘀。
适用：寒凝气滞引起的月经量少、色紫黑、有血块等。

使用注意

多服久用，可能引起便溏腹泻，脾胃虚弱者及孕妇当慎用。

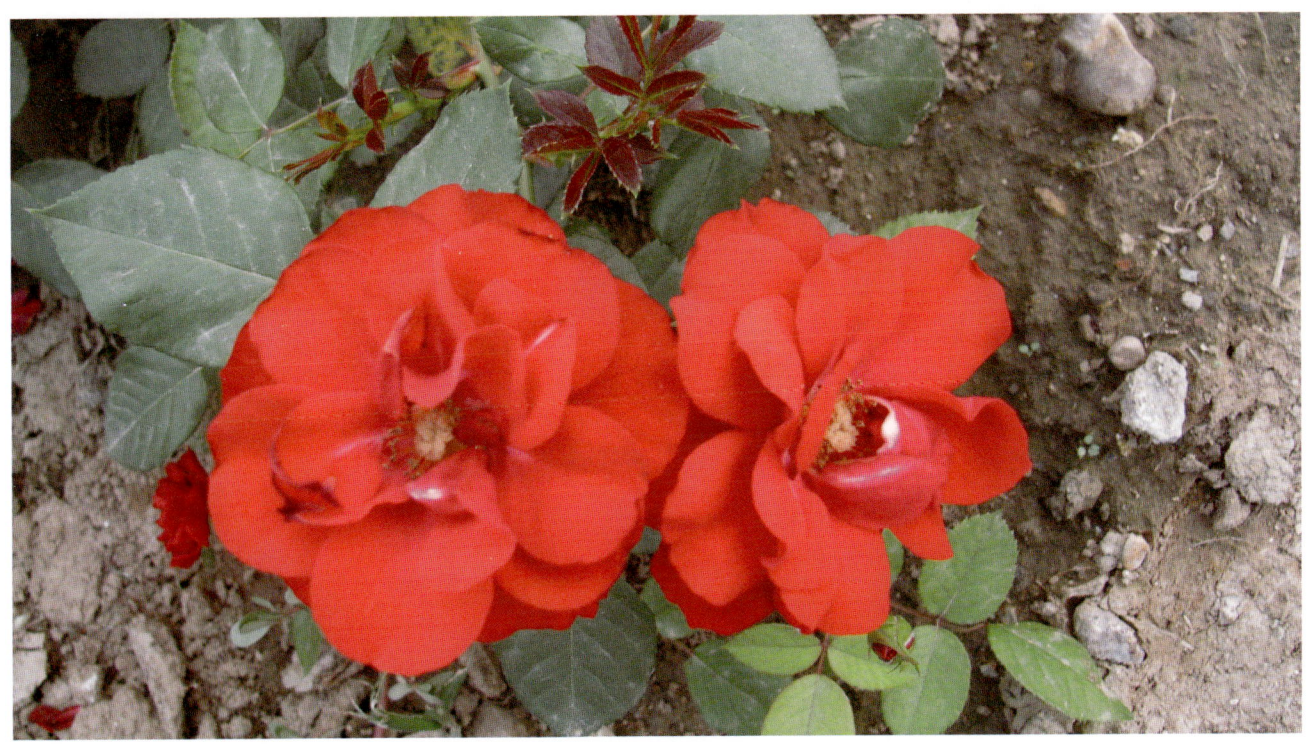

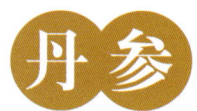

- **别名** 赤参、山参、红参、郄蝉草、木羊乳、奔马草、紫丹参、活血根。
- **来源** 本品为唇形科植物丹参 Salvia miltiorrhiza Bge. 的干燥根和根茎。

【形态特征】多年生草本，高30～100厘米。全株密被淡黄色柔毛及腺毛。茎四棱形，具槽，上部分枝。叶对生，奇数羽状复叶；叶柄长1～7厘米；小叶通常5，稀3或7片，顶端小叶最大，侧生小叶较小，小叶片卵圆形至宽卵圆形，长2～7厘米，宽0.8～5厘米，先端急尖或渐尖，基部斜圆形或宽楔形，边具圆锯齿，两面密被白色柔毛。轮伞花序组成顶生或腋生的总状花序，每轮有花3～10朵，下部者疏离，上部者密集；苞片披针形，上面无毛，下面略被毛；花萼近钟状，紫色；花冠二唇形，蓝紫色，长2～2.7厘米，上唇直立，呈镰刀状，先端微裂，下唇较上唇短，先端3裂，中央裂片较两侧裂片长且大；发育雄蕊2，着生长于下唇的中部，伸出花冠外，退化雄蕊2，线形，着生长于上唇喉部的两侧，花药退化成花瓣状；花盘前方稍膨大；子房上位，4深裂，花柱细长，柱头2裂，裂片不等。小坚果长圆形，熟时棕色或黑色，长约3.2厘米，径1.5毫米，包于宿萼中。

【生境分布】生长于海拔120～1300米的山坡、林下草地或沟边。分布于辽宁、河北、山西、陕西、宁夏、甘肃、山东、江苏、安徽、浙江、福建、江西、河南、湖北、湖南、四川、贵州等地。

【采收加工】春栽春播于当年采收；秋栽秋播于第2年10～11月地上部枯萎或翌年春季萌发前将全株挖出，除去残茎叶，摊晒，使其软化，抖去泥沙（忌用水洗），运回晒至5～6成干。把根捏拔，再晒8～9成干，又捏一次，把须根全部捏断晒干。

【性味归经】苦，微寒。归心、肝经。

【功能主治】活血祛瘀，通经止痛，清心除烦，凉血消痈。用于胸痹心痛，胸胁刺痛，脘腹疼痛，癥瘕积聚，热痹疼痛，心烦不眠，月经不调，痛经经闭，疮疡肿痛。

【用量用法】内服：10～15克，煎服。

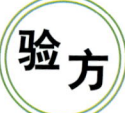

①**月经不调**：丹参适量，研粉，每次6克。②**血瘀经闭、痛经**：丹参60克，月季花、红花各15克，以白酒500毫升浸渍，每次饮1～2小杯。③**胃痛**：丹参、甘草、乌贼骨各30克，三七9克，共为末，每次1～1.5克，每日3次。④**冠心病心绞痛**：丹参15克，三七100克，共研为细末，每次10克，加糖适量，泡茶饮。⑤**急慢性肝炎**：丹参、板蓝根、郁金各9克，茵陈15克，水煎服。⑥**血瘀气滞、脘腹疼痛**：丹参15克，砂仁、檀香各5克，以水先煎丹参，后下檀香、砂仁煎沸饮。可加适量红糖调味。

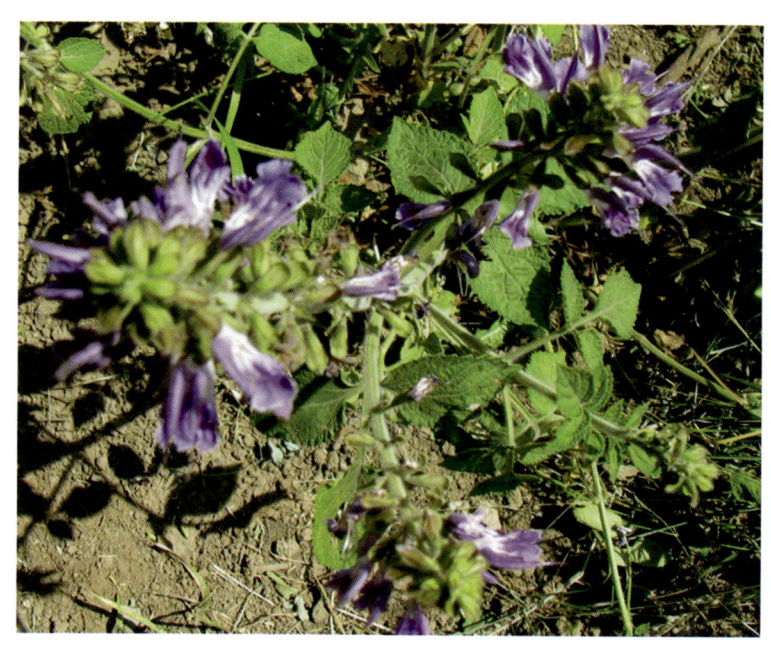

食疗药膳

●丹参蜜茶

原料：丹参15克，檀香9克，炙甘草3克，蜂蜜30克，茶叶3克。
制法：丹参、檀香、炙草加水煎煮后，去渣取汁，调入蜂蜜，再煎几沸。
用法：不拘时饮用。
功效：补益脾胃，行气活血。
适用：胃及十二指肠溃疡、胃脘隐痛、饥饿、劳倦等。

●丹参砂仁粥

原料：丹参15克，砂仁3克，檀香、粳米各50克，白砂糖适量。
制法：先将粳米淘洗干净入锅，加入适量的清水煮粥；然后将丹参、砂仁、檀香煎取浓汁去渣；待粥熟后加入药汁、白砂糖，稍煮一二沸即成。
用法：每日2次，早晚温服。
功效：行气化淤，化病止痛。
适用：冠心病、心绞痛者。

使用注意
不宜与藜芦同用。

●丹参米酒

原料：丹参300克，米酒500毫升。
制法：将丹参切碎置米酒内浸泡数日，滤取浸出液，再加米酒至1000毫升，过滤后取服。
用法：每次根据酒量饮服1～2盅。
功效：安神助眠。
适用：神经衰弱所致之心悸、失眠等。

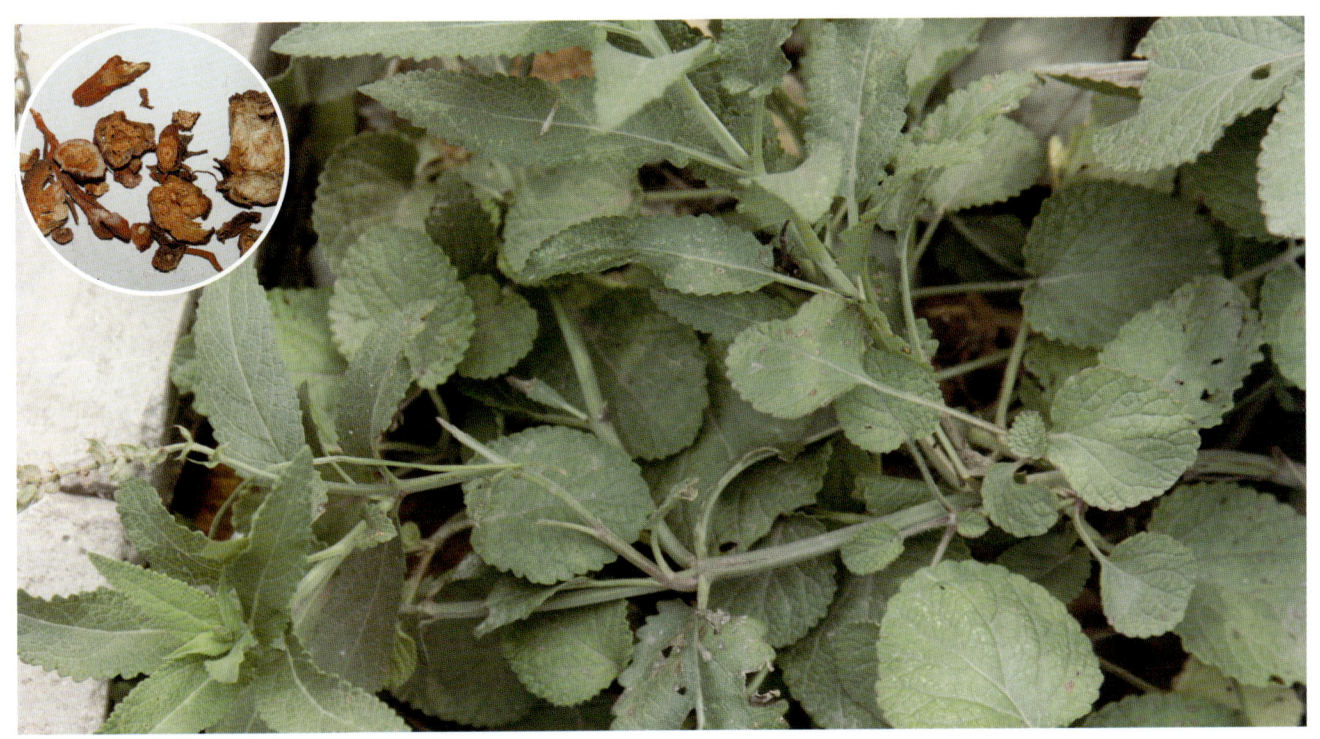

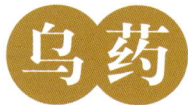 乌药

- **别名** 香叶子、细叶樟、铜钱树、斑皮柴、白背树、天台乌药。
- **来源** 本品为樟科植物乌药 Lindera aggregata（Sims）Kosterm.的干燥块根。

【形态特征】常绿灌木或小乔木，高可达5米，胸径4厘米；树皮灰褐色，根有纺锤状或结节状膨胀，外面棕黄色至棕黑色，表面有细皱纹；幼枝青绿色，具纵向细条纹，密被金黄色绢毛，后渐脱落；顶芽长椭圆形；叶互生，卵形，椭圆形至近圆形，先端长渐尖或尾尖，基部圆形，革质或有时近革质，上面绿色，有光泽，下面苍白色，幼时密被棕褐色柔毛，后渐脱落，偶见残存斑块状黑褐色毛片；花期3～4月，果期5～11月。

【生境分布】生长于向阳山谷、坡地或疏林灌木丛中。分布于浙江、安徽、江西、陕西等地。以浙江天台产者质量最佳。

【采收加工】全年均可采挖，除去细根，洗净，趁鲜切片，晒干，或直接晒干。

【性味归经】辛，温。归肺、脾、肾、膀胱经。

【功能主治】行气止痛，温肾散寒。用于寒凝气滞，胸腹胀痛，气逆喘急，膀胱虚冷，遗尿尿频，疝气疼痛，少腹冷痛，经闭痛经。

【用量用法】内服：6～10克，煎服；或入丸、散。

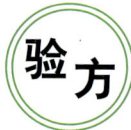 ①**产后腹痛**：乌药、土当归各等份，为末，豆淋酒调下。②**产后逆气、食滞胀痛**：乌药、泽泻、香附各10克，广藿香、陈皮、枳壳、木香、厚朴各5克，水煎服。③**胀满痞塞（七情忧思所致）**：乌药、半夏、香附、砂仁、沉香、化橘红各等份，为末，每次10克，灯心草汤调服。④**胎前产后血气不和、腹胀痛**：乌药、香附、当归、川芎（俱酒炒）各15克，水煎服。

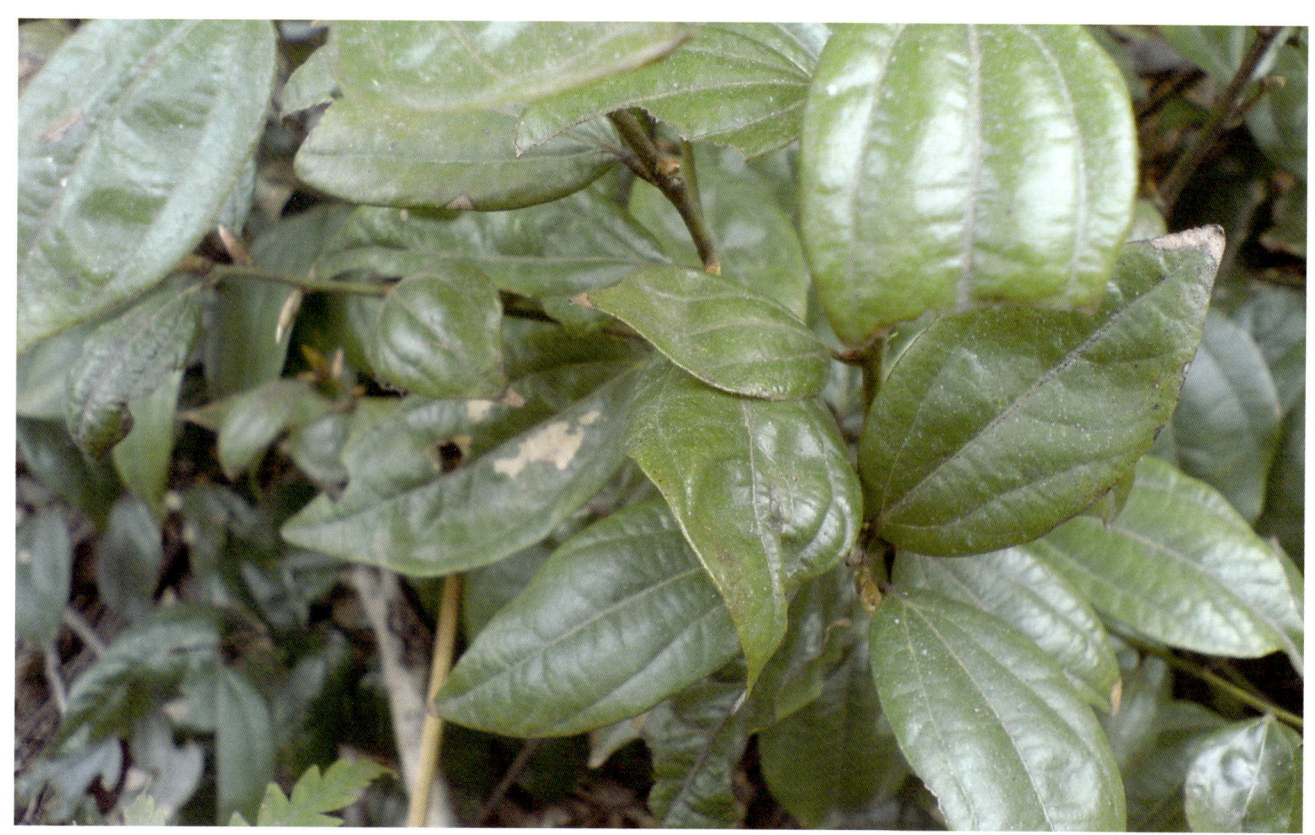

食疗药膳

●乌药羊肉汤

原料：乌药、高良姜各10克，羊肉100克，白芍药25克，香附8克，姜、大葱各4克，黄酒3克，白砂糖5克，花椒、盐各1克。

制法：将乌药、高良姜、白芍、香附、花椒研末，装入纱布袋中，放入砂锅内。羊肉洗净，切小块，入砂锅，加水适量，先以大火煮沸，再改小火慢炖至羊肉烂熟，加入生姜（切大片）、葱（切段）、黄酒、白糖，煮一二沸，取出纱布袋，加入盐即可。

用法：食肉饮汤，每日1剂。

功效：温脾散寒，益气补虚。

适用：脾胃虚寒、身体虚弱者。

●乌药煮鸡蛋

原料：乌药10克，鸡蛋2枚，黄酒适量。

制法：将鸡蛋、乌药放入锅内，加水300毫升同煮，鸡蛋熟后剥去壳，复置药汤内，再用小火煮5分钟，加入黄酒。

用法：吃蛋饮汤，每日1次。

功效：强壮身体。

适用：体虚乏力者。

使用注意

气血虚而有内热者不宜服用。

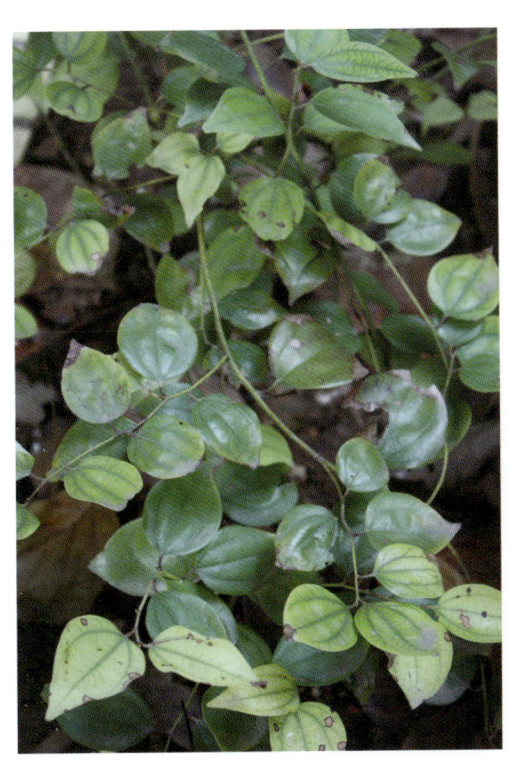
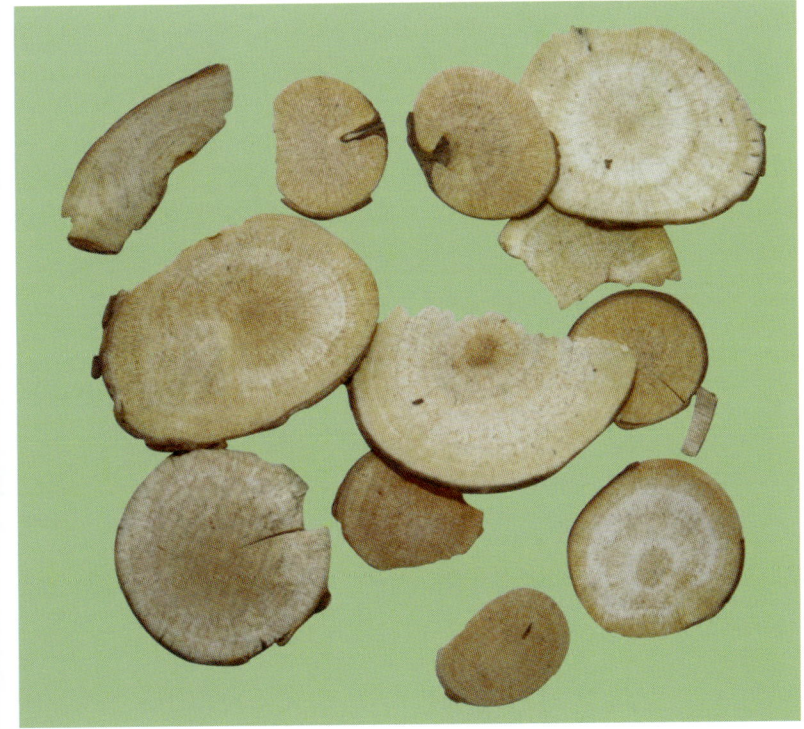

乌梢蛇

- **别名** 乌蛇、南蛇、乌花蛇、黑风蛇、剑脊蛇、黄风蛇、剑脊乌梢蛇。
- **来源** 本品为游蛇科动物乌梢蛇 Zaocys dhumnades（Cantor）除去内脏的干燥全体。

【形态特征】体长可达2米，鼻孔大，椭圆形。眼也大。体背呈青灰褐色，各鳞片的边缘黑褐色。背中央的2行鳞片黄色或黄褐色，其外侧的2行鳞片呈黑色纵线。上唇及喉部淡黄色；腹鳞灰白色，其后半部则呈青灰色。鼻间鳞宽大于长，眼上鳞大，长与其额鳞前缘至吻端的距离相等，有一较小的眼前下鳞，眼后鳞2片，上唇鳞8片，第4、5片入眼，下唇鳞9～11片，第6片最大。体鳞16～16～14行，少数17～14～14行。从颈的后部起背中央有2～4行鳞片起棱。腹鳞186、205片，肛鳞2裂。尾下鳞101～128对。

【生境分布】生活在我国东部中部东南部和西南的海拔1600米以下中低山地带平原、丘陵地带或低山地区。全国大部分地区有分布。

【采收加工】夏、秋二季捕取。用酒闷透，晒干切段入药。

【性味归经】甘，平。归肝经。

【功能主治】祛风，通络，止痉。用于风湿顽痹，麻木拘挛，中风㖞口眼斜，半身不遂，癫痫抽搐，手足痉挛，破伤风，麻风，疥癣。

【用量用法】内服：6～12克，煎服；或入散剂，每次2～3克。

验方

①**中风**：乌梢蛇、当归、红花、川芎、地龙各10克，黄芪60克，赤芍、党参、桃仁各12克，丹参30克，胆南星6克，川牛膝15克，水煎2次取500毫升，分2次温服，每日1剂。②**痹证**：乌蛇、草乌、麻黄、川乌、白芍、桃仁、甘草、地龙各15克，黄芪20克，桂枝25克，红花、细辛各10克，随症加减，水煎服。③**面神经麻痹**：乌梢蛇、制白附子、香白芷、三棱、莪术、僵蚕、炮穿山甲片10克，石见穿、板蓝根、生黄芪各30克，蜈蚣末、全蝎末各3克（均分冲），水煎服，每日2次。④**慢性荨麻疹**：乌梢蛇、防风、白藓皮各15克，党参、黄芪各30克，茯苓、补骨脂、生地、当归、丹参各12克，苦参、徐长卿各24克，甘草5克，水煎服，2周为1个疗程。⑤**疥疮**：乌梢蛇15克，桃仁、川芎、红花、当归、赤芍、生地各10克，蒲公英30克，僵蚕10克，薏苡仁40克，水煎服。⑥**银屑病性关节炎**：乌梢蛇、蕲蛇各100克，干地龙、全蝎、僵蚕各50克，共研末，每次5克，每日2次。⑦**跖痛症**：乌梢蛇20克，川芎、川乌、五加皮各15克，白芷、石南藤、伸筋草各30克，桃仁、巴戟天各12克，全蝎、仙茅各10克，寒邪偏重者加附片、桂枝各10克；转筋加木瓜15克，甘草40克；伴麻木加熟地、何首乌各15克，当归12克；胀痛加薏苡仁40克，延胡索12克，泽泻15克；口渴加知母10克，天花粉12克，水煎服，每日1剂，2周为1个疗程。

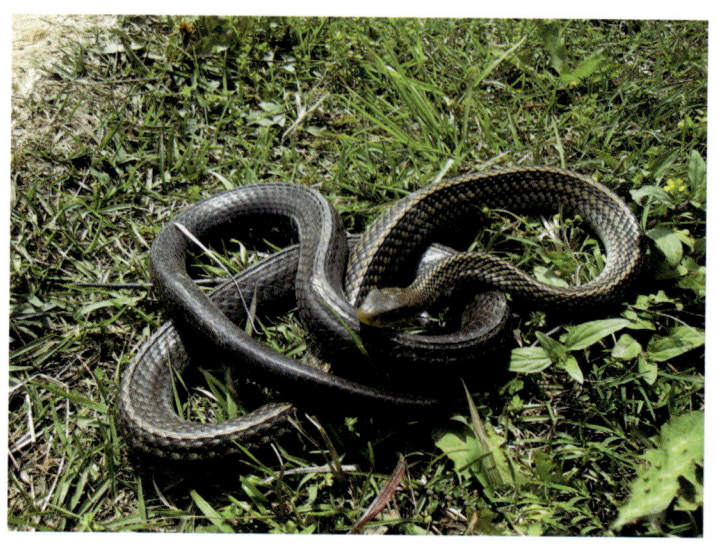

使用注意

乌梢蛇虽甘平无毒，但如属阴亏血虚或内热生风，仍应慎用。

食疗药膳

●乌蛇酒
原料：乌蛇30克，防风、桂心、牛膝、白蒺藜各10克，天麻、羌活、枳壳各15克，熟地黄20克，五加皮5克。
制法：上诸味药细锉，以生绢袋盛，以好酒1000毫升，于瓷瓶中浸，密封7日后。
用法：每日3次，每次10毫升。
功效：补肾祛风，通经活络。
适用：白癜、紫癜。

●辣椒炖蛇肉
原料：尖头辣椒20克，乌梢蛇肉250克，调味料适量。
制法：将乌梢蛇宰杀，洗净，切段，与洗净、切段的辣椒同入锅中，加葱段、姜片、料酒、白糖、酱油、清水适量，用大火烧沸后，改用小火将炖蛇肉煨至八成熟，放入盐，煨炖至蛇肉熟烂即成。
用法：佐餐当菜，随量服食。
功效：祛风散寒，舒筋通络。
适用：风寒阴络型老年颈椎病。

●乌梢蛇汤
原料：乌梢蛇2条。
制法：将乌梢蛇按常法宰杀，烹作菜，装盘即成。
用法：每日1剂，吃肉饮汤，连吃4～5次。
功效：祛风除湿，止痒。
适用：湿疹。

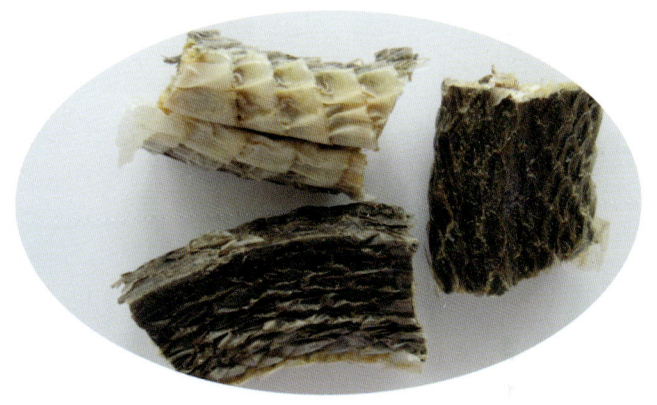

●茄子炖乌蛇
原料：茄子100克，乌梢蛇1条，黄酒50克，盐、味精、湿淀粉各适量。
制法：把蛇宰杀，去杂，洗净，入锅，加水，用小火炖20分钟后捞出，剥下蛇肉，切成丝，回锅，用小火炖60分钟。茄子切成丝，与蛇肉丝同入锅，加入煮蛇的原汤、黄酒，用小火炖30分钟，加盐、味精，拿湿淀粉勾芡。
用法：随餐食用。
功效：凉血祛风，消肿止痛。
适用：高血压病、冠心病、心绞痛、风湿性关节炎。

●清炖乌蛇
原料：乌蛇1条，盐、葱、生姜、绍酒各适量。
制法：将乌蛇去皮、头、尾和内脏，洗净，切成3厘米的节。取砂锅一个，将乌蛇肉放入锅内，加水适量，置大火上烧沸，再改用小火炖至熟透，加盐、味精即成。
用法：佐餐食肉饮汤，每日1次。
功效：祛风湿，通经络。
适用：风湿性腰腿痛、肩周炎。

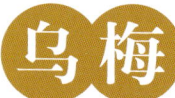

乌梅

- **别名** 梅、梅实、春梅、熏梅、桔梅肉。
- **来源** 本品为蔷薇科落叶乔木植物梅 Prunus mume（Sieb.）Sieb.et Zucc.的干燥近成熟果实。

【形态特征】落叶小乔木或灌木。叶互生，托叶1对，早落，叶片阔卵形或卵形，先端尾状渐尖。花单生或2朵簇生枝上，先叶开放，白色或红色，花梗极短；花萼5；子房密被柔毛。核果球形，成熟时黄色。

【生境分布】喜温暖湿润气候，需阳光充足，花期温度对产量影响极大，全国各地均有栽培。主产浙江、福建、云南等地。

【采收加工】5月采收后，将梅子分成大小两级，分别用低温烘焙，焙干后闷2～3日，使其变黑即成。

【性味归经】酸、涩，平。归肝、脾、肺、大肠经。

【功能主治】敛肺，涩肠，生津，安蛔。用于肺虚久咳，久疟久泻，痢疾，便血，尿血，虚热消渴，蛔厥呕吐腹痛。

【用量用法】内服：6～12克，煎服。大剂量可用至30克。外用：适量。

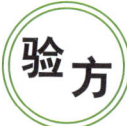

①**蛔虫病：** 乌梅若干，去核捣烂，每次6～9克，每日2次。②**水气满急：** 乌梅、大枣各3枚，水4升，煮2升，纳蜜和匀，含咽之。③**久泻久痢：** 乌梅15～20克，粳米100克，冰糖适量，将乌梅煎取浓汁去渣，入粳米煮粥，粥熟后加冰糖适量，稍煮即可，每日2次，温热食用。

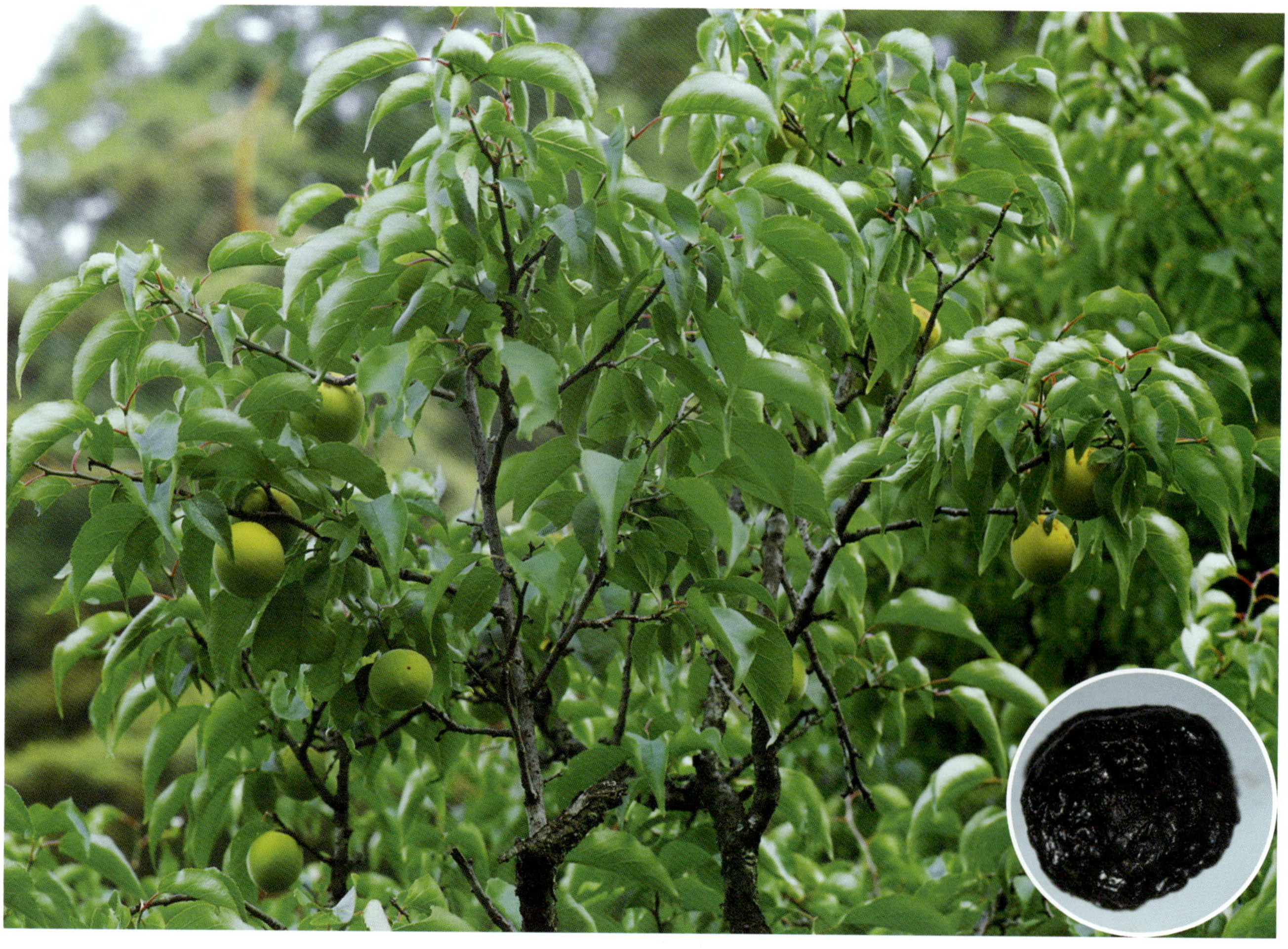

食疗药膳

●大枣乌梅冰糖汤

原料：乌梅、大枣各20克，冰糖适量。
制法：将大枣、乌梅洗干净，入砂锅加水适量，小火煎取浓汁，兑入冰糖溶化即成。
用法：每日2次，温热服食。
功效：滋阴益气敛汗。
适用：阴津亏虚所致的烦热口渴、气短神疲、盗汗不止等。

●乌梅粥

原料：乌梅15～20克，粳米100克，冰糖适量。
制法：将乌梅煎取浓汁去渣，入粳米煮粥，粥熟后加冰糖适量，稍煮即可。
用法：每日2次，温热食用。
功效：生津止渴，敛肺止咳，涩肠止泻。
适用：久泻、久痢等。

使用注意

急性泻痢和感冒咳嗽者禁用。表邪、实热积滞者不宜用。

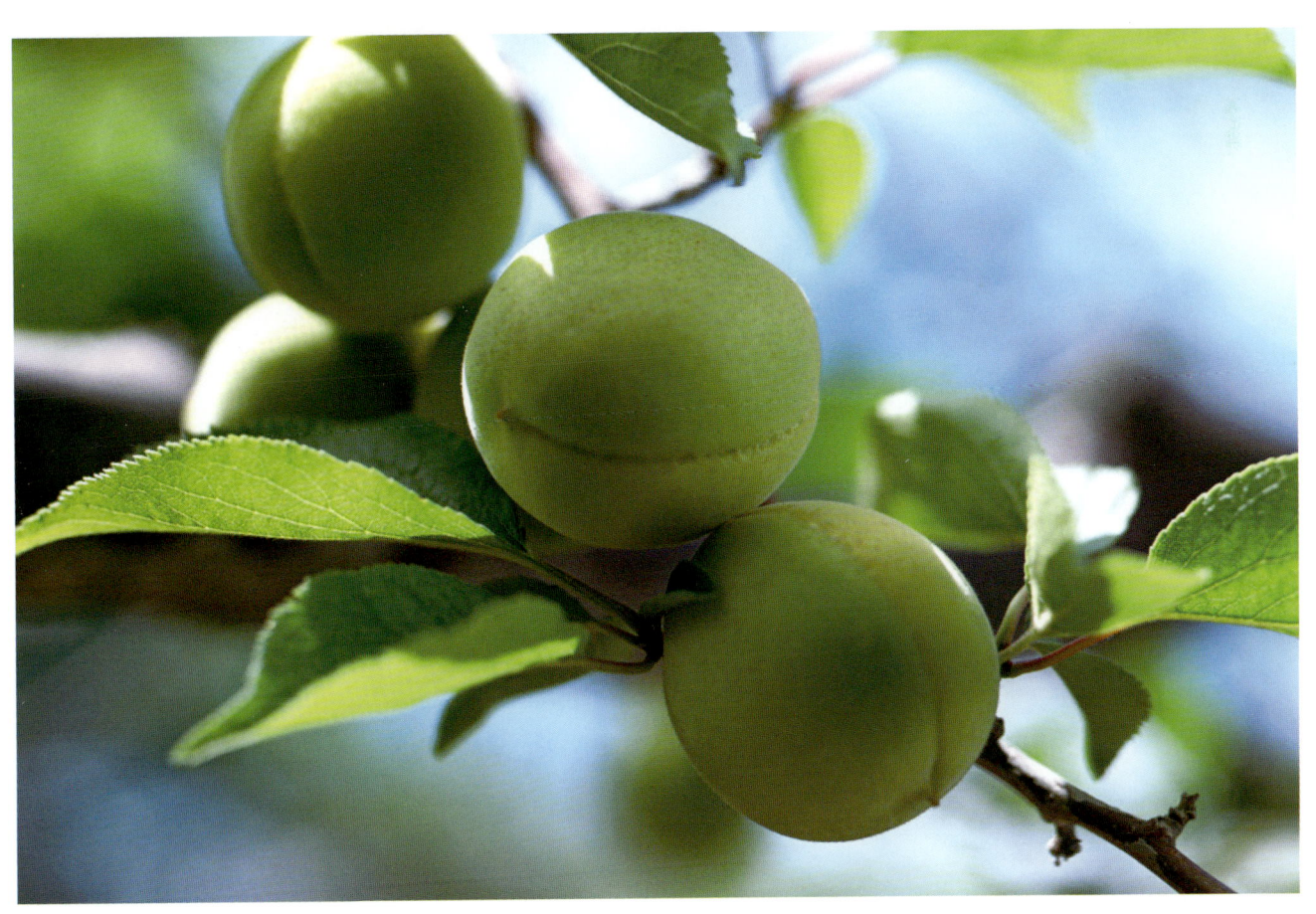

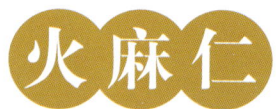

- 别名 火麻、大麻仁、线麻子。
- 来源 本品为桑科二年生草本植物大麻Cannabis sativa L.的成熟种子。

【形态特征】一年生直立草本，高1～3米。掌状叶互生或下部对生，全裂，裂片3～11枚，披针形至条状披针形，下面密被灰白色毡毛。花单性，雌雄异株；雄花序为疏散的圆锥花序，黄绿色，花被片5；雌花簇生长于叶腋，绿色，每朵花外面有一卵形苞片。瘦果卵圆形，质硬，灰褐色，有细网状纹，为宿存的黄褐色苞片所包裹。

【生境分布】生长于土层深厚、疏松肥沃、排水良好的沙质土壤或黏质土壤里。主产于东北、华北、华东、中南等地。

【采收加工】秋、冬果实成熟时，割取全株，晒干，打下果实，除去杂质。

【性味归经】甘，平。归脾、胃、大肠经。

【功能主治】润肠通便。用于血虚津亏，肠燥便秘。

【用量用法】内服：10～15克，打碎入煎，或捣取汁煮粥。外用：适量。

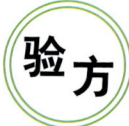

①大便不通：火麻仁适量，研末，同米煮粥食用。
②烫伤：火麻仁、黄柏、黄栀子各适量，共研末，调猪油搽。
③跌打损伤：火麻仁200克，煅炭，兑黄酒服。

使用注意

火麻仁大量食入，可引起中毒。

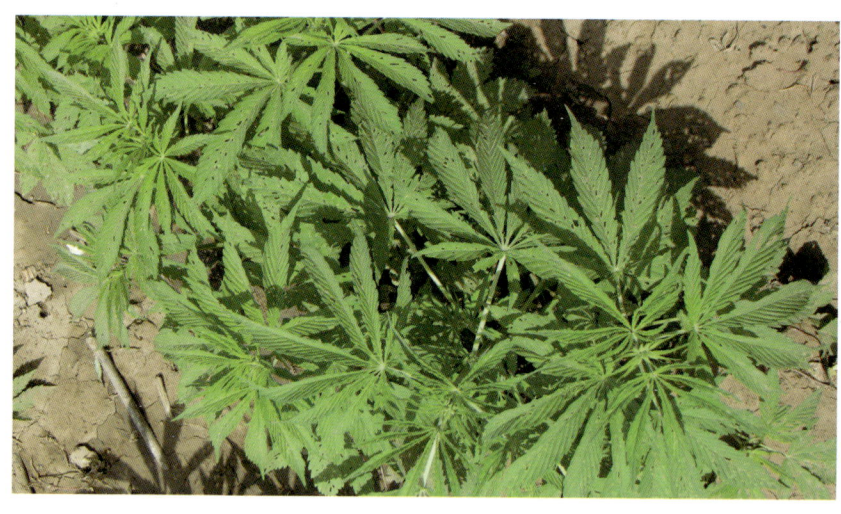
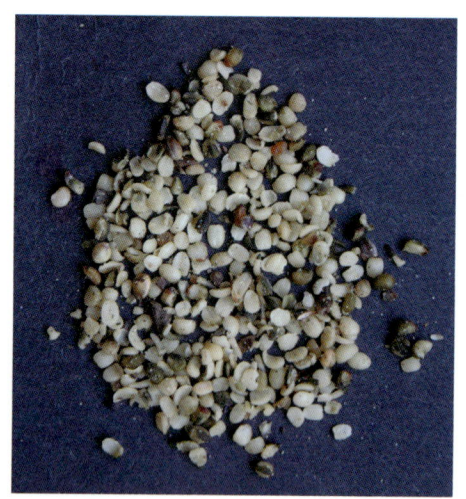

食疗药膳

●火麻仁酒

原料：火麻仁160克，白酒500毫升。

制法：将火麻仁炒香后捣碎，放入干净的瓶中；倒入白酒浸泡，封口；3日后开启，过滤后备用。

用法：将酒温热，每次饭前随量服用。

功效：润肠通便，兼补中虚。

适用：肠燥便秘、小腹胀满疼痛、消渴、热淋、风痹、痢疾、月经不调、疥疮等。

巴豆

- **别名** 巴果、巴米、刚子、江子、老阳子、双眼龙、猛子仁。
- **来源** 本品为大戟科常绿乔木植物巴豆 *Croton tiglium* L.的干燥成熟果实。

【形态特征】常绿小乔木。叶互生，卵形至矩圆状卵形，顶端渐尖，两面被稀疏的星状毛，近叶柄处有2腺性。花小，成顶生的总状花序，雄花生上，雌花在下；蒴果类圆形，3室，每室内含1粒种子。果实呈卵圆形或类圆形。长1.5～2厘米，直径1.4～1.9厘米。表面黄白色，有6条凹陷的纵棱线。去掉果壳有3室，每室有1枚种子。

【生境分布】多为栽培植物；野生长于山谷、溪边、旷野，有时也见于密林中。主产于四川、广西、云南、贵州等省。

【采收加工】秋季果实成熟时采收，堆置2～3日，摊开，干燥。

【性味归经】辛，热；有大毒。归胃、大肠经。

【功能主治】外用蚀疮。用于恶疮疥癣，疣痣。

【用量用法】外用：适量，研末搽患处，或捣烂以纱布包擦患处。

验方

①**泻痢**：巴豆仁6克（炒焦研泥），蜂蜡等量熔化约制80丸，每丸重0.15克（内含巴豆0.075克），成人每次4丸，每日3次，空腹服用；8～15岁每服2丸；5～7岁每服1丸；1～4岁每服半丸；6个月以上每服1/3丸；6个月以下每服1/4丸；未满1个月忌服。②**急性梗阻性化脓性胆管炎**：巴豆仁切成米粒的1/2～1/3大小颗粒，不去油，备用，每次用温开水送服150～200毫克，可在12小时内给药3～4次，次日酌情用1～2次。③**胆绞痛**：巴豆仁切碎置胶囊内每次服100毫克，小儿酌减，每3～4小时用药1次，至畅泻为度，每24小时不超过400毫克。以服巴豆通下后，胆绞痛减轻为有效。④**骨髓炎骨结核多发性脓肿**：巴豆仁60克（纱布包好），猪脚1对，置大瓦钵内，加水3000毫升，炖至猪脚熟烂，去巴豆仁和骨，不加盐，每日分2次空腹服。如未愈，每隔1周再服1剂，可连服10～20剂。⑤**癫痫**：巴豆霜5克，杏仁20克，赤石脂、代赭石各50克，共为细末，蜜丸如小豆粒大小。成人每服3粒，每日3次，饭后服。如无不良反应可增至5粒。

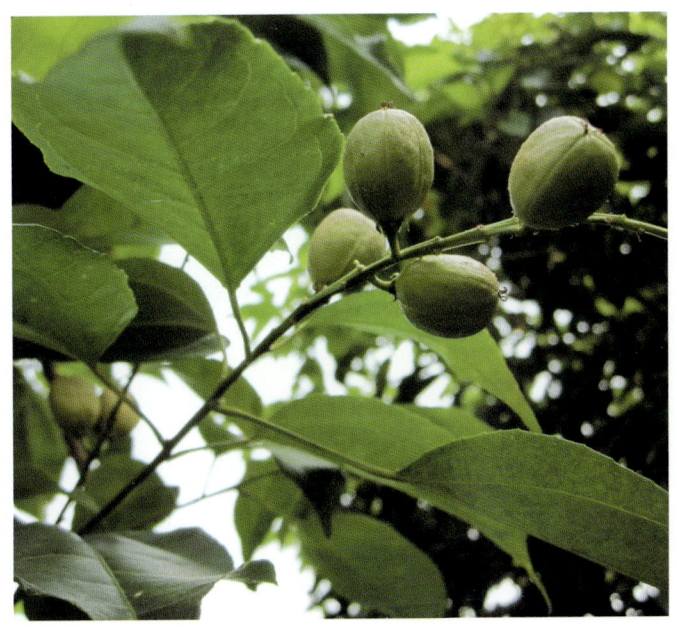

食疗药膳

● 烤鲤鱼

原料：大鲤鱼1条（250克以上），巴豆40粒。
制法：将鱼洗净，从鱼脊割开两刀，将巴豆下在两刀路合住，用纸包裹，慢火烧熟。
用法：去豆食鱼，米汤下。
功效：补虚，泻下。
适用：腹胀。

使用注意

孕妇禁用；不宜与牵牛子同用。生品不做内服。

巴戟天

- **别名** 糠藤、黑藤钻、鸡肠风、兔仔肠、鸡眼藤、三角藤。
- **来源** 本品为茜草科植物巴戟天 Morinda officinalis How 的干燥根。

【形态特征】藤状灌木。根肉质肥厚，圆柱形，呈结节状，茎有纵棱，小枝幼时有褐色粗毛。叶对生，叶片长椭圆形，全缘，叶缘常有稀疏的短睫毛，下面中脉被短粗毛，托叶鞘状。头状花序有花2～10朵，排列与枝端，花序梗被污黄色短粗毛，花萼先端有不规则的齿裂或近平截，花冠白色，肉质。核果近球形，种子4粒。

【生境分布】生长于山谷、溪边或林下。主产广东高要、德庆，广西苍梧等地。

【采收加工】秋冬采收为宜。栽培品5～7年后采挖，洗净泥土，除去须根，晒六七成干，用木槌轻轻捶扁，晒干；或先蒸过，晒至半干后，捶扁，晒干。

【性味归经】甘、辛，微温。归肾、肝经。

【功能主治】补肾阳，强筋骨，祛风湿。用于阳痿遗精，腰膝疼痛，筋骨痿软，宫冷不孕，月经不调，少腹冷痛，风湿痹痛。

【用量用法】内服：3～10克，煎服；或入丸、散。

验方 ①**老人衰弱、足膝痿软：** 巴戟天、熟地黄各10克，人参4克（或党参10克），菟丝子、补骨脂各6克，小茴香2克，水煎服，每日1剂。②**男子阳痿早泄、女子宫寒不孕：** 巴戟天、覆盆子、党参、神曲、菟丝子各9克，山药18克，水煎服，每日1剂。③**遗尿、小便不禁：** 巴戟天、覆盆子各12克，益智仁10克，水煎服，每日1剂。④**肾病综合征：** 巴戟天、山茱萸各30克，水煎服，每日1剂。

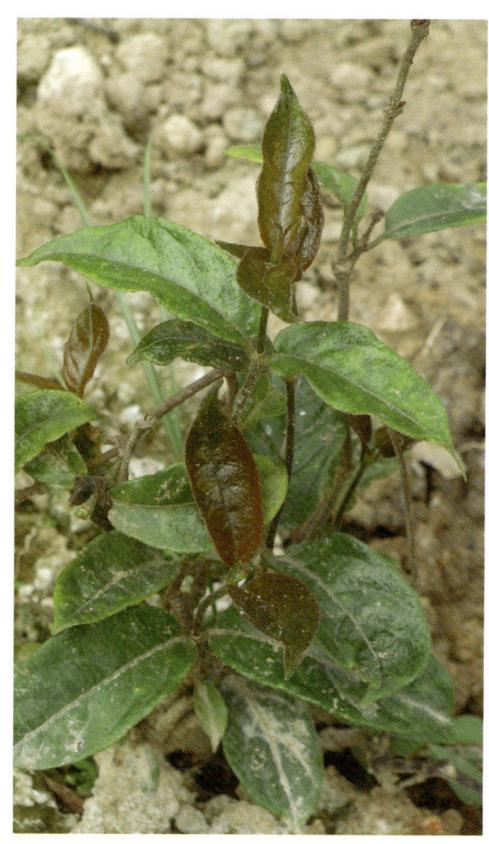

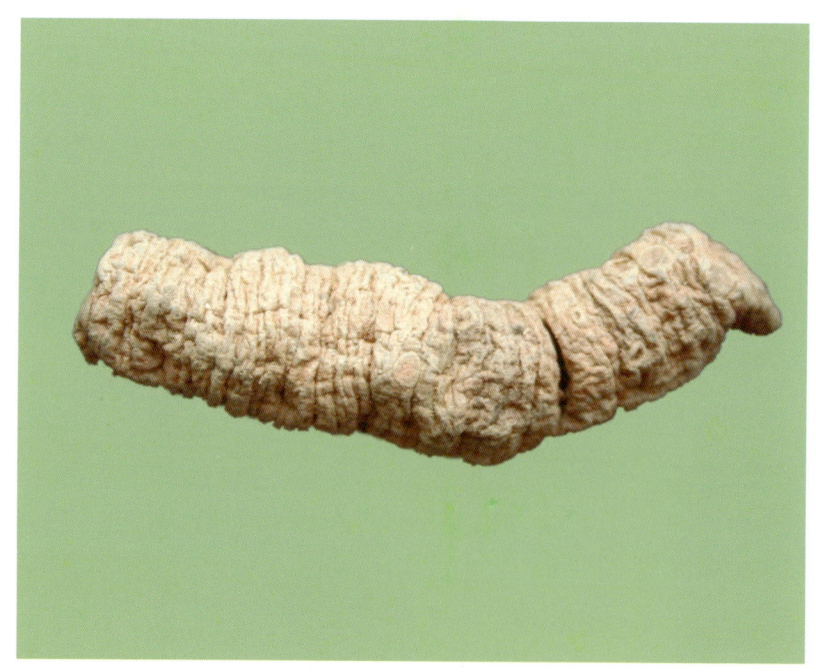

使用注意

阴虚火旺者不宜单用。

食疗药膳

● 巴戟天酒

原料：巴戟天200克，黄芪、当归、鹿角、熟地黄、益母草各60克，白酒2000毫升。
制法：将上药加工捣碎，装入纱布袋，放入酒坛，倒入白酒，密封坛口，浸泡7日后即成。
用法：每日2次，每次20毫升。
功效：温肾，调经。
适用：肾元虚寒所致的不孕症。

● 巴戟煲鸡肠

原料：巴戟天15克，鸡肠2～3副。
制法：鸡肠剪开洗净，同巴戟放砂锅内，加清水500毫升煮汤。
用法：去药渣，吃肠饮汤，每日2次。
功效：温补肾阳。
适用：肾阳亏虚引起的精子活力低下或少精子症。

● 巴戟煮大虾

原料：巴戟20克，对虾12个，鱼泥60克，鸡蛋清1个，火腿末、油菜叶、味精、玉米粉、熟猪油、盐各适量。
制法：将巴戟去内梗，切3厘米长的段，煎水50克；对虾去头、皮、肠子，留下尾巴，片开，剁断虾筋，挤干水分，撒些味精。先两面蘸玉米粉，再放在鸡蛋清（已打在碗中）中蘸一下，码在盘子里。将鱼泥用蛋清、巴戟水、玉米粉、味精、盐、熟猪油拌成糊，抹在对虾上，在糊面中间放一根火腿丝，两旁各放一根黄瓜皮丝，外面再各放一根火腿丝。然后用筷子按一遍。将对虾用干净温油炸熟。盘中先放好生菜叶，把对虾对齐码成圆圈即成。
用法：每3日1次，每次吃大虾50克。
功效：补肾兴阳，强筋壮骨。
适用：肾阳虚的阳痿、早泄、性欲减退等。

● 五味巴戟粥

原料：五味子、巴戟天各30克，粳米50克。
制法：将五味子、巴戟天置于砂锅中；加入适量清水煎取1000毫升汁液；然后用药汁熬成煮至粳米成粥即成。
用法：每日1次，早餐食用。
功效：滋阴壮阳，固精缩尿。
适用：阴阳两虚型糖尿病患者。

水牛角

- **别名** 牛角尖。
- **来源** 本品为牛科动物水牛 Bubalus bubalis Linnaeus 的角。

【形态特征】水牛为大家畜，体壮，蹄大，额方，鼻宽，嘴向前伸，下颚和颈几乎与地面平行。公母牛皆有角，角呈方楞状或成三角形，弧形对生，角面多带纹。上颚无门齿及犬齿，臼齿皆强大，颈较短。体躯肥满，腰隆凸，四肢强健，肢具四趾，各有蹄，前2趾着地，后2趾不着地而悬蹄。毛粗硬，稀疏，皮毛黑灰色而有光泽，冬季则为青灰色，品种不多，毛色以灰青、石板青为多，黑色、黄褐色为少，纯白色则较罕见。

【生境分布】全国各地均有饲养。主产华南、华东地区。

【采收加工】取角后，水煮，除去角塞，干燥。或劈开，用热水浸泡，捞出，镑片，晒干。

【性味归经】苦，寒。归心、肝经。

【功能主治】清热凉血，解毒，定惊。用于温病高热，神昏谵语，头痛，喉痹咽肿，发斑发疹，吐血衄血，惊风，癫狂。

【用量用法】内服：15～30克，宜锉碎先煎3小时以上，或锉末冲服。

验方

① **雀斑**：水牛角60克，羌活、升麻、生地、防风各30克，川芎、白附子、红花、白芷、黄芩各15克，生甘草6克，将各药研成细末，蒸熟，做成小丸，每晚服10克，温开水送服。② **过敏性紫癜**：水牛角40～100克，生地黄10～30克，赤芍、丹皮各10～20克，水牛角煎半小时以上，后下余药，半小时后取汁口服，每日1剂，重则2剂。③ **病毒性肝炎**：水牛角粉50克，丹参、柴胡、黄芪、茯苓、甘草各15克，烘干碾成细粉，做成复方水牛角片，每片0.5克，含生药0.45克，每次10片，每日3次，30日为1个疗程。

使用注意

脾胃虚寒者不宜用。

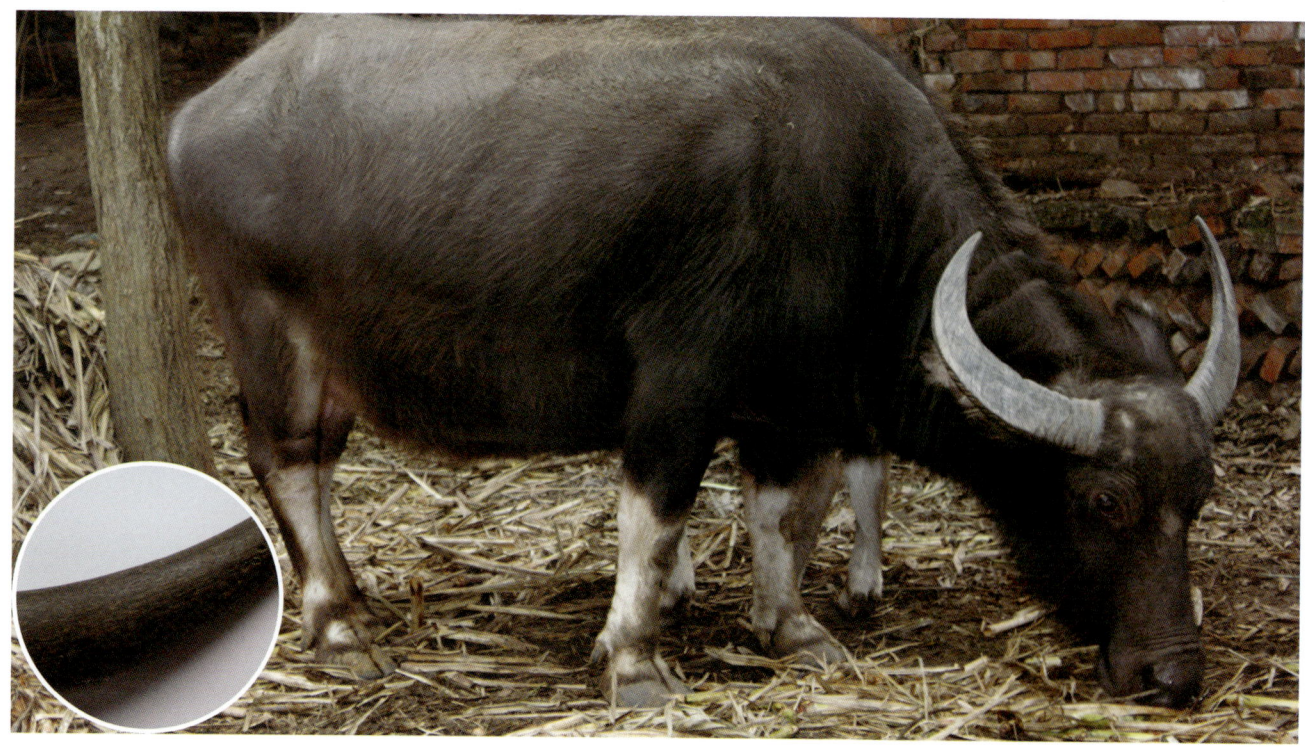

水红花子

- **别名** 河蓼子、水荭子、川蓼子、荭草实、水红子。
- **来源** 本品为蓼科植物荭蓼 Polygonum orientale L. 的干燥成熟果实。

【形态特征】 一年生草本，高1～3米。茎直立，中空，多分枝，密生长毛。叶互生；叶柄长3～8厘米；托叶鞘筒状，下部膜质，褐色，上部草质，被长毛，上部常展开成环状翅；叶片卵形或宽卵形，长10～20厘米，宽6～12厘米，先端渐尖，基部近圆形，全缘，两面疏生软毛。总状花序由多数小花穗组成，顶生或腋生；苞片宽卵形；花淡红或白色；花被5深裂，裂片椭圆形；雄蕊通常7，长于花被；子房上位，花柱2。瘦果近圆形，扁平，黑色，有光泽。花期7～8月，果期 8～10月。

【生境分布】 生长于路旁和水边湿地。除西藏自治区外，分布几遍全国。

【采收加工】 8～10月间割取果穗，晒干，打落果实，除去杂质。

【性味归经】 咸，微寒。归肝、胃经。

【功能主治】 散血消癥，消积止痛，利水消肿。用于癥瘕痞块，瘿瘤，食积不消，食少腹胀，胃脘胀痛，水肿腹水。

【用量用法】 内服：15～30克，煎服。外用：适量，熬膏敷患处。

验方

①**慢性肝炎、肝硬化腹水：** 水红花子15，大腹皮20克，黑丑9克，水煎服。②**脾肿大，肚子胀：** 水红花子500克，水煎熬膏，每次1汤匙，每日2次，黄酒或开水送服。并用水红花子膏摊布上，外贴患部，每日换药1次。

使用注意

凡血分无瘀滞及脾胃虚寒者忌服。

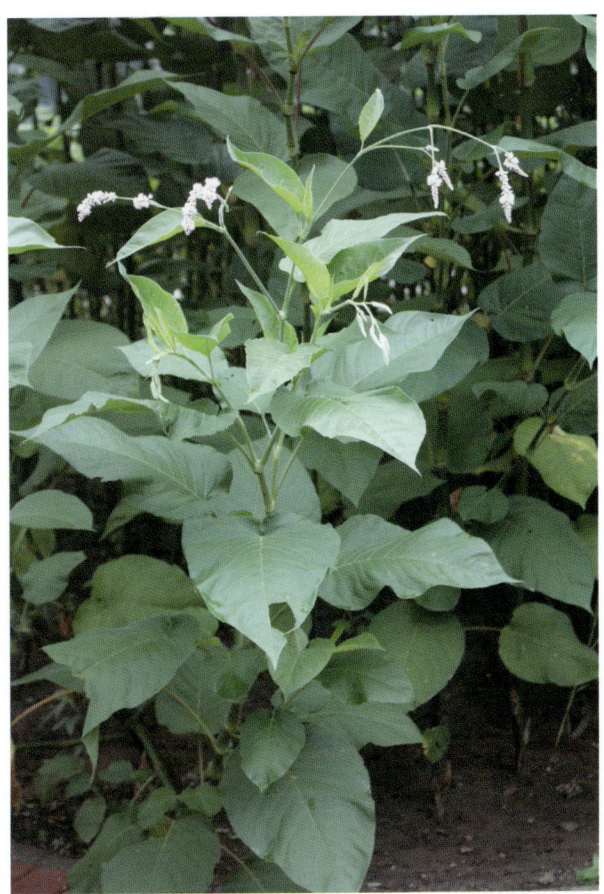

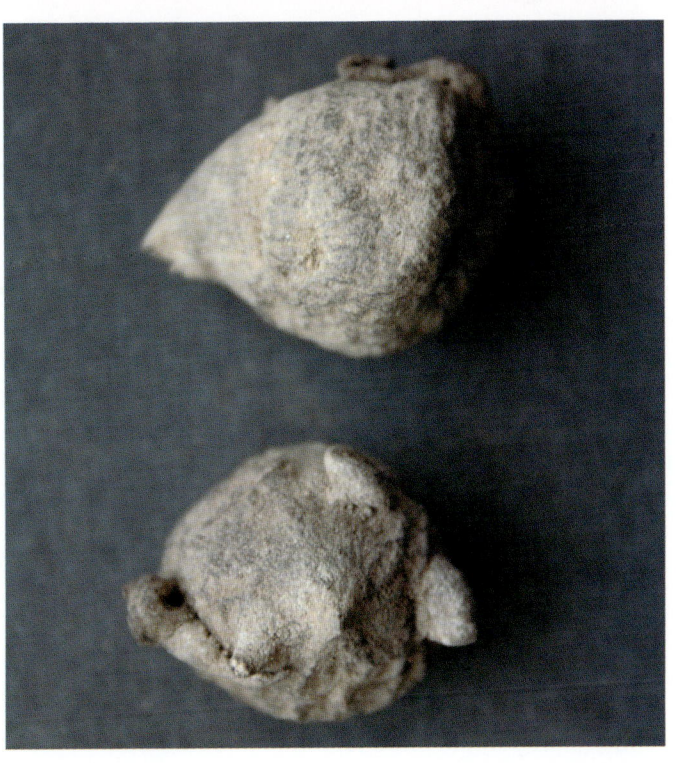

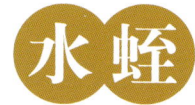 水蛭

- **别名** 马蛭、蚂蟥、烫水蛭。
- **来源** 本品为水蛭科动物蚂蟥 *Whitmania pigra* Whitman、水蛭或柳叶蚂蟥的干燥全体。

【形态特征】体长稍扁，乍视之似圆柱形，体长约2～2.5厘米，宽约2～3毫米。背面绿中带黑，有5条黄色纵线，腹面平坦，灰绿色，无解剖图杂色斑，整体环纹显著，体节由5环组成，每环宽度相似。眼10个，呈∩形排列，口内有3个半圆形的颚片围成一Y形，当吸着动物体时，用此颚片向皮肤钻进，吸取血液，由咽经食道而贮存于整个消化道和盲囊中。身体各节均有排泄孔，开口于腹侧。雌雄生殖孔相距4环，各开口于环与环之间。前吸盘较易见，后吸盘更显著，吸附力也强。

【生境分布】生长于稻田、沟渠、浅水污秽坑塘等处，全国大部分地区均有出产，多属野生。主要产于我国南部地区。

【采收加工】夏、秋季捕捉后，洗净，用开水烫死或用石灰、草木灰、酒闷死，晒干或烘干。

【性味归经】咸、苦，平；有小毒。归肝经。

【功能主治】破血通经，逐瘀消癥。用于血瘀经闭，癥瘕痞块，腹痛，痈肿丹毒，中风偏瘫，跌仆损伤。

【用量用法】内服：1～3克，煎服；或研末吞服，每次0.3～0.5克。

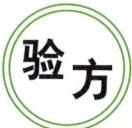 验方

①**骨折**：水蛭，新瓦上焙干，为细末，热酒调下5克。并及时固定骨折处。②**肝癌**：水蛭、虻虫、土鳖虫、壁虎、蟾皮等量，炼蜜为丸，每丸4.5克，每次9克，每日2次。③**慢性前列腺炎**：水蛭、黄柏、知母、穿山甲、沙苑子各10克，蒲公英、白茅根各30克，败酱草、王不留行各20克，水煎2次，分2次服，每日1剂。④**中风后遗症**：水蛭50克，郁金20克，川芎30克，共研粉，温水冲服，每次10克，每日3次。

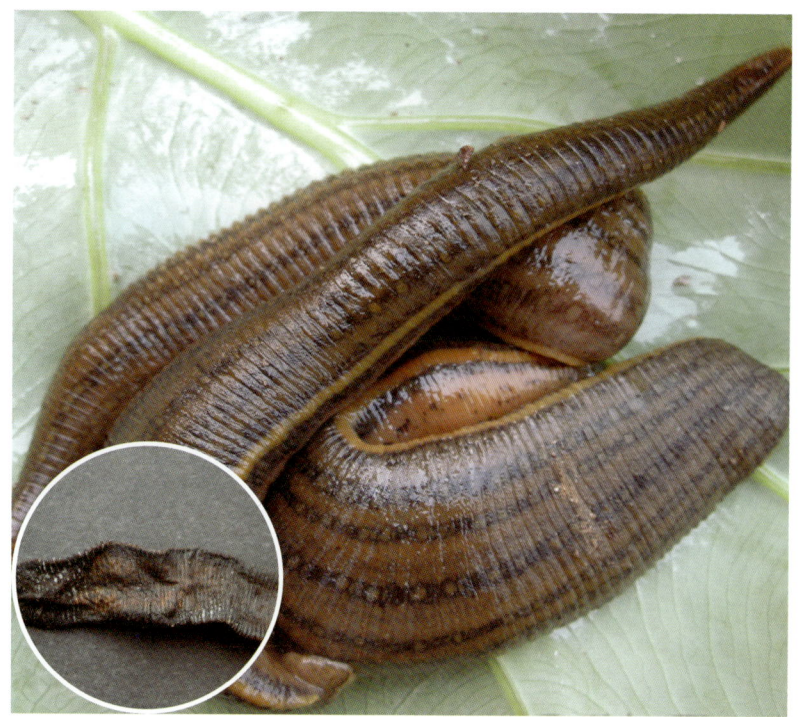

食疗药膳

● **水蛭粥**

原料：生水蛭30克，生山药250克，红糖适量。

制法：水蛭研粉，山药研末，每次用山药末20克调匀煮粥，加红糖，送服水蛭粉1～2克。

用法：每日2次。

功效：破血逐瘀，通经止痛。

适用：妇女青春期体壮血瘀闭经、癥瘕积聚、跌打损伤等。

使用注意

孕妇禁用。

玉竹

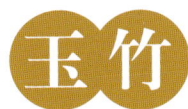

- **别名** 玉术、萎蕤、女萎、葳蕤、节地、乌萎、黄芝、山玉竹。
- **来源** 本品为百合科植物玉竹 *Polygonatum odoratum* (Mill.) Druce 的干燥根茎。

【形态特征】多年生草本，根茎横生。茎单一，高20～60厘米。叶互生，无柄，叶片椭圆形至卵状长圆形。花腋生，通常1～3朵，簇生，花被筒状，白色，花丝丝状。浆果球形，成熟时蓝黑色。

【生境分布】生长于山野林下或石隙间，喜阴湿处。分布于湖南、河南、江苏、浙江。河南产量最大，浙江新昌产质最佳。

【采收加工】秋季采挖，除去须根，洗净，晒至柔软后，反复揉搓晾晒至无硬心晒干，或蒸透后揉至半透明，晒干。

【性味归经】甘，微寒。归肺、胃经。

【功能主治】养阴润燥，生津止渴。用于肺胃阴伤，燥热咳嗽，咽干口渴，内热消渴，阴虚外感，头晕目眩。

【用量用法】内服：6～12克，煎服。

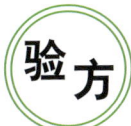

验方

①**虚咳**：玉竹25～50克，与猪肉同煮服。②**发热口干、小便涩**：玉竹250克，煮汁饮之。③**久咳、痰少、咽干、乏力**：玉竹、北沙参各15克，北五味子、麦冬各10克，川贝母5克，水煎服，每日1剂。④**小便不畅、小便疼痛**：玉竹30克，芭蕉120克，水煎取汁，冲入滑石粉10克，分作3次于饭前服。⑤**肢体酸软、自汗、盗汗**：玉竹25克，丹参13克，水煎服。⑥**心悸、口干、气短、胸痛或心绞痛**：玉竹、丹参、党参各15克，川芎10克，水煎服，每日1剂。

使用注意

脾虚及痰湿内盛者，不宜使用。

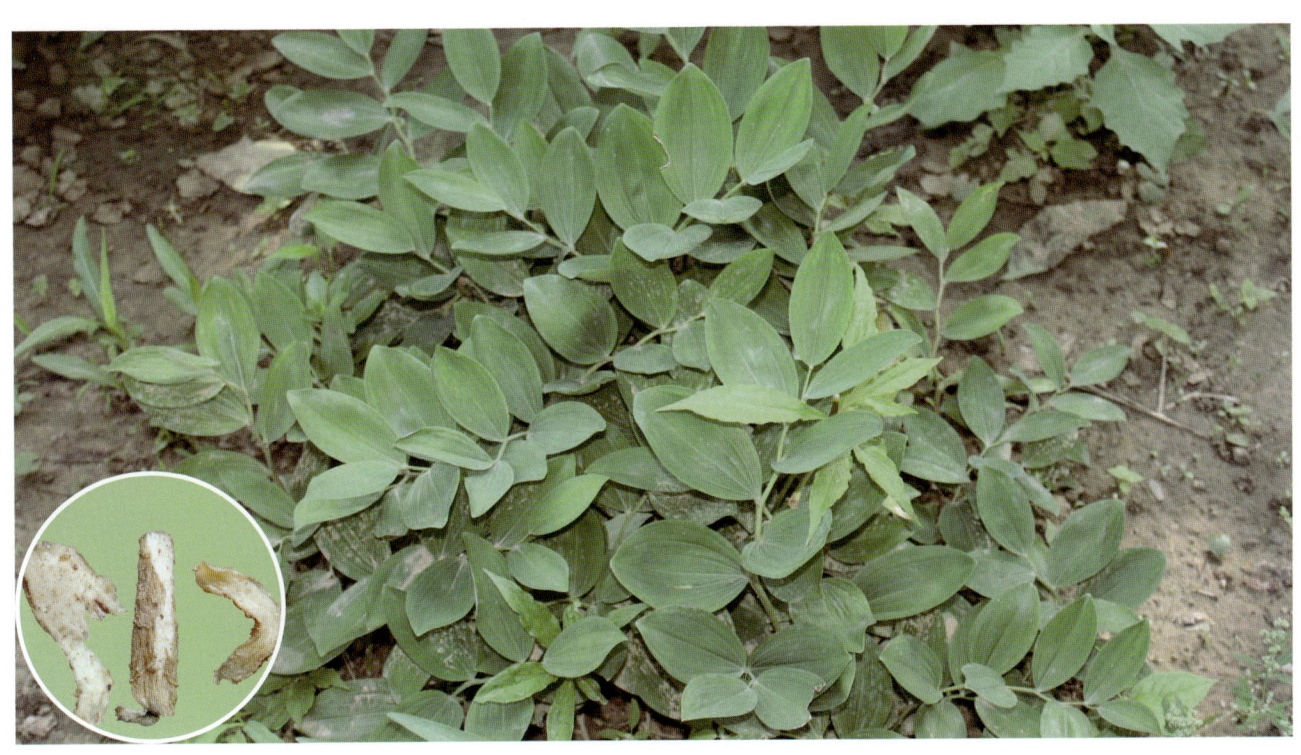

功劳木

- **别名** 土黄柏、黄天竹、鼠不爬、山黄柏、大叶黄连、十大功劳。
- **来源** 本品为小檗科植物阔叶十大功劳Mahonia bealei（Fort.） carr或细叶十大功劳的干燥茎。

【形态特征】阔叶十大功劳：常绿灌木，高1～4米。茎表面土黄色或褐色，粗糙，断面黄色。叶互生，厚革质，具柄，基部扩大抱茎；奇数羽状复叶，长25～40厘米，小叶7～15片，侧生小叶无柄，阔卵形，大小不等，长4～12厘米，宽2.5～4.5厘米，顶生小叶较大，有柄，先端渐尖，基部阔楔形或近圆形，边缘反卷，每边有2～8枚大的刺状锯齿，上面深绿色，有光泽，下面黄绿色。总状花序生长于茎顶，直立，长5～10厘米，6～9个簇生，小苞片1；萼片9，排成三；花黄褐色，花瓣6，长圆形，先端2浅裂，基部有2密腺；雄厚蕊6；雌蕊1。浆果卵圆形，直径约5毫米，成熟时蓝黑色，被白粉。花期8～10月，果期10～12月。

细叶十大功劳：常绿灌木，高1～2米。茎直立，树皮灰色，多分枝。叶互生；奇数羽状复叶；叶柄基部膨大；叶革质，小叶5～13片，狭披针形至披针，长6～12厘米，宽0.7～1.5厘米，先端长尖而具锐刺，基部楔形，边缘每边有刺状锯齿6～13个，上面深绿色，有光泽，叶脉不明显，下面黄绿色。总状花序自枝顶牙鳞腋间抽出，长3～6厘米，花梗基部具总苞，苞片卵状三角形；萼片9，花瓣状；花瓣6，黄色，长圆形，全缘；雄蕊6，花丝线形，花药瓣裂；子房卵圆形，无花柱，柱头头状。浆果卵圆形，熟果卵圆形，熟时蓝黑色，外被白粉。花期7～8月，果期8～10月。

【生境分布】生长于向阳山坡的灌丛中，也有栽培。分布于广西、安徽、浙江、江西、福建、河南、湖北、湖南、四川等地。

【采收加工】6月采果实，晒干，去净杂质，晒至足干为度。

【性味归经】苦，寒。归肝、胃、大肠经。

【功能主治】清热燥湿，泻火解毒。用于湿热泻痢，黄疸尿赤，目赤肿痛，胃火牙痛，疮疖痈肿，湿疹，肺热咳嗽。

【用量用法】内服：9～15克，煎服。外用：适量，煎水洗；或研末调敷。

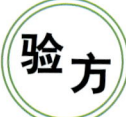

验方

①**感冒发热口渴**：鲜十大功劳叶30克，黄荆叶15克，水煎服。②**咯血、失眠**：十大功劳叶12克，水煎服。③**慢性支气管炎**：十大功劳叶、虎杖根、枇杷叶各30克，水煎服。④**慢性胆囊炎**：十大功劳根、过路黄各30克，栀子15克，南五味9克，水煎服。⑤**咳嗽**：十大功劳、百部、鱼腥草、枇杷叶各20克，石仙桃10克，七叶一枝花5克，水煎服。⑥**风湿痛**：十大功劳12克，羌活、独活各9克，水煎服。⑦**咽喉肿痛**：十大功劳根、枇杷叶各15克，桑叶9克，川贝6克，水煎服。⑧**赤白带下**：十大功劳叶、白英、仙鹤草各30克，水煎服。⑨**盆腔炎**：阔叶十大功劳根9克，金银花10克，紫花地丁24克，水煎服。

使用注意

体质虚寒者忌用。

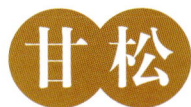

甘松

- **别名** 香松、甘松香。
- **来源** 本品为败酱科植物甘松 *Nardostachys jatamansi* DC. 的干燥根及根茎。

【形态特征】多年生草本，高20～35厘米。基生叶较少而疏生，通常每丛6～9片，叶片窄线状倒披针形或倒长披针形，先端钝圆，中以下渐窄略成叶柄状，基部稍扩展成鞘，全缘，上面绿色，下面淡绿色；主脉三出。聚伞花序呈紧密圆头状，花萼5裂，齿极小，花粉红色，花冠筒状，花柱细长，伸出花冠外，柱头漏斗状。瘦果倒卵形，长约3毫米。

【生境分布】生长于高山草原地带。分布于四川、甘肃、青海等地。

【采收加工】春、秋二季采挖，以秋季采为佳。除去泥沙杂质，晒干或阴干。

【性味归经】辛、甘，温。归脾、胃经。

【功能主治】理气止痛，开郁醒脾，外用祛湿消肿。用于寒凝气滞，脘腹胀满，食欲不振，呕吐，外用治牙痛，脚气肿毒。

【用量用法】内服：3～6克，煎服。外用：适量。

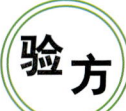

①**神经性胃痛**：甘松香、香附、沉香各适量，水煎服。②**神经衰弱、癔症、胃肠痉挛**：甘松18克，广皮4.5克，水500毫升，浸于沸水3小时（每半小时煮沸1次），分12次服，每日6次。③**胃及十二指肠球部溃疡**：甘松、白及、鹿角胶（冲）、元胡各12～15克，黄芪、海螵蛸各20～30克，白芍15～18克，甘草6～9克，每日1剂，水煎服，或研细末，炼蜜为丸（每丸重9克），每次1丸，每日2～3次。④**病毒性心肌炎**：甘松6～9克，生地、党参、炙甘草、丹参各15～30克，麦冬、桂枝各6～9克，苦参9～12克，紫石英30克，板蓝根12～15克，水煎服。

使用注意

气虚血热者忌用。

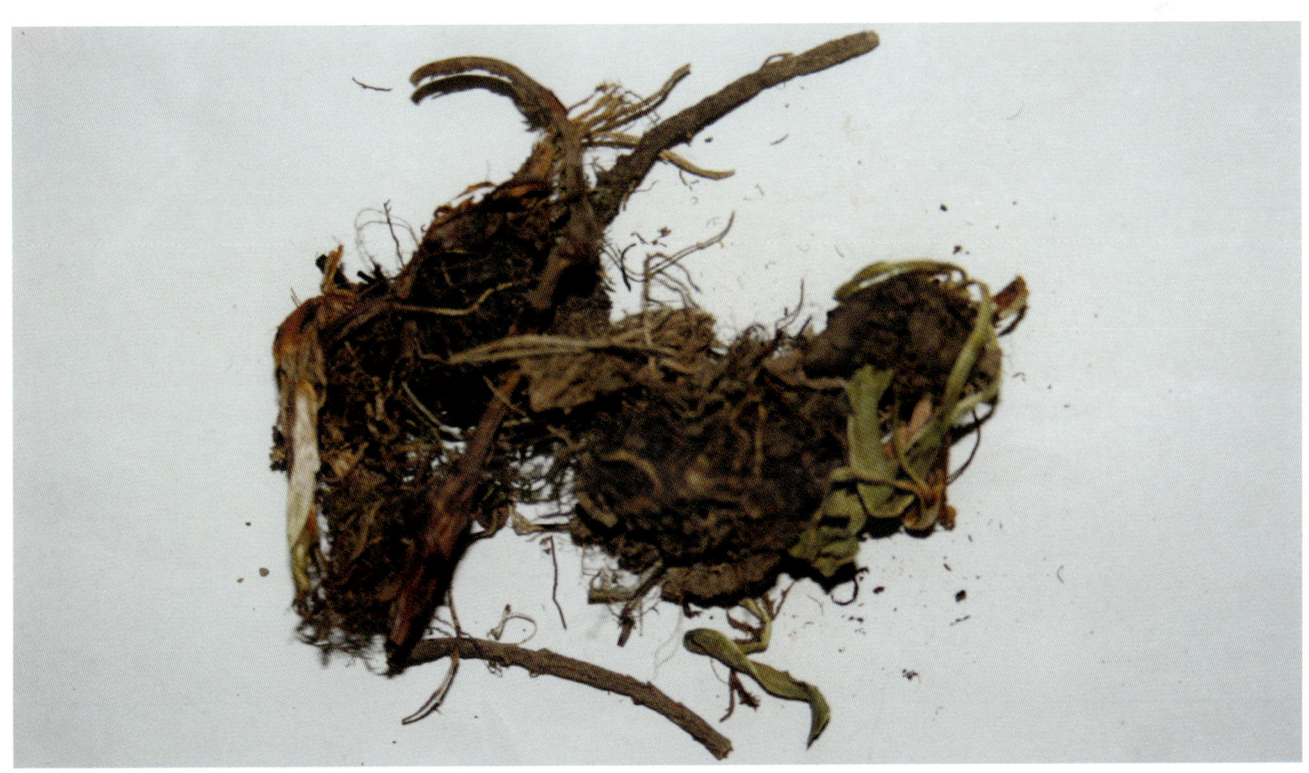

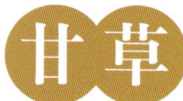

甘草

- **别名** 美草、密甘、密草、国老、粉草、甜根子、甜草根、粉甘草、红甘草。
- **来源** 本品为豆科植物甘草 *Glycyrrhiza uralensis* Fisch.、胀果甘草或光果甘草的干燥根及根茎。

【形态特征】甘草为多年生草本植物，高30～80厘米，根茎多横走，主根甚发达。外皮红棕色或暗棕色。茎直立，有白色短毛和刺毛状腺体。奇数羽状复叶互生，小叶7～17对，卵状椭圆形，全缘，两面被短毛及腺体。总状花序腋生，花密集。花萼钟状，外被短毛或刺状腺体，花冠蝶形，紫红色或蓝紫色。荚果扁平，呈镰刀形或环状弯曲，外面密被刺状腺毛，种子扁卵圆形，褐色。

【生境分布】生长于干旱、半干旱的荒漠草原、沙漠边缘和黄土丘陵地带。分布于内蒙古、山西、甘肃、新疆等地。以内蒙古鄂尔多斯市杭锦旗所产品质最优。

【采收加工】春秋两季均可采挖，但以春季为佳。将挖取的根和根茎，切去茎基的幼芽串条、枝杈、须根，洗净。截成适当的长短段，按粗细、大小分等，晒至半干，打成小捆，再晒至全干。去掉栓皮者，称"粉甘草"。

【性味归经】甘，平。归心、肺、脾、胃经。

【功能主治】补脾益气，清热解毒，祛痰止咳，缓急止痛，调和诸药。用于脾胃虚弱，倦怠乏力，心悸气短，咳嗽痰多，脘腹、四肢挛急疼痛，痈肿疮毒，缓解药物毒性、烈性。

【用量用法】内服：2～10克，煎服。

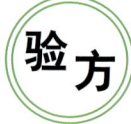

①**消化性溃疡**：甘草粉，口服，每次3～5克，每日3次。②**原发性血小板减少性紫癜**：甘草12～20克，水煎，早、晚分服。③**室性早搏**：生甘草、炙甘草、泽泻各30克，水煎服，每日2剂，早、晚分服。④**肺结核**：甘草50克，每日1剂，煎汁分3次服用。⑤**胃及十二指肠溃疡**：甘草、海螵蛸各15克，白术、延胡索各9克，白芍12克，党参10克，水煎服。

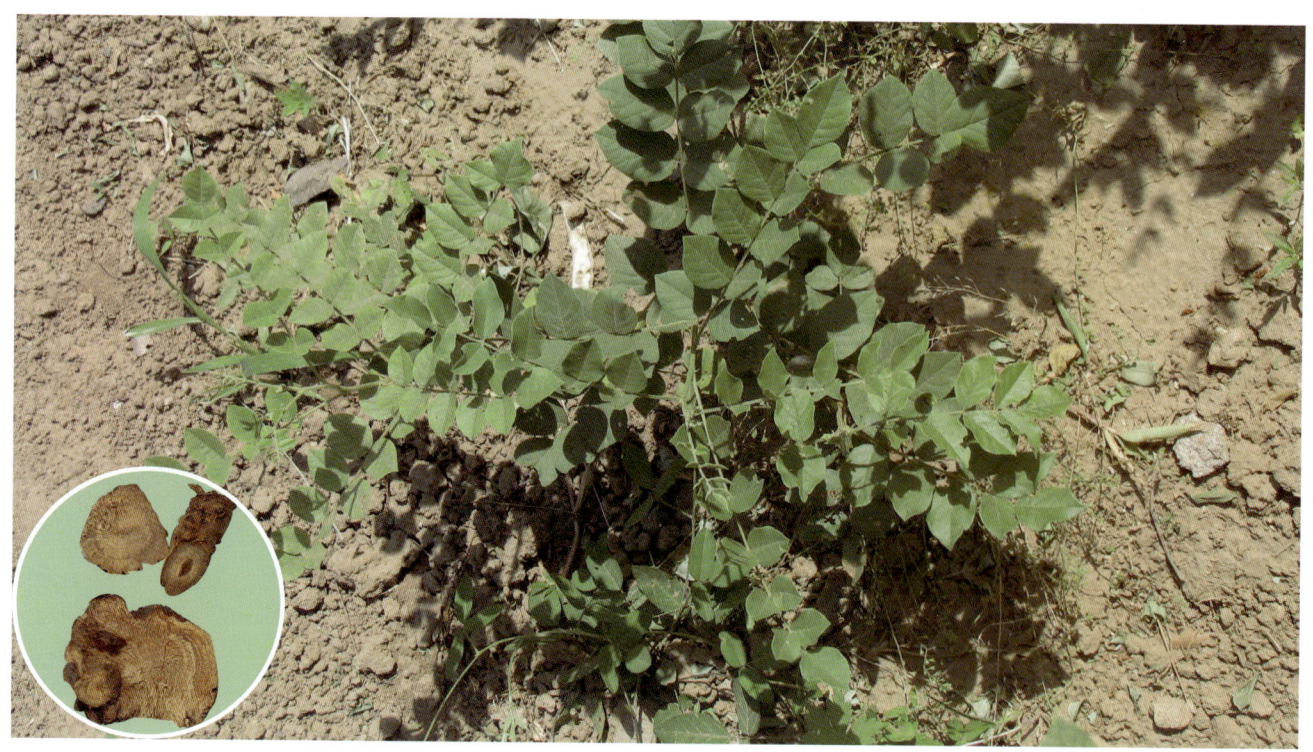

食疗药膳

● 甘草瓜蒌酒

原料：瓜蒌1枚，甘草2克，腻粉少许（方中所用的腻粉又名轻粉，为粗制的氯化亚汞结晶。有毒，能攻毒杀虫。利水通便。一般不宜内服。），黄酒1小杯。

制法：将瓜蒌、甘草等研为粗末，倒入瓷碗中，加黄酒与水1小杯，并下腻粉，置炉火上煎开3～5沸后，去渣取汁备用。

用法：每日1剂，睡前外搽患处。

功效：清热解毒，化痰祛瘀，消肿止痛。

适用：热毒侵袭，血瘀痰阻之痈疽疔疮，红肿热痛，多日不消者。

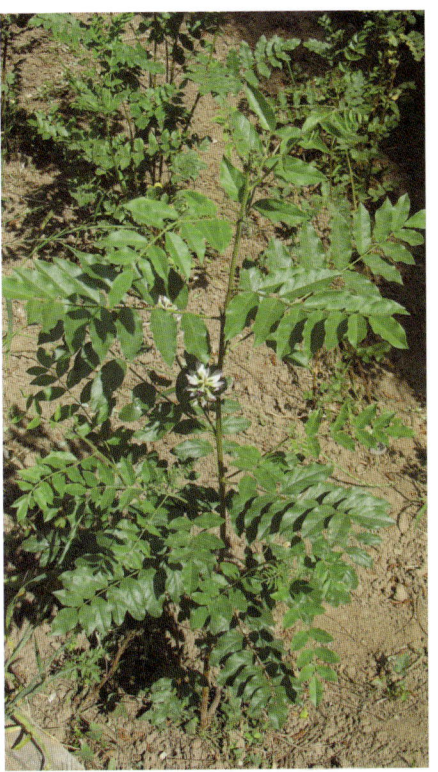

● 蛇舌甘草茶

原料：白花蛇舌草（鲜品为佳）25克，甘草10克，绿茶3克。

制法：先将前二味药加水浸过药面，小火煎至400毫升，去渣取汁，以沸药汁冲泡绿茶即可。

用法：代茶频饮。

功效：清热利湿，散结解毒。

适用：肝炎、肝硬化、肝癌等。

● 芍药甘草羊肉汤

原料：甘草、白芍各15克，通草9克，羊肉1500克。

制法：将甘草、白芍、通草等用纱布包裹，与洗净切成小块的羊肉同放入砂锅，加水煎煮至肉熟汤香，弃纱布包，捞起羊肉，留汤备用。

用法：佐餐食用。

功效：补益精血，缓急止痛。

适用：精血亏虚，寒滞经脉之产后少腹冷痛、神疲倦怠、腰膝酸软、四肢不温、面色淡白或萎黄、心悸失眠，或中风偏瘫等。

● 甘草醋茶

原料：甘草6克，蜂蜜30克，醋20克。

制法：将以上几味用沸水冲泡。

用法：早晚代茶饮。

功效：润肺敛肺，止咳。

适用：慢性支气管炎。

使用注意

不宜与海藻、京大戟、红大戟、甘遂、芫花同用。

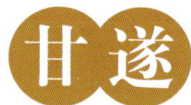

- **别名** 甘泽、猫儿眼、化骨丹、肿手花、萱根子。
- **来源** 本品为大戟科植物甘遂Euphorbia kansui T.N.Liou ex T.P.Wang的干燥块根。

【形态特征】多年生草本，高25～40厘米，全株含白色乳汁。茎直立，下部稍木质化，淡红紫色，下部绿色，叶互生，线状披针形或披针形，先端钝，基部宽楔形或近圆形，下部叶淡红紫色。杯状聚伞花序，顶生，稀腋生；总苞钟状，先端4裂，腺体4；花单性，无花被；雄花雄蕊1枚，雌花花柱3，每个柱头2裂。蒴果近球形。

【生境分布】生长于低山坡、沙地、荒坡、田边和路旁等。主产于陕西、河南、山西等地。

【采收加工】春季开花前或秋末茎叶枯萎后采挖，撞去外皮，晒干。

【性味归经】苦，寒；有毒。归肺、肾、大肠经。

【功能主治】泄水逐饮，消肿散结。用于水肿胀满，胸腹积水，痰饮积聚，气逆咳喘，二便不利，风痰癫痫，痈疮肿毒。

【用量用法】内服：0.5～1.5克，炮制后研末服；或入丸剂。外用：适量。

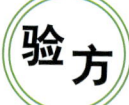

①渗出性胸膜炎、肝硬化腹水、血吸虫病腹水、慢性肾炎水肿、二便不通：甘遂、大戟、芫花各等份，大枣10枚，前三味混合研末，每次1～3克，大枣煎汤于清晨空腹送服。②癫痫：甘遂、朱砂各3克，将甘遂入鲜猪心中，煨熟，取出药，与朱砂研粉和匀，分作4丸，每次1丸，用猪心煎汤送下。③小儿睾丸鞘膜积液：甘遂、赤芍、枳壳、昆布各10克，甘草5克，水煎服，连用3～7日。

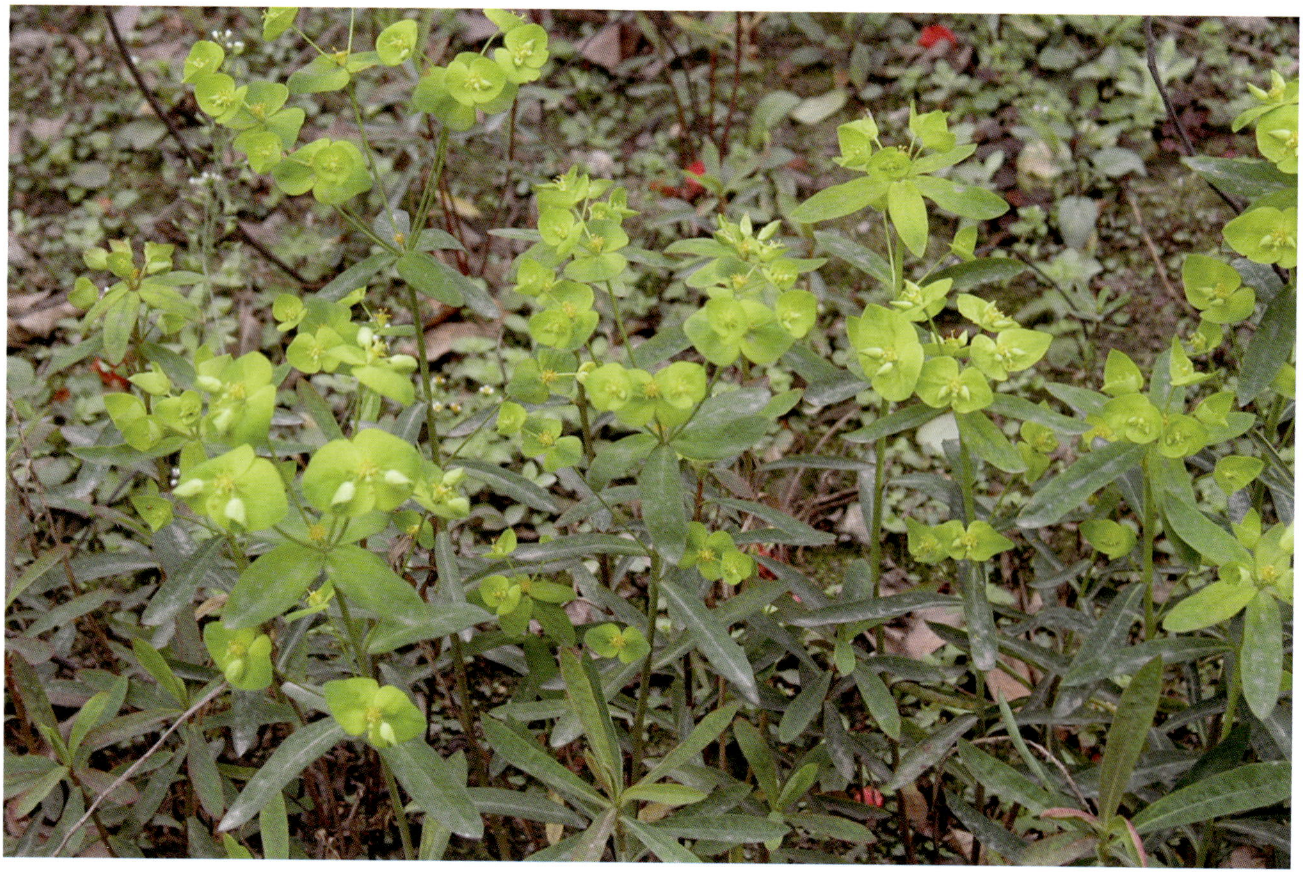

食疗药膳

●甘遂猪心

原料：猪心1个，甘遂6克，朱砂3克。

制法：甘遂研末，以猪心血作丸，放入猪心内，纸裹煨熟；取出甘遂再研末，同水飞朱砂和匀，分作4丸。将猪心炖汤。

用法：食猪心，并以肉汤送服1丸，以腹泻为度，不泻再进1丸。

功效：逐痰饮。

适用：痰迷心窍之癫狂痫症。

●甘遂烤猪腰子

原料：猪腰子1枚，甘遂3克。

制法：先将猪腰分为7脔，甘遂研为细粉，蘸脔上，烤熟即可。

用法：每日1次，至4、5次，当觉腹胁鸣，小便利即停。食用时不加盐。

功效：和理肾气，通利膀胱。

适用：卒肿满、身面皆洪大等。

使用注意

孕妇禁用；不宜与甘草同用。生品不宜内服。

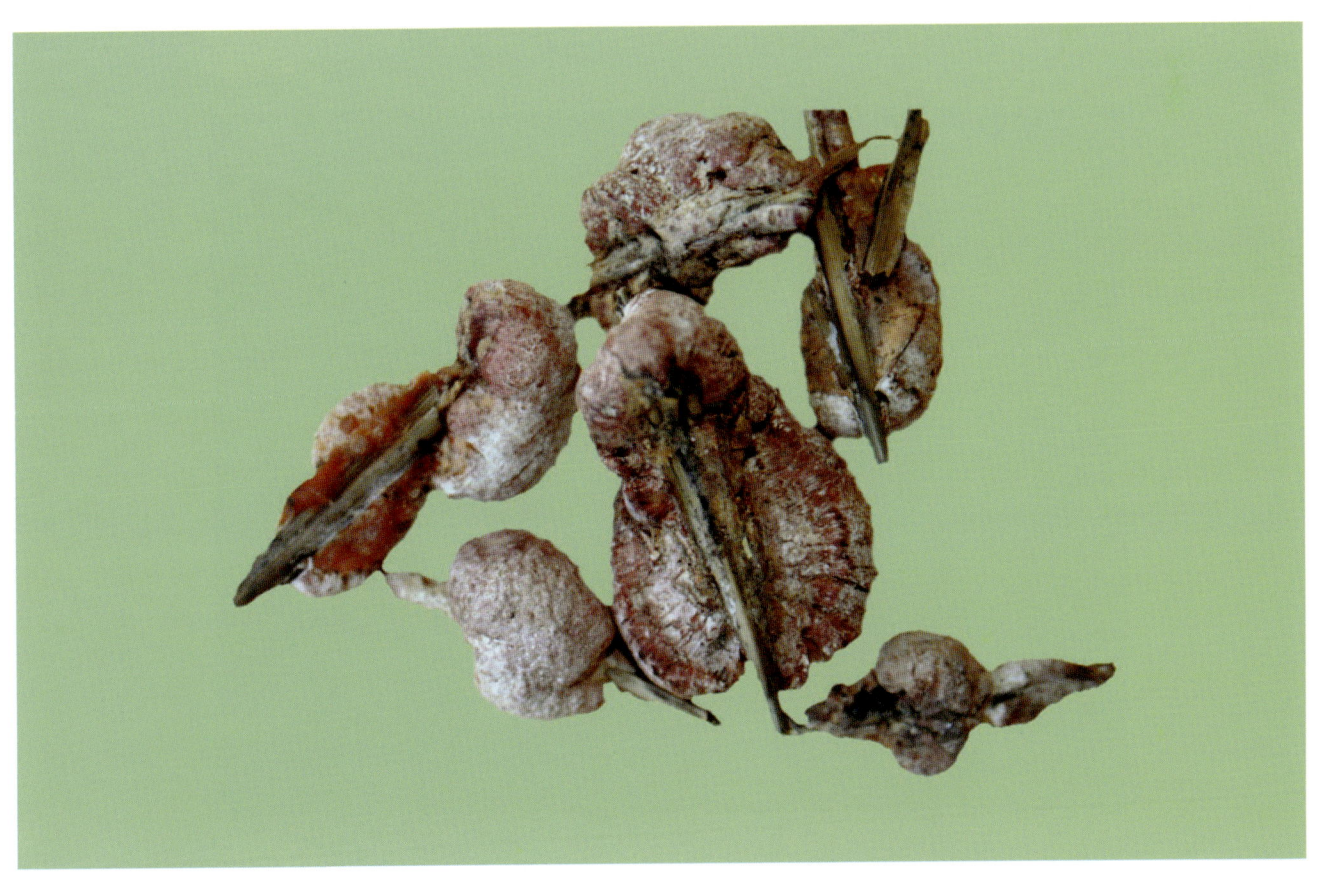

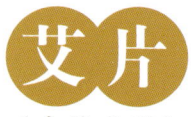

艾片（左旋龙脑）

- **别名** 艾粉、结片、艾脑香。
- **来源** 本品为菊科植物艾纳香 *Blumea balsamifera* (L.) DC. 的新鲜叶经提取加工制成的结晶。

【形态特征】多年生木质草本，高1～3米，全体密被黄色绒毛或绢毛，揉碎时有冰片香气。叶互生；叶片椭圆形或矩圆状披针形，长10～17厘米，宽1.2～2.5厘米，先端尖，基部狭窄，下延呈叶柄状，或近深裂，边缘具不规则锯齿，两面密被茸毛。头状花序顶生，伞房状；总苞片数轮，外轮较内轮短；管状花黄色，异形，缘花雌性，盘花两性，先端5裂；聚药雄蕊5；雌蕊1，子房下位，柱头2裂，线状。瘦果具10棱，冠毛淡白色。花期3～5月，果期9～10月。

【生境分布】生长于山坡草地或灌木丛中。分布广东、广西、云南等地。广西及贵州有栽培。

【采收加工】9～10月间，采取艾纳香叶，入蒸器中加热使之升华，升华所得的结晶为灰白色之粉状物，即称艾粉。经压榨去油，炼成块状结晶，再劈削成颗粒状或片状，即为艾片。

【性味归经】辛、苦，微寒。归心、脾、肺经。

【功能主治】开窍醒神，清热止痛。用于热病神昏、痉厥，中风痰厥，气郁暴厥，中恶昏迷，目赤，口疮，咽喉肿痛，耳道流脓，目疾外障，跌打损伤。

【用量用法】内服：0.15～0.3克，入丸散用。外用：适量，研粉点敷患处。

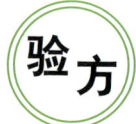

① 肿胀，风湿关节炎：艾片、蓖麻叶、石菖蒲各适量，煮水洗。
② 跌打损伤，疮疖痈肿，皮肤瘙痒：艾纳香鲜叶捣烂外敷或煎水洗患处。

使用注意

孕妇慎用。

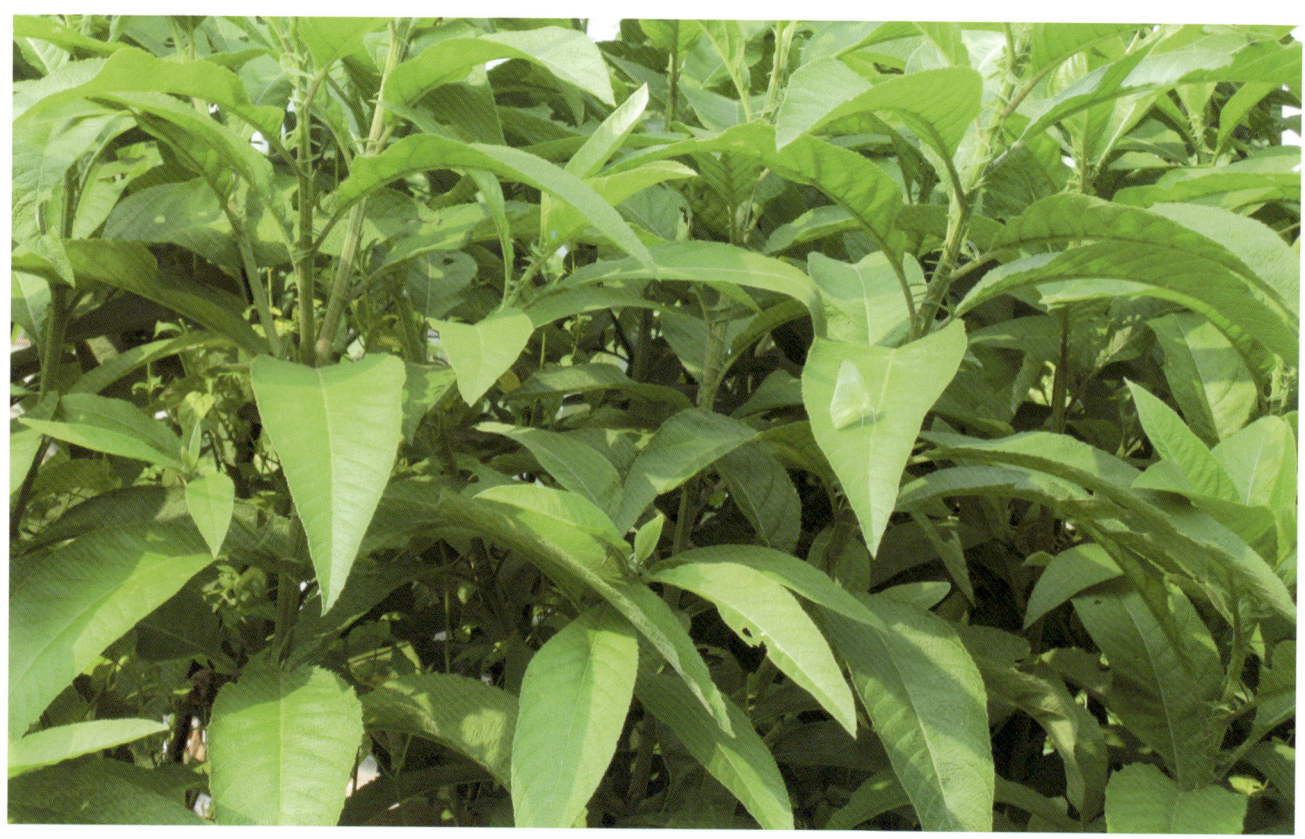

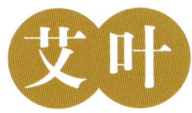

- **别名** 冰台、艾蒿、医草、蕲艾、艾蓬、野莲头、阿及艾、狼尾蒿子。
- **来源** 本品为菊科植物艾 Artemisia argyi Levl. et Vant. 的干燥叶。

【形态特征】多年生草本，高45～120厘米；茎具明显棱条，上部分枝，被白色短绵毛。单叶，互生，茎中部叶卵状三角形或椭圆形，有柄，羽状深裂，两侧2对裂片椭圆形至椭圆状披针形，中间又常3裂，裂片边缘均具锯齿，上面暗绿色，密布小腺点，稀被白色柔毛，下面灰绿色，密被白色绒毛；茎顶部叶叶全缘或3裂。头状花序排列成复总状，总苞卵形，密被灰白色丝状茸毛；筒状小花带红色，外层雌性花，内层两性花。瘦果长圆形、无冠毛。

【生境分布】生长于荒地、林缘，有栽培。全国大部分地区均产，以湖北蕲州产者为佳。

【采收加工】夏季花未开时采摘，除去杂质，晒干。

【性味归经】辛、苦，温；有小毒。归肝、脾、肾经。

【功能主治】温经止血，散寒止痛，外用祛湿止痒。用于吐血，衄血，便血，崩漏，月经过多，胎漏下血，少腹冷痛，经寒不调，痛经，宫冷不孕，心腹冷痛，久泻久痢，外治皮肤瘙痒。醋艾炭温经止血，用于虚寒性出血。

【用量用法】内服：3～9克，煎服。外用：适量。

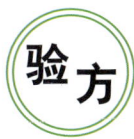

①**脾胃冷痛**：艾叶10克，研为末，水煎服。②**鼻血不止**：艾叶适量，水煎服。③**风寒感冒咳嗽（轻症）**：艾叶、葱白、生姜各10克，水煎后温服。④**皮肤湿疹瘙痒**：艾叶30克，煎煮后用水洗患处。⑤**皮肤溃疡**：艾叶、茶叶、女贞子叶、皂角各15克，水煎外洗或湿敷患部，每日3次。⑥**荨麻疹**：生艾叶10克，白酒100克，共煎至50克左右，顿服，每日1次，连用3日。

食疗药膳

●艾叶粳米粥

原料：鲜艾叶40克（干品减半），粳米50克，红糖适量。

制法：先将艾叶加水适量，煎取药汁500毫升，再将粳米淘洗干净，放锅中，兑入药汁，以大火煮沸，加红糖搅匀，改用小火煮至米烂汤稠为度。

用法：从月经过后3日开始服，约在下次来月经前3日停服，每日2次，早、晚空腹温热服食。

功效：温经散寒，调经止血。

适用：虚寒性痛经、月经不调、小腹冷痛、崩漏下血不止等。

●艾叶粥

原料：干艾叶10克（鲜者20克），粳米50克，红糖适量。

制法：先将艾叶煎汤取汁去渣，再加入洗净的粳米，红糖熬煮成粥即可食用。

用法：每日2次。

功效：温经止血，散寒止痛。

适用：下焦虚寒、腹中冷痛、月经不调、经行腹痛，或妇女崩漏下血以及带下等。

●艾叶生姜煨鸡蛋

原料：艾叶15克，生姜25克，鸡蛋2个。

制法：将上3味加水适量同煮；待鸡蛋熟，剥去壳，复入原汤中煨片刻。

用法：吃蛋饮汤，每日2次。

功效：温经止血，安胎，散寒。

适用：崩漏及胎动不安、习惯性流产。

使用注意

阴虚血热者慎用。

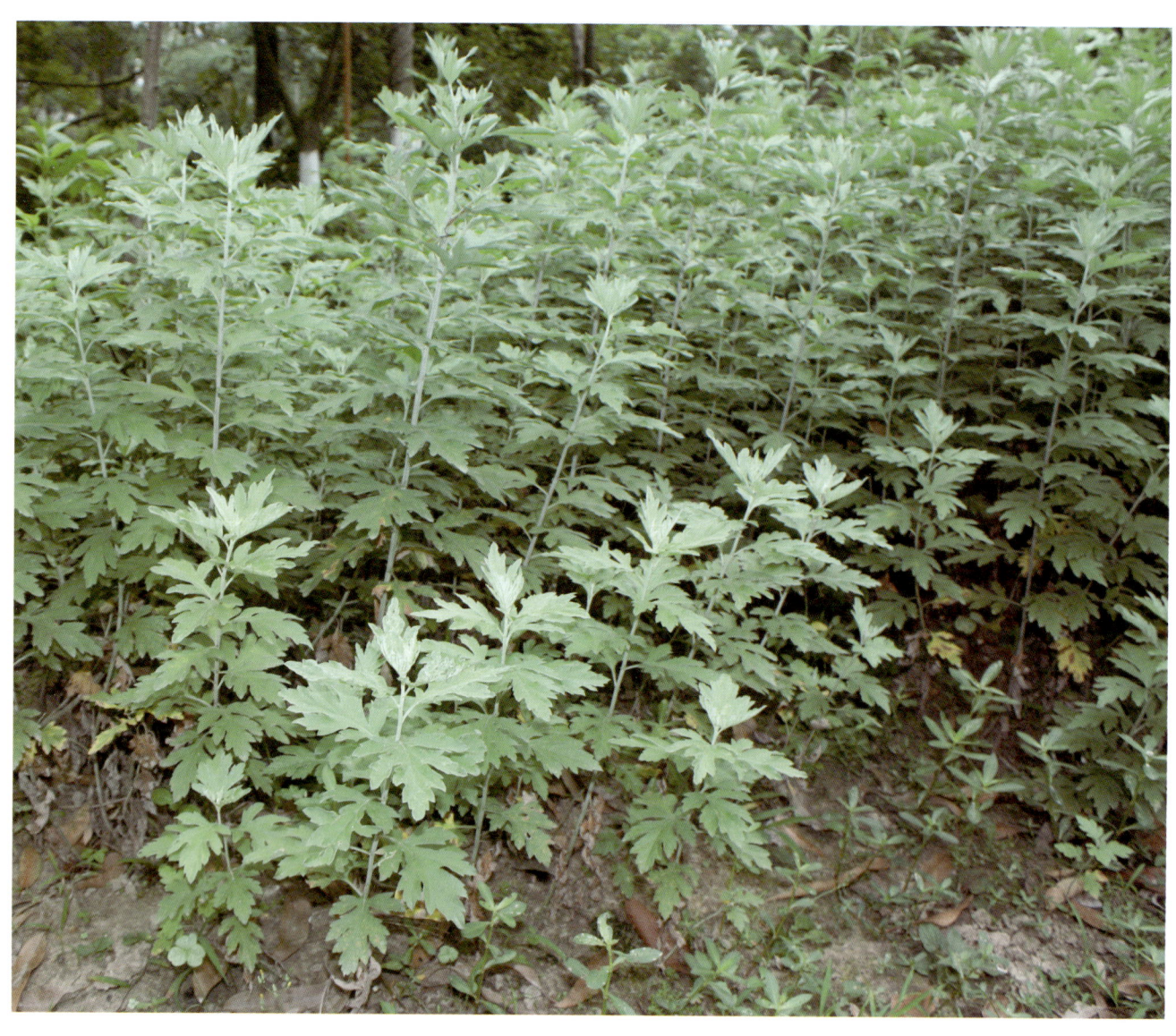

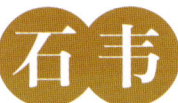

石韦

- **别名** 石皮、石剑、潭剑、金星草、生扯拢、虹霓剑草。
- **来源** 本品为水龙骨科多年生常绿草本植物庐山石韦 *Pyrrosia sheareri*（Bak.）Ching、石韦或有柄石韦的干燥叶。

【形态特征】株高10~30厘米，根茎如粗铁丝，横走，密生鳞片。叶近两型，不育叶和能育叶同形，叶片披针形或长圆披针形，基部楔形，对称。孢子囊群在侧脉间紧密而整齐地排列，初为星状毛包被，成熟时露出，无盖。

【生境分布】生长于山野的岩石上或树上。主产于长江以南各地。

【采收加工】全年均可采收，去根茎，晒干或阴干。

【性味归经】甘、苦，微寒。归肺、膀胱经。

【功能主治】利尿通淋，清肺止咳，凉血止血。用于热淋，血淋，石淋，小便不通，淋沥涩痛，肺热喘咳，吐血，衄血，尿血，崩漏，金疮，痈疽。

【用量用法】内服：6~12克，煎服；大剂量可用至30~60克。

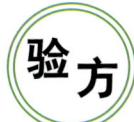

①**慢性支气管炎、支气管哮喘**：石韦、鱼腥草各15克，黄芩、浙贝母各8克，水煎服。②**急性膀胱炎、尿路感染**：石韦30克，车前草20克，滑石18克，甘草3克，水煎服。③**气热咳嗽**：石韦、槟榔各等份为末，每次10克，姜汤送下。④**急性结石发作，绞痛**：石韦、乌药各60克，白芍90克，甘草10克，水煎服。

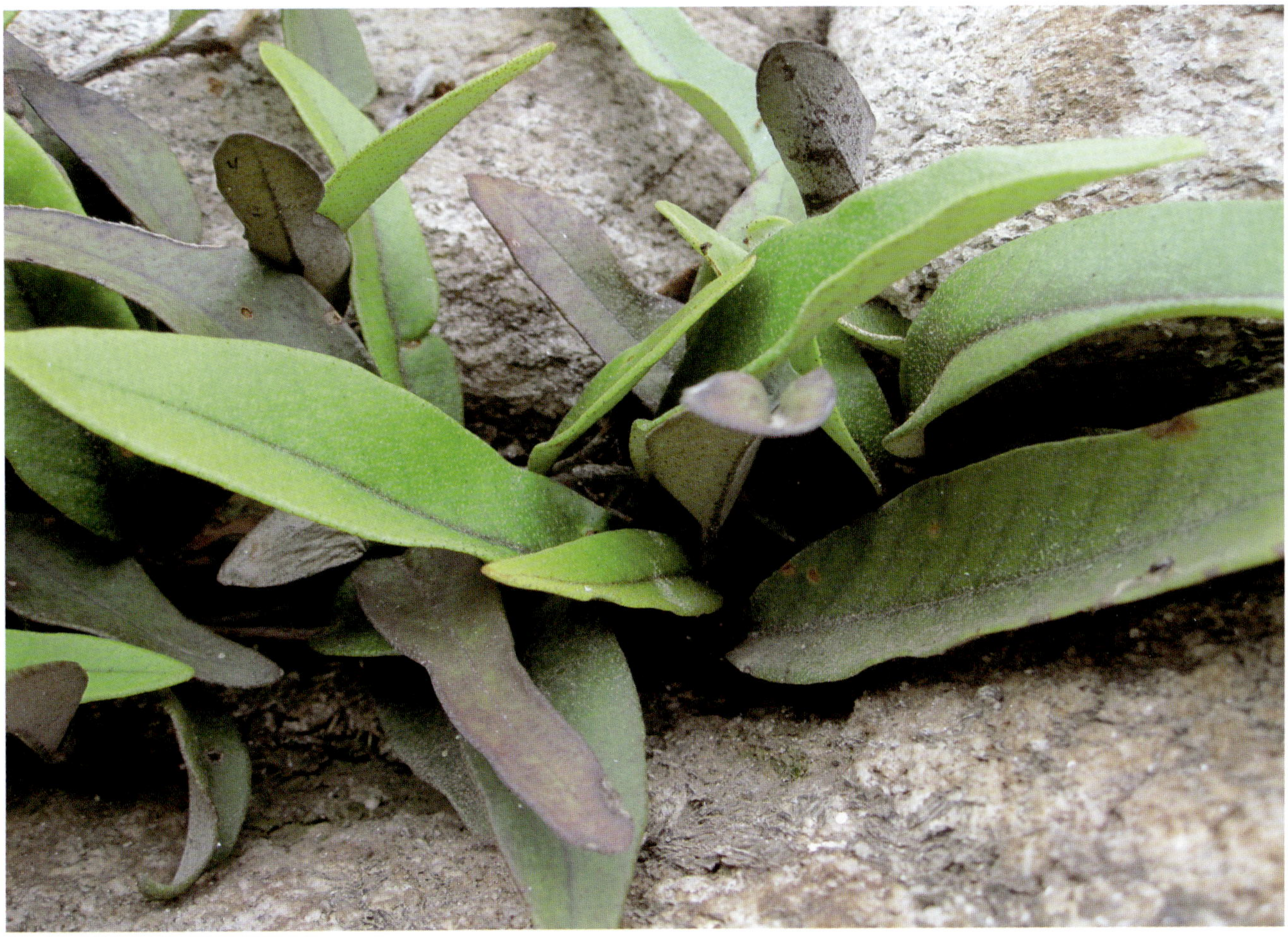

食疗药膳

●石韦茶

原料：石韦20克，绿茶2克。

制法：石韦加水适量煮沸，取液冲泡绿茶。

用法：代茶频饮。

功效：利尿通淋，清热止血。

适用：湿热型尿路结石。

●石韦大枣汤

原料：石韦30克，大枣10克。

制法：石韦用清水洗干净，大枣掰开。将石韦、大枣加水浸没后，先大火后小火，煮沸20分钟左右过滤即可。

用法：饮汤吃枣。每日早、晚各食1碗。

功效：利尿除热，降压降脂。

适用：原发性高血压病伴肥胖、血脂偏高者。

使用注意

阴虚及无湿热者忌服。

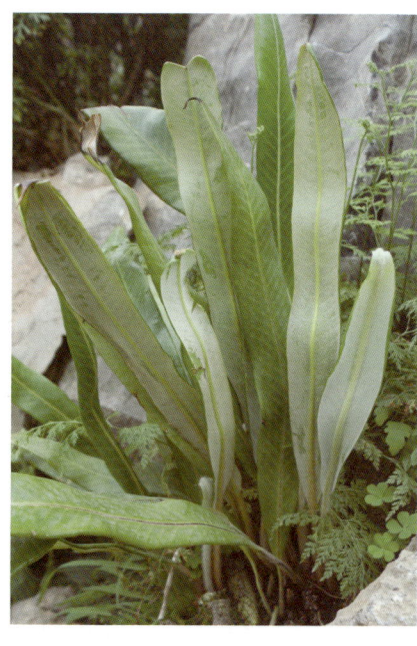
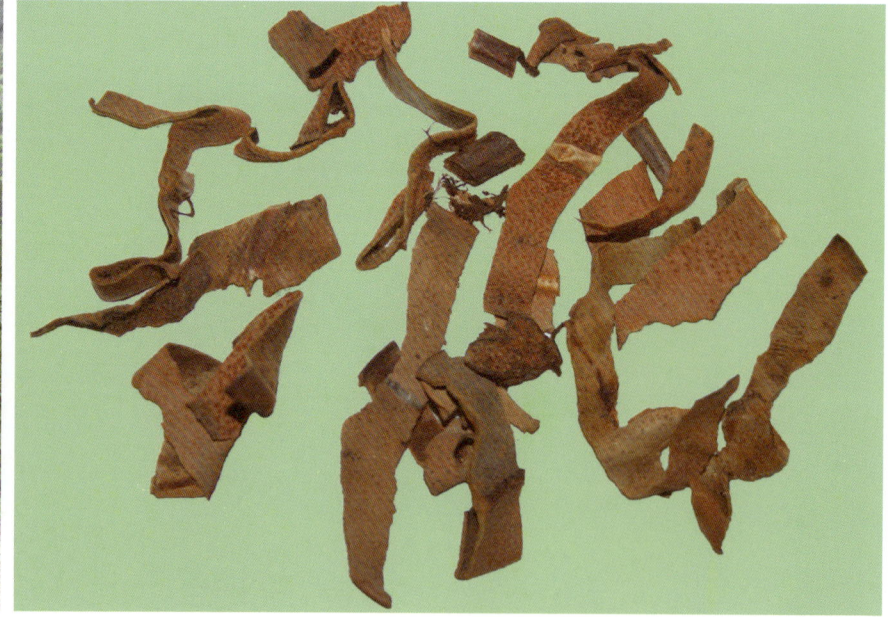

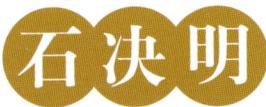

- **别名** 海决明、关海决、鲍鱼壳、真珠母、鳆鱼甲、鲍鱼皮、金蛤蜊皮。
- **来源** 本品为鲍科动物杂色鲍 *Haliotis diversicolor* Reeve、皱纹盘鲍、羊鲍、澳洲鲍、耳鲍或白鲍的贝壳。

【形态特征】体长卵圆形,内面观略呈耳形,长7~9厘米,宽5~6厘米,高约2厘米。表面暗红色,有多数不规则的螺肋和细密生长线,螺旋部小,体螺部大,从螺旋部顶端开始向右排列有20余个疣状突起,末端6~9个开孔,孔口与壳面平。内面光滑,具珍珠样彩色光泽。壳较厚,稍光滑,质坚硬,不易破碎,断面厚0.5~10毫米,有较明显的层次。无臭,味微咸。

【采收加工】夏、秋季捕捉。捕得后,将肉剥除,取壳,洗净,除去杂质,晒干。

【性味归经】咸,寒。归肝经。

【功能主治】平肝潜阳,清肝明目。用于肝阳上亢,头痛眩晕,目赤翳障,视物昏花,青盲雀目。

【用量用法】内服:6~20克,煎服;或入丸、散。外用:适量,研末撒患处。

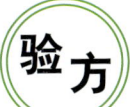

①**畏光**:石决明、黄菊花、甘草各5克,水煎,冷后服。②**痘后目翳**:石决明火煅过,研为末,加谷精草等份,共研细,以猪肝蘸食。③**肝虚目翳**:石决明(烧成灰)、木贼(焙)等份为末,每次10克,与姜、枣同用水煎,连渣服下,每日3次。④**小便淋症**:石决明去粗皮,研为末,水飞过,每次10克,熟水送下,每日2次。⑤**阴虚阳亢所致的眩晕**:石决明、生龙牡各30克,生熟地、夜交藤各15克,山茱萸肉、川牛膝各12克,牡丹皮10克,水煎服。

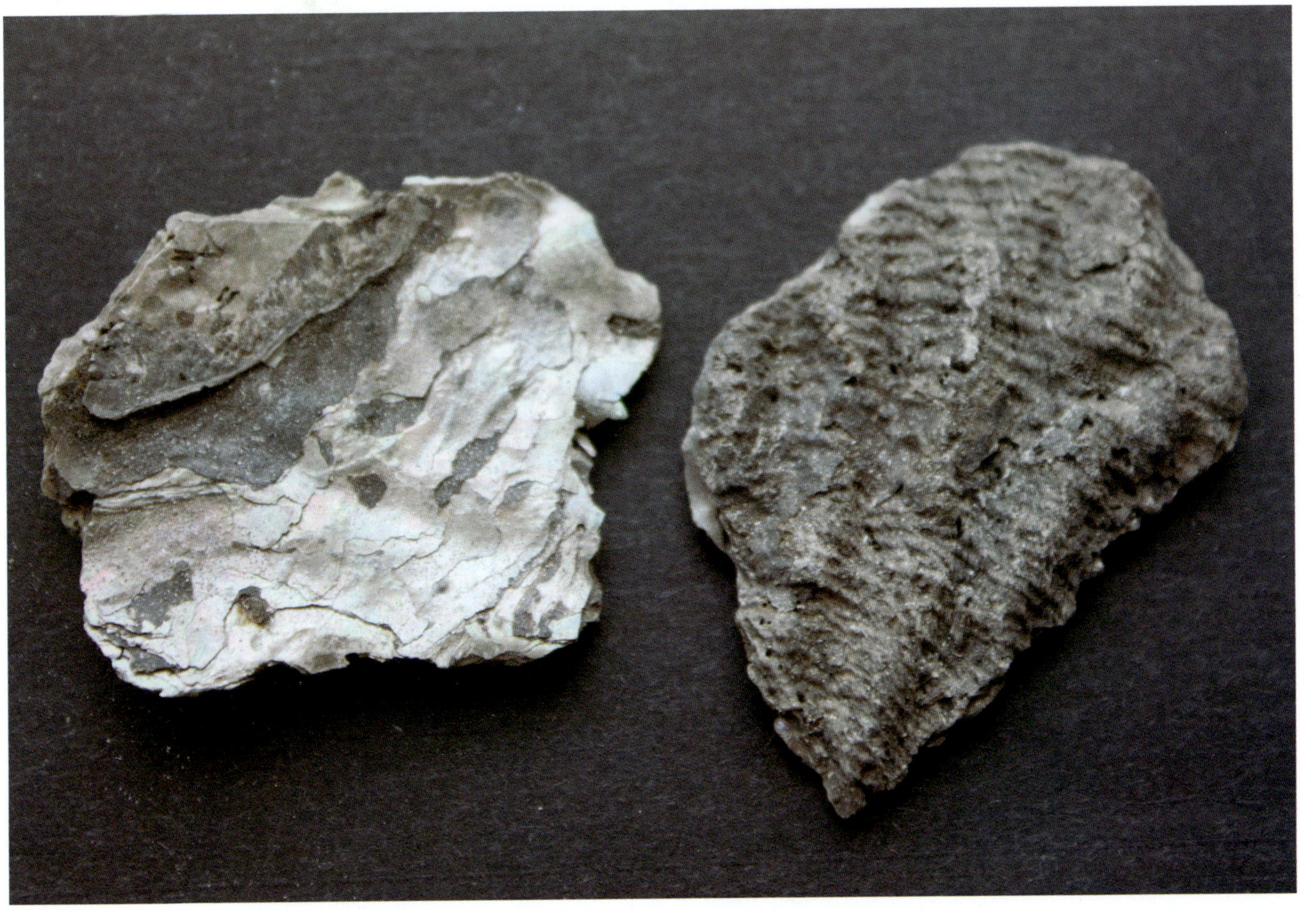

食疗药膳

●石决明粥

原料：煅石决明30克，粳米60克。
制法：先将石决明打碎，加水煎取药汁，然后用药汁熬粳米为粥即可。
用法：早晚餐食用。
功效：平肝潜阳。
适用：肝肾虚弱。

●地骨皮石决明酒

原料：地骨皮、石决明各180克，白酒2500毫升。
制法：将上药研碎，装入纱布袋，扎口放入酒坛，倒入白酒，加盖密封坛口，每日摇晃1～2次，浸泡7日后即成。
用法：每日2～3次，每次20～30毫升。
功效：清肝明目。
适用：肝肾阴虚而致视物昏花。

使用注意
本品咸寒易伤脾胃，故脾胃虚寒，食少便溏者慎用。

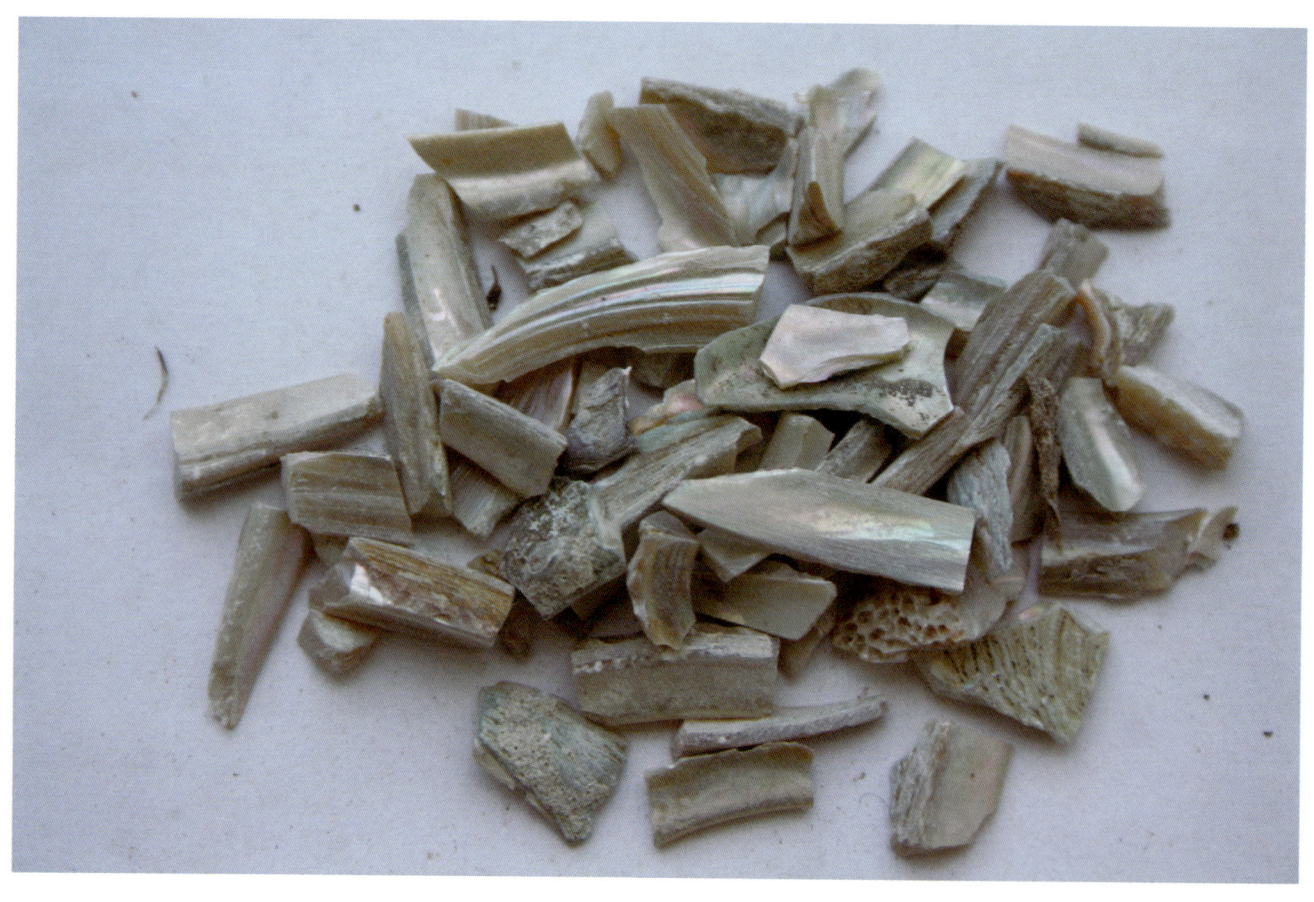

石菖蒲

- **别名** 水剑草、山菖蒲、金钱蒲、药菖蒲、菖蒲叶、香菖蒲。
- **来源** 本品为天南星科多年生草本植物石菖蒲Acorus tatarinowii Schott的干燥根茎。

【形态特征】多年生草本。根茎横卧，具分枝，因而植株成丛生状，分枝常被纤维状宿存叶基。叶基生，剑状线形，无中脉，平行脉多数，稍隆起。花茎扁三棱形，肉穗花序圆柱状，佛焰苞片叶状，较短，为肉穗花序长的1～2倍，花黄绿色。浆果倒卵形。

【生境分布】生长于阴湿环境，在郁密度较大的树下也能生长。分布于四川、浙江、江苏等地。

【采收加工】秋、冬二季采挖，除去叶、须根及泥沙，晒干。

【性味归经】辛、苦，温。归心、胃经。

【功能主治】开窍豁痰，醒神益智，化湿开胃。用于脘痞不饥，噤口下痢，神昏癫痫，耳鸣耳聋，健忘失眠。

【用量用法】内服：3～10克，煎服。鲜品加倍。外用：适量。

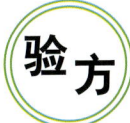

验方 ①**产后崩中、下血不止：**石菖蒲50克，酒2盏，煎取1盏，去渣分3服，食前温服。②**病后耳聋：**生石菖蒲汁适量，滴入耳中。③**阴汗湿痒：**石菖蒲、蛇床子各等份，为末，日搽2～3次。

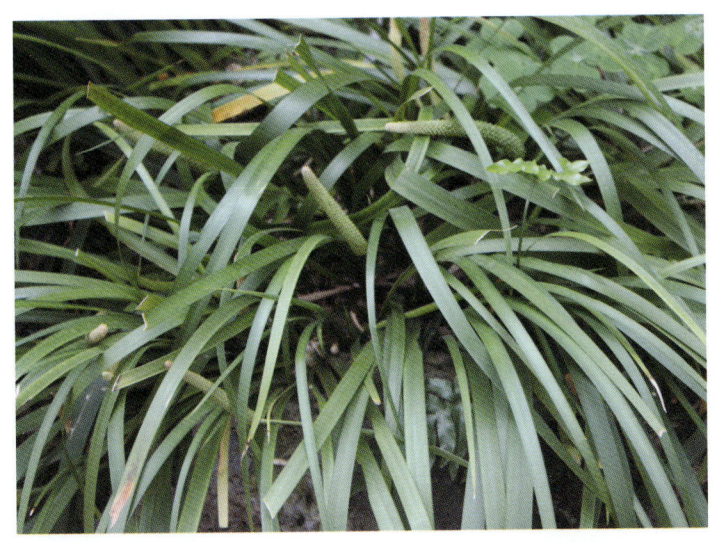
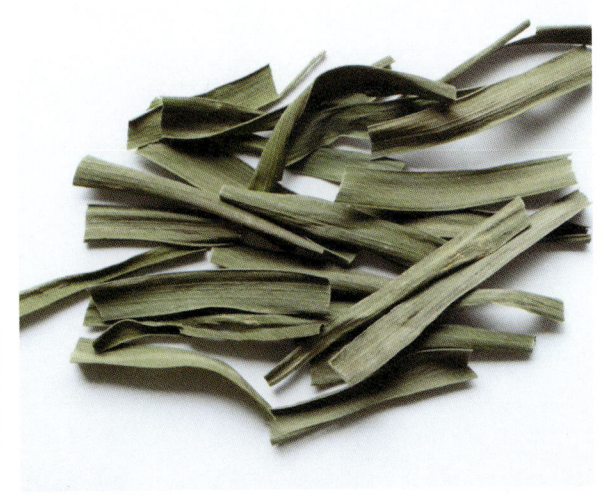

食疗药膳

●石菖蒲拌猪心

原料：石菖蒲30克，猪心1个。

制法：石菖蒲研细末，猪心切片，放砂锅中加水适量煮熟。

用法：每次以石菖蒲粉3～6克拌猪心，空腹食用。每日1～2次。

功效：化湿豁痰，宁心安神。

适用：心悸、失眠、健忘，以及癫狂、痫证、痴呆等。

使用注意

凡阴亏血虚及精滑多汗者不宜用。

石斛

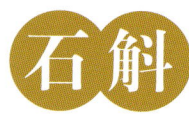

- **别名** 禁生、林兰、黄草、杜兰、金钗花、千年润、吊兰花。
- **来源** 本品为兰科植物金钗石斛 *Dendrobium nobile* Lindl.等的新鲜或干燥根茎。

【形态特征】金钗石斛：多年生附生草本，高30～50厘米。茎丛生，直立，直径1～1.3厘米，黄绿色，多节，节间长2.5～3.5厘米。叶无柄，近革质，常3～5片生长于茎的上端；叶片长圆形或长圆状披针形，长6～12厘米，宽1.5～2.5厘米，先端钝，有偏斜状的凹缺，叶脉平行，通常9条，叶鞘紧抱于节间，长1.5～2.7厘米。鲜石斛：金钗型的鲜石斛茎呈稍扁的圆柱形，基部较细，直径约1～1.5厘米，表面黄绿色，光滑，有纵棱，节明显，节上有棕黄色的环，节基部包围有灰色膜质的叶鞘，长度约占节间的1/3。黄草型的鲜石斛茎呈圆柱形，肉肥厚。

铁皮石斛：茎丛生，直立，高5～30厘米，径约5毫米，圆柱形，基部稍细，绿色并带紫色；多节，节间长1～2厘米。叶少数，生长于茎上部，无柄；叶片近卵形、卵状长圆形或近长圆形，长5～7厘米，宽1.5～2厘米，先端急尖而有偏斜状的凹缺，带革质；叶鞘膜质，紧抱节间，灰色，似不清洁状，干后深灰色。蒴果长圆形，长约2.5厘米，有三棱。

【生境分布】生长于海拔100～3000米高度之间，常附生长于树上或岩石上。分布于四川、云南、贵州、广东、广西、湖北等地；陕西、河南、江西等地也产。

【采收加工】全年均可采收。但以秋后采挖者质量好。鲜用者除去根及泥沙；干用者采收后除去杂质，用开水略烫或烘软，再边搓边烘，至叶鞘搓净，干燥备用。或将剪去部分须根的铁皮石斛边搓边扭成螺旋形或弹簧状，烘干，烘干习称"耳环石斛"。

【性味归经】甘，微寒。归胃、肾经。

【功能主治】益胃生津，滋阴清热。用于热病津伤，口干烦渴，胃阴不足，食少干呕，病后虚热，虚劳消瘦，阴虚火旺，骨蒸劳热，目暗不明，筋骨痿软。

【用量用法】内服：6～12克，鲜品15～30克，入汤剂宜久煎。

验方

①**胃酸缺乏**：石斛、玄参各15克，白芍9克，麦门冬、山楂各12克，水煎服，每日1剂。②**阴虚目暗，视物昏花**：石斛、熟地各15克，枸杞子、山药各12克，山茱萸9克，白菊花6克，水煎服，每日1剂。③**慢性胃炎**：石斛、谷芽各25克，南沙参15克，白蜜30克，每日1剂，水煎，分3次服。④**老年性口干**：石斛、黄精、玉竹各15克，山药20克，每日1剂，水煎，分3次服。

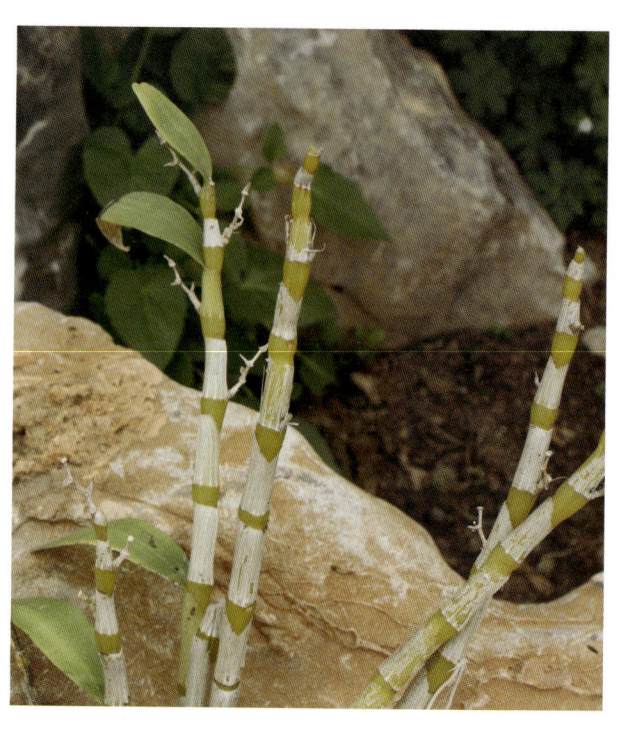

使用注意

本品有敛邪之弊，故温热病初期不宜用，又味甘助湿，湿温未化燥者忌用。

食疗药膳

●石斛粥

原料：鲜石斛20克，粳米30克，冰糖适量。
制法：先将鲜石斛加水煎煮取汁去渣，再用药汁熬粳米、冰糖为粥。
用法：每日2次。
功效：益胃生津，养阴清热。
适用：热病后期津伤、口干烦渴，或阴虚低热不退、舌红少津、咽干而痛等。

●石斛煮黄豆

原料：石斛20克，黄豆300克，葱10克，姜5克，盐4克，味精3克。
制法：将黄豆用清水浸泡一夜，去泥沙、杂质，洗净；石斛洗净，切成3厘米长的段；姜拍松，葱切段。石斛、黄豆、姜、葱、盐、味精放入锅内，加水800毫升，置大火上烧沸，再用小火煮35分钟即成。
用法：温热食用，每日1次。
功效：滋阴清热，益精明目，美容驻颜。
适用：阴虚、面色无华等。

●清蒸石斛螺

原料：石斛6克，猪脊肉9克，青螺（石螺）1500克。
制法：青螺吐泥、洗净，用沸水烫熟，捞起。汤汁滤清后留用。挑出螺肉，用淡盐水洗净，沥干，装入炖盅。猪脊肉切成连块，用沸水飞去血秽。螺汁同石斛先用一小锅约煲20分钟后，除去药渣，滤清药汁，待用。将药汁倒入炖盅内，再将猪脊肉放于盅内的螺肉面上，约炖1小时后，调入盐，即可食用。
用法：佐餐食用，每日1次。
功效：滋阴润燥，通利小便，解渴利水。
适用：消渴瘦弱、便秘、燥咳、酒醉不醒等。

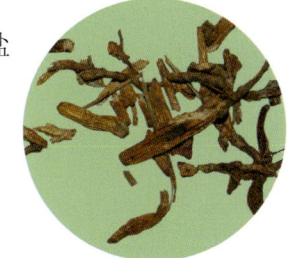

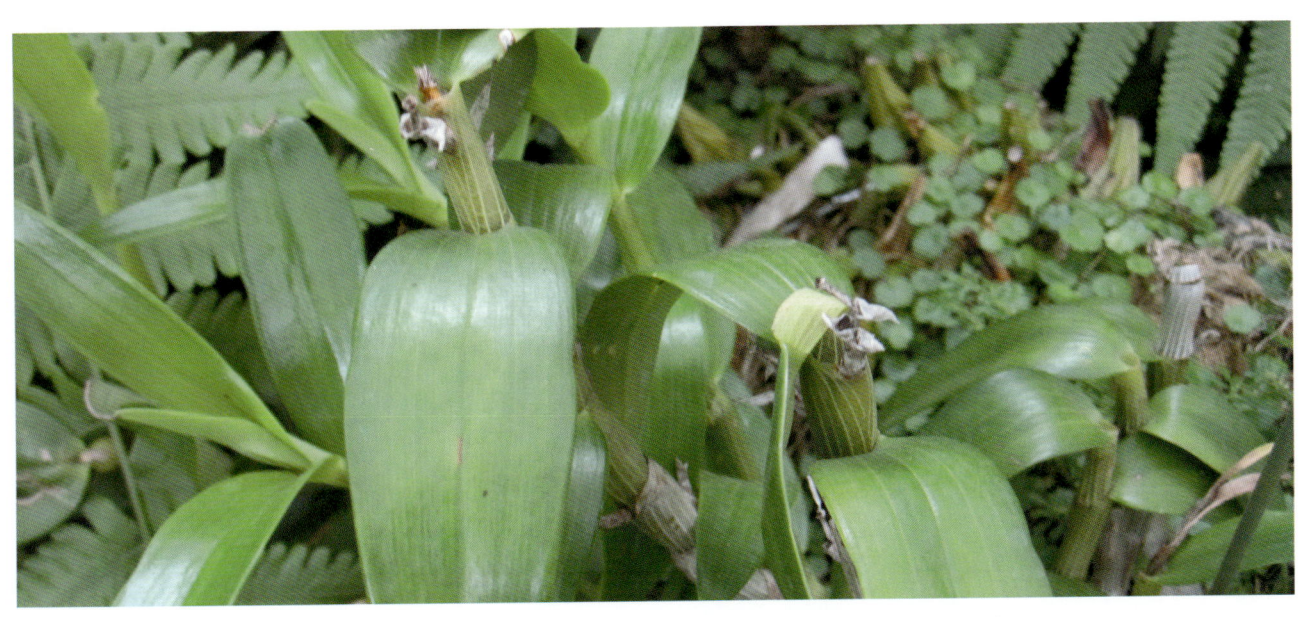

石榴皮

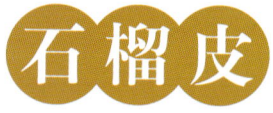

- **别名** 石榴壳、酸榴皮、西榴皮、酸石榴皮。
- **来源** 本品为石榴科植物石榴 *Punica granatum* L.的干燥果皮。

【形态特征】落叶灌木或乔木，高2～5米。树皮青灰色；幼枝近圆形或微呈四棱形，枝端通常呈刺状，无毛，叶对生或簇生；叶片倒卵形至长椭圆形，长2.5～6厘米，宽1～1.8厘米，先端尖或微凹；基部渐狭，全缘，上面有光泽，无毛，下面有隆起的主脉，具短柄。花1至数朵，生小枝顶端或腋生，花梗长2～3毫米；花的直径约3厘米；萼筒钟状，肉质而厚，红色，裂片6，三角状卵形；花瓣6，红色，与萼片互生，倒卵形，有皱纹；雄蕊多数，着生长于萼管中部，花药球形，花丝细短；雌蕊1，子房下位或半下位，上部6室，具侧膜胎座，下部3室，具中轴胎座，花柱圆形，柱头头状。浆果近球形，果皮肥厚革质，熟时黄色，或带红色，内具薄隔膜，顶端有宿存花萼。种子多数，倒卵形，带棱角。花期5～6月，果期7～8月。

【生境分布】生长于山坡向阳处或栽培于庭园。我国大部分地区有分布。

【采收加工】秋季果实成熟后收集果皮，晒干。

【性味归经】酸、涩，温。归大肠经。

【功能主治】涩肠止泻，止血，驱虫。用于久泻久痢，便血，脱肛，崩漏下血，带下，虫积腹痛。

【用量用法】内服：3～9克，煎服。

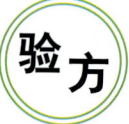

①**水火烫伤**：石榴皮适量，研末，麻油调搽患处。②**驱绦虫、蛔虫**：石榴皮、槟榔各等份，研细末，每次服10克（小儿酌减），每日2次。③**腹泻**：石榴皮15克，水煎后加红糖或白糖饮服，每日2次，餐前服用。④**鼻出血**：石榴皮30克，水煎服。⑤**便血**：石榴皮适量，炒干研末，每次服9克，每日3次，开水送服。⑥**外伤出血**：石榴皮20克，桂圆核10克，加冰片0.3克和匀，敷患处。

食疗药膳

●石榴皮蜜汁

- 配料：石榴皮90克，蜂蜜适量。
- 制法：石榴皮洗净，放入砂锅，加水煮沸30分钟，加蜂蜜，煮沸滤汁。
- 用法：随意饮用。
- 功效：润燥，止血，涩肠。
- 适用：崩漏带下、虚劳咳嗽、消渴、久泻、久痢、便血、脱肛、滑精等。

使用注意

阴虚火旺者忌服，恶小蓟。

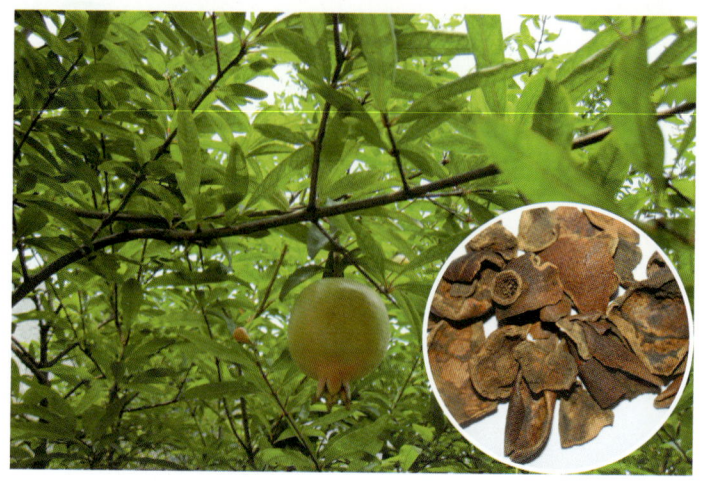

石膏

- **别名** 白虎、软石膏、细理石。
- **来源** 本品为硫酸盐类矿物硬石膏族石膏，主含含水硫酸钙（$CaSO_4 \cdot 2H_2O$）。

【形态特征】本品为纤维状的结晶聚合体，呈长块状或不规则块状，大小不一。全体白色、灰白色或淡黄色，有白半透明或夹有蓝灰色或灰黄色片状杂质。体重、质脆，易纵向断裂，手捻能碎，纵断面具纤维状纹理，并有丝样光泽。硬度1.5~2，比重2.3，条痕白色。加热至107℃时，失去部分结晶水，变成熟石膏，而呈白色不透明块状或粉末。气无，味淡。

【生境分布】主生长于海湾盐湖和内陆湖泊中形成的沉积岩中。分布极广，几乎全国各省区皆有蕴藏，主产湖北、甘肃及四川，以湖北应城产者最佳。

【采收加工】全年可挖。挖出后去净泥土、杂石，碾碎或敲成小块。

【性味归经】甘、辛，大寒。归肺、胃经。

【功效主治】清热泻火，除烦止渴。用于外感热病，高热烦渴，肺热喘咳，胃火亢盛，热毒壅盛，发疹发斑，头痛，牙痛。

【用量用法】内服：15~60克，煎服，宜先煎。

验方

①**胃火头痛、牙痛、口疮**：生石膏15克，升麻12克，水煎服。②**热盛喘嗽**：石膏100克，炙甘草25克，为末，每次15克，生姜、蜜调下。③**痰热而喘**：石膏、寒水石各等量，为细末，煎人参汤，调下3克，饭后服。④**乳腺炎、腮腺炎、淋巴管炎**：生石膏30克，新鲜败酱草叶适量，共捣烂，加鸡蛋清调敷患处，每日2次。

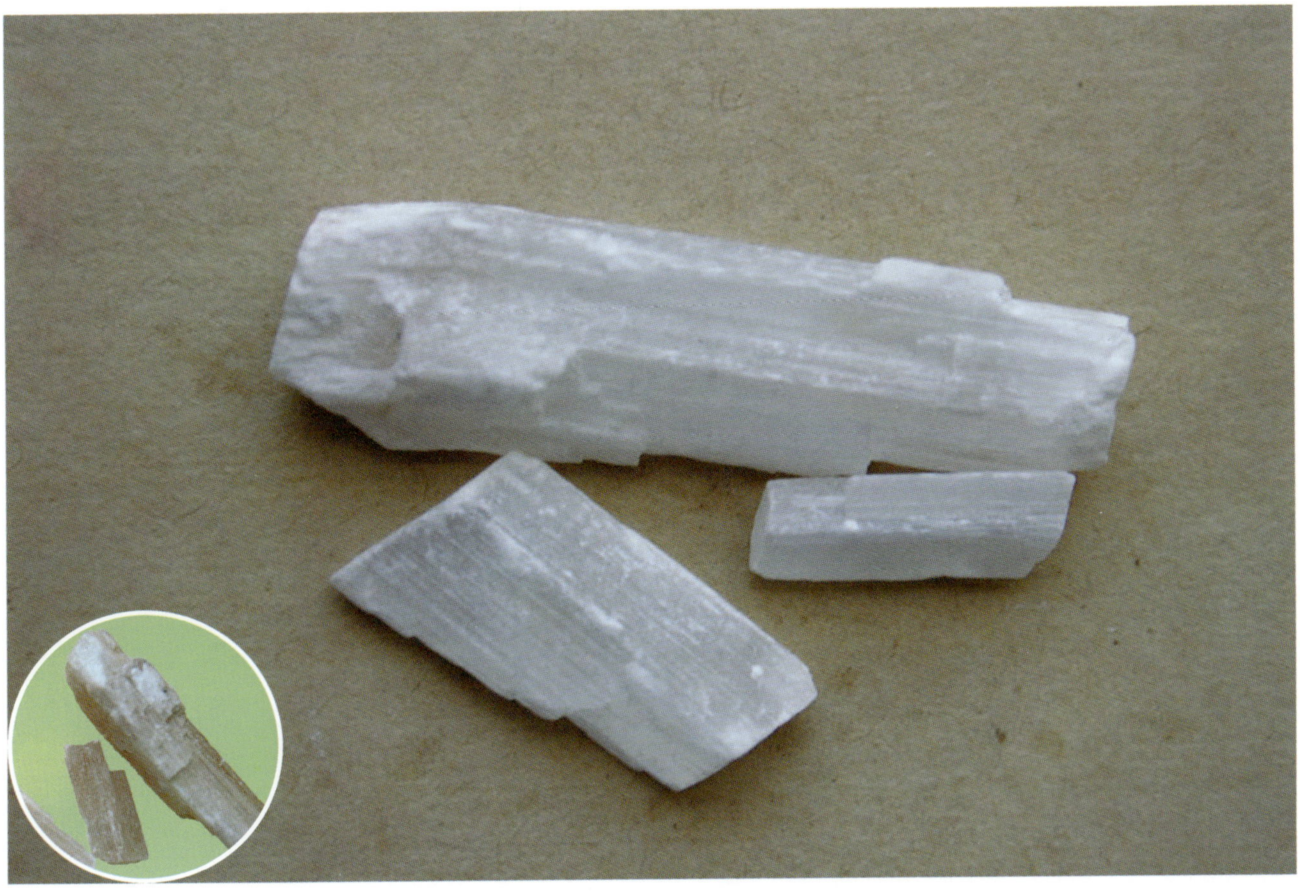

食疗药膳

●石膏粳米汤

原料：生石膏、粳米各60克。
制法：上2味加水3大碗，煎至米熟烂，约得清汁2大碗。
用法：趁热饮用。
功效：清热泻火，除烦止渴。
适用：外感二、三日后，身体壮热，不恶寒而心中烦热；或温热病，邪热在气分，壮热头痛，口干烦渴，脉洪大有力者。

●石膏豆豉粥

原料：生石膏60克，葛根25克，淡豆豉、麻黄各1.5克，荆芥5克，生姜3片，葱白3茎，粳米100克。
制法：将生石膏、葛根、淡豆豉、荆芥、麻黄、生姜等洗净入锅，煎取汁。滤去药渣，澄清去沉淀。粳米淘洗净入锅，加清水煮开后，与药汁、生姜、葱白煮成粥食用。
用法：每日2次，早晚分食。
功效：发汗清热。
适用：感冒引起的高热不退、肺热喘急、头痛、烦躁、失眠、口渴、咽干等。

●石膏粥

原料：石膏100克，细米160克。
制法：先用水煮石膏1小时，去渣取汁，下米煮至粥即可。
用法：早餐食用。
功效：解肌清热，除烦生津。
适用：小儿心下气逆、惊痫寒热、喘息咽痛等。

使用注意

脾胃虚寒及阴虚内热者忌用。

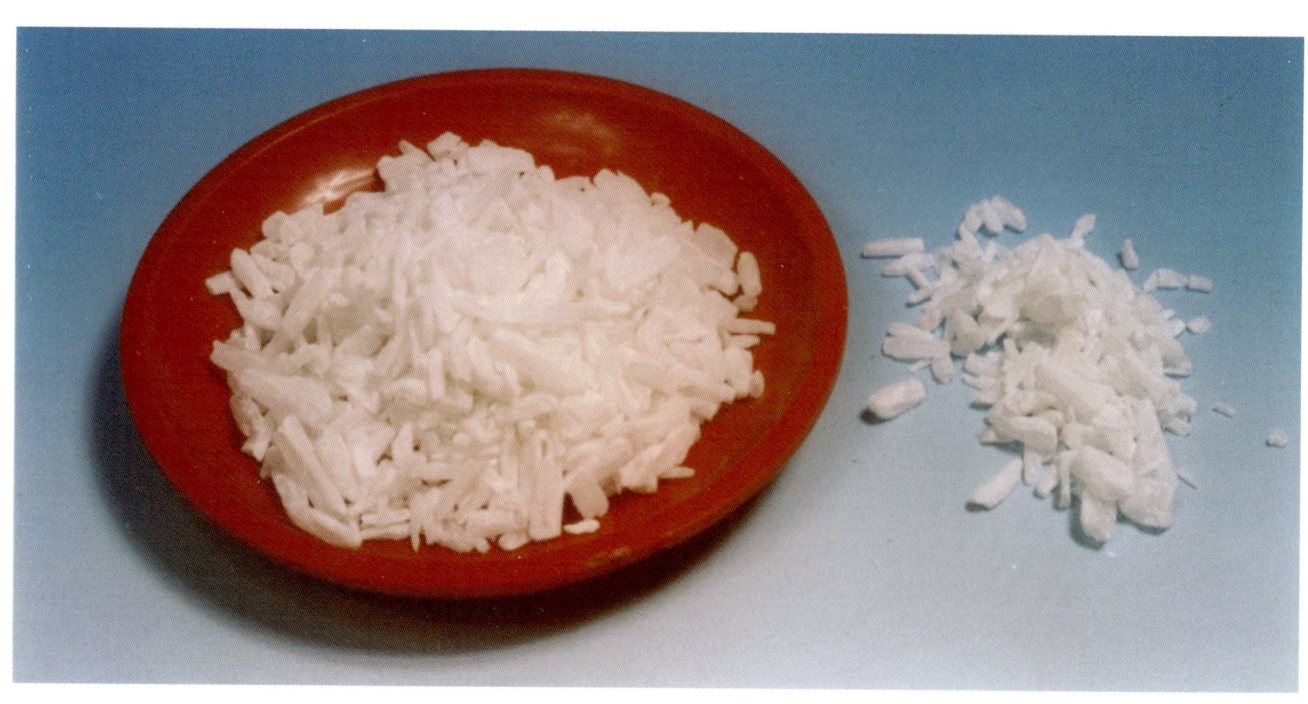

布渣叶

- **别名** 蓑衣子、破布叶、麻布叶、烂布渣、布包木、破布树。
- **来源** 本品为椴树科植物破布叶 Microcos paniculata L. 的干燥叶。

【形态特征】常绿灌木或小乔木。树皮灰黑色。叶互生，叶片常见穿孔，卵状长圆形至倒卵圆形，先端渐尖，基部圆形或稍偏斜，两面仅在脉上有疏毛，边缘有疏细齿，基出脉3条，网脉在下面明显凸起。叶柄被星状毛。托叶成对，线状披针形。花序顶生或生长于上部叶腋，由多个具2～3花的小聚伞花序排成圆锥花序，花序分枝，花梗和萼片外面密生星状柔毛。花淡黄色，萼片5，匙状长圆形；花瓣5，长为萼片的1/4～1/3；雄蕊多数；子房球形，3室，无毛，花柱锥尖。核果倒卵形，黑褐色。

【生境分布】全世界约60种，分布于非洲、印度、马来西亚。我国产2种，为破布叶和海南破布叶，主要分布于我国广东、海南、广西、云南等地。尤以广东省分布广，产量大，资源丰富，广东的阳西、湛江是主产地。生长于丘陵、山坡、林缘等处灌丛中或平地路旁或疏林下，少有栽培。

【采收加工】全年可采收，一般夏、秋季采摘，去净枝梗，阴干，不宜曝晒，否则色变黄，质次。

【性味归经】微酸，凉。归脾、胃经。

【功能主治】消食化滞，清热利湿。用于饮食积滞，感冒发热，湿热黄疸，湿热食滞之脘腹疼痛，食少泄泻。

【用量用法】内服：15～30克，煎服。亦可泡茶。

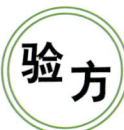

验方

①**感冒、消化不良、腹胀**：布渣叶15～30克，水煎服；或布渣叶、番石榴叶、辣蓼各18克，水煎服，每日2剂。②**蜈蚣咬伤**：布渣叶15～30克，水煎服。③**黄疸**：布渣叶、猪血各60克，水煎服，每日1次，连服6日；或布渣叶、田基黄、茵陈蒿各15～30克，水煎服。④**热滞腹痛**：布渣叶、鸭脚木皮、黄牛木叶、露兜簕根、岗梅根各等量，每用120～320克，水煎作茶饮。

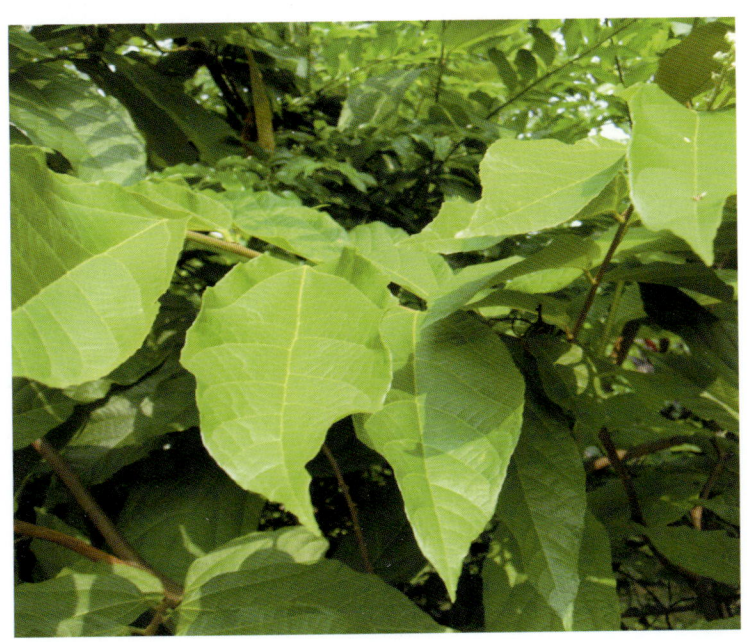

食疗药膳

●布渣叶茶

原料：布渣叶10克，绿茶适量。

制法：将布渣叶和绿茶同热水瓶内，冲入开水1000毫升。

用法：当茶饮用，每日饮数次。

功效：消滞除积，和胃降逆。

适用：小儿发生呃逆。

龙胆

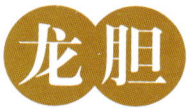

- **别名** 陵游、胆草、草龙胆、龙胆草、地胆草、苦龙胆草。
- **来源** 本品为龙胆科植物条叶龙胆 *Gentiana manshurica* Kitag.、龙胆、三花龙胆或滇龙胆的干燥根和根茎。

【形态特征】多年生草本，高35～60厘米。根茎短，簇生多数细长的根，根长可达25厘米，淡棕黄色。茎直立，粗壮，通常不分枝，粗糙，节间常较叶为短。叶对生，无柄，基部叶2～3对，甚小，鳞片状；中部及上部叶卵形、卵状披针形或狭披针形，长约3～8厘米，宽0.4～4厘米，先端渐尖或急尖，基部连合抱于节上，叶缘及叶脉粗糙，主脉3条基出。花无梗，数朵成束，簇生长于茎顶及上部叶腋；苞片披针形；花萼绿色，钟形，膜质，长约2.5厘米，先端5裂，裂片披针形至线形；花冠深蓝色至蓝色，钟形，长约5厘米，先端5裂，裂片卵形，先端锐尖，裂片间有5褶状三角形副冠片，全缘或偶有2齿；雄蕊5，着生长于花冠管中部的下方；子房长圆形，1室，花柱短，柱头2裂。蒴果长圆形，有短柄，成熟时2瓣裂。种子细小，线形而扁，褐色，四周有翅。花期9～10月，果期10月。

三花龙胆：多年生草本，高30～80厘米。根茎短，簇生数条细长的根。茎直立，不分枝，光滑无毛。叶片线状披针形，长5～1厘米，宽0.5～1.2厘米，先端渐尖，边缘稍反卷，光滑无毛，主脉1条，明显。花无梗，1～3朵，罕5朵，成束着生长于茎顶及上部叶腋；苞片披针形至线状披针形；花萼长2～2.5厘米，先端5裂，裂片长短不等，长5～15毫米；花冠深蓝色，钟形，长约3.5～4.5厘米，先端5裂，裂片卵形，先端钝或近钝状；副冠5片，甚短小。花期8～9月，果期9～10月。

【生境分布】生长于山坡草丛、灌木丛中及林缘。分布黑龙江、吉林、辽宁、内蒙古、河北、山东、江苏、安徽、浙江、福建、江西、湖南、湖北、贵州、四川、广东、广西等地。

【采收加工】春、秋均可采收，以秋季采收质量为佳。采挖后，除去茎叶，洗净，晒干。

【性味归经】苦，寒。归肝、胆经。

【功能主治】清热燥湿，泻肝胆火。用于湿热黄疸，小便淋痛，阴肿阴痒，湿热带下，湿疹瘙痒，肝火目赤，头胀头痛，耳鸣耳聋，胁痛口苦，强中，惊风抽搐。

【用量用法】内服：3～6克，煎服；或入丸、散。外用：研末捣敷。

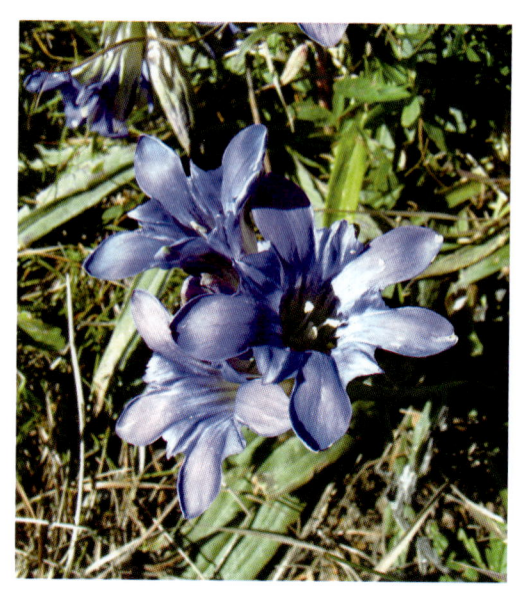
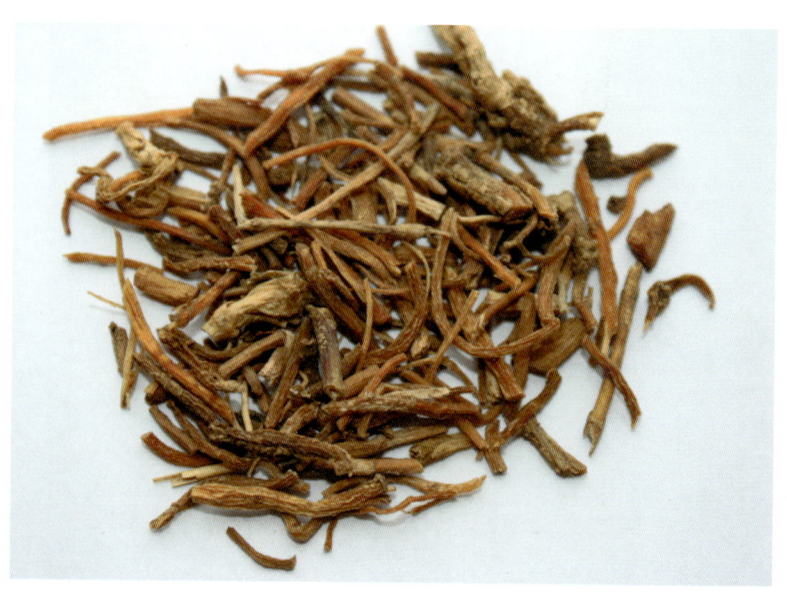

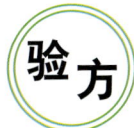

验方

①**目赤肿痛**：龙胆15～30克，捣汁服。②**皮肤刀伤肿痛**：龙胆适量，加茶油，捣烂，贴患处。③**带状疱疹**：龙胆30克，丹参15克，川芎10克，水煎服。④**腮腺炎**：龙胆、鸭舌草各适量，加红糖共捣烂，贴患处。⑤**滴虫阴道炎**：龙胆、苦参各15克，百部、枯矾、黄柏、川椒各10克，水煎，热熏。

食疗药膳

● 龙胆草粥

原料：龙胆草10克，竹叶20克，大米100克。
制法：先用水煎龙胆草、竹叶，取汁加入白米煮成粥。
用法：早餐食用。
功效：泻肝降火，清心除烦。
适用：失眠兼急躁易怒、目赤口苦、小便黄、大便秘结，属于肝郁化火者。

使用注意

脾胃虚弱作泄及无湿热实火者忌服。

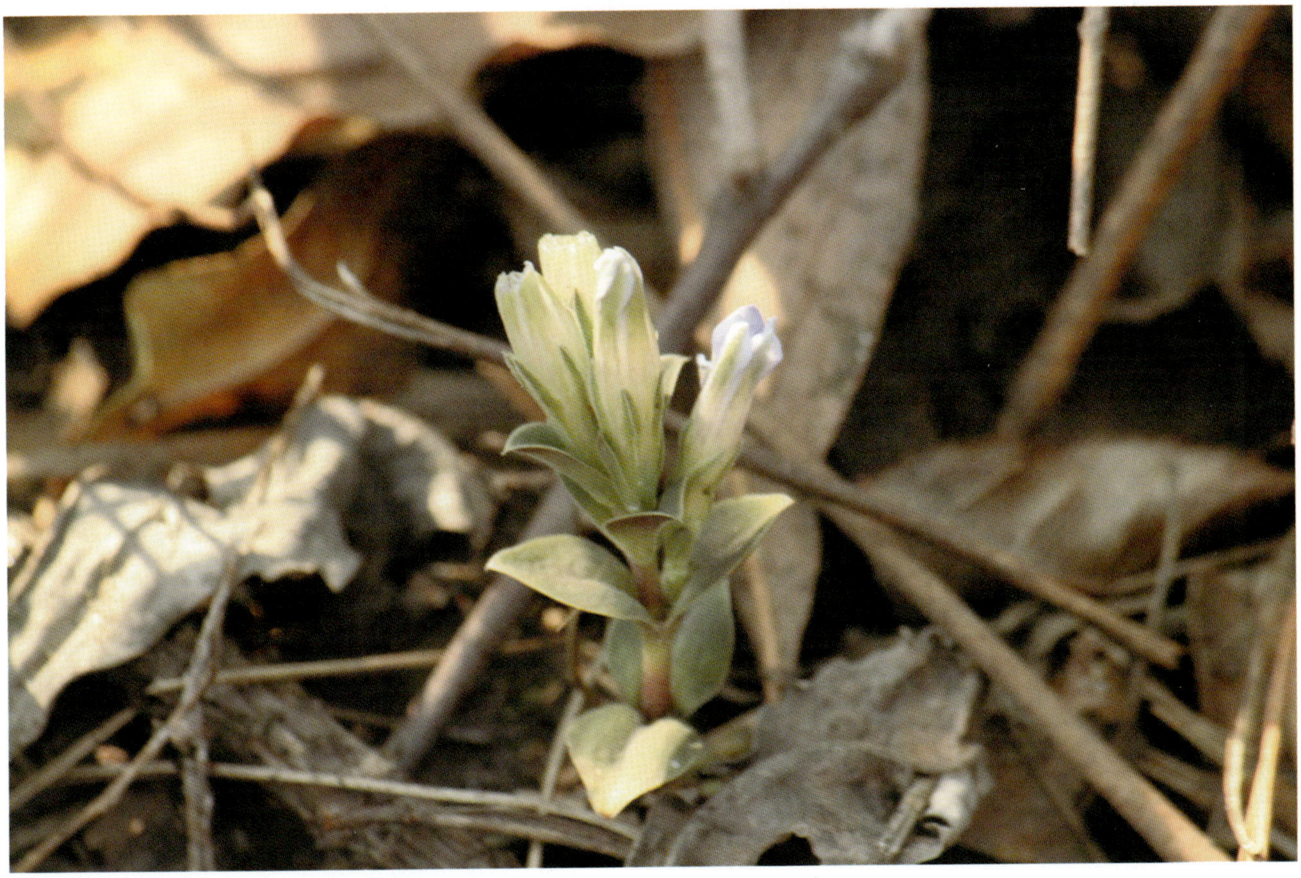

龙眼肉

- **别名** 元肉、圆眼、龙目、桂圆、比目、龙眼干、桂圆肉、荔枝奴。
- **来源** 本品为无患子科植物龙眼 Euphorialongan（Lour.）Steud的假种皮。

【形态特征】常绿乔木，高达10米以上。幼枝被锈色柔毛。双数羽状复叶，互生，长15～20厘米；小叶2～5对，通常互生，革质，椭圆形至卵状披针形，长6～15厘米。先端短尖或钝，基部偏斜，全缘或波浪形，暗绿色，嫩时褐色，下面通常粉绿色。花两性，或单性花与两性花共存；为顶生或腋生的圆锥花序；花小，黄白色，直径4～5毫米，被锈色星状小柔毛；花萼5深裂，裂片卵形；花瓣5，匙形，内面有毛；雄蕊通常8；子房2～3室，柱头2裂。核果球形，直径1.5～2厘米，外皮黄褐色，粗糙，假种皮白色肉质，内有黑褐色种子1颗。花期3～4月，果期7～9月。

【生境分布】生长于低山丘陵台地半常绿季雨林。分布于福建、广西、台湾、广东等地，云南、贵州、四川等地也有栽培。

【采收加工】夏秋两季采收成熟果实，干燥，除去壳、核，晒至干爽不粘。

【性味归经】甘，温。归心、脾经。

【功能主治】补益心脾，养血安神。用于气血不足，心悸怔忡，失眠健忘，血虚萎黄。

【用量用法】内服：9～15克，煎服或炖食。

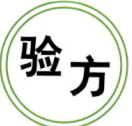

验方 ①**产后浮肿：** 龙眼肉、大枣、生姜各等份，煎汤服。②**虚弱衰老：** 龙眼肉30克，加白糖少许，一同蒸至稠膏状，分2次用沸水冲服。③**贫血、神经衰弱、心悸怔忡、自汗盗汗：** 龙眼肉4～6枚，莲子、芡实各适量，加水炖汤于睡前服。④**脾虚泄泻：** 龙眼干14粒，生姜3片，煎汤服。⑤**思虑过度、劳伤心脾、虚烦不眠：** 龙眼干、芡实各15克，粳米60克，莲子10克，加水煮粥，并加白糖少许煮食。

食疗药膳

●龙眼饭

原料：龙眼肉10克，大枣7枚，粳米（大米也可）260克，白糖20克。

制法：将龙眼肉、大枣、粳米一起洗净入锅，加白糖，再加适量水，煮熟即可。

用法：每日中、晚餐做主食食用。

功效：补气血，有益心脾。

适用：心血不足、心悸、健忘，梦少甚至不做梦及脾虚泄泻，或产后气血亏虚等。

●栗子龙眼粥

原料：栗子10个，龙眼肉15克，粳米50克。

制法：栗子去外壳、内皮、切碎，粳米洗净，与栗子、龙

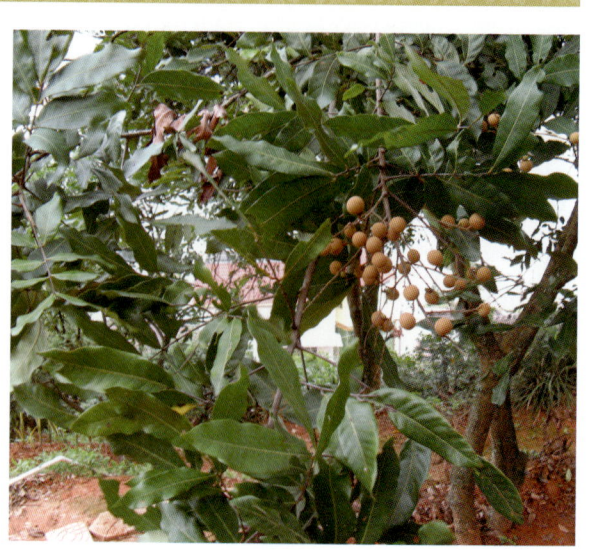

眼肉加水适量同熬粥，粥成加白糖拌匀食用即可。

用法：每日1次。

功效：补心益肾，宁心安神。

适用：心肾不交之失眠症。

●龙眼肉粥

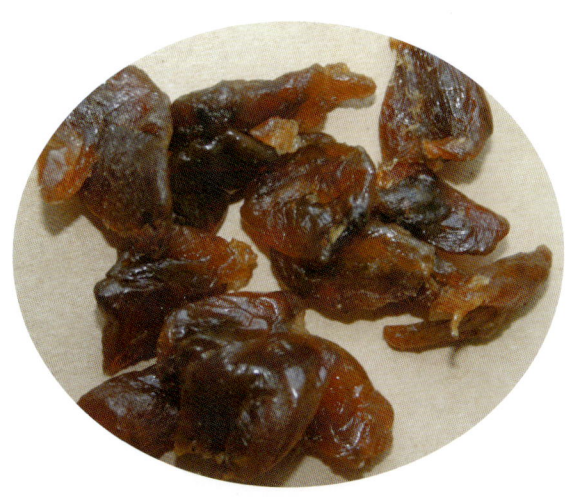

原料：龙眼肉、粳米各100克。

制法：将上两味清洗干净，加适量水一同煮粥。

用法：任意食用。

功效：益心脾，安心神。

适用：心悸、失眠、健忘、贫血等。

●龙眼童子鸡

原料：童子鸡1只，干龙眼肉100克，料酒100毫升，葱、姜、盐各适量。

制法：将童子鸡宰杀，去内脏、鸡爪，腿放在鸡翅下，在沸水中略烫，捞出置入瓦盅。再加入干龙眼肉、料酒、葱、姜、盐，加水隔水蒸炖1小时，去葱、姜服食。

用法：佐餐食用。

功效：养心安神，益精髓。

适用：更年期综合征（表现形式为心悸健忘、失眠多梦、注意力不集中，疲倦耳鸣）。

●龙眼枸杞茶

原料：龙眼肉、枸杞子各10克。

制法：首先分别把龙眼肉和枸杞子清洗干净，然后放入杯中，用沸水冲泡10分钟后饮用即可。

用法：代茶饮用，可反复冲泡2～3次，最后将龙眼、枸杞嚼食。

功效：补血益肝，宁心安神。

适用：血虚心悸、目眩、失眠等。

●桂圆莲子粥

原料：桂圆肉、莲子各15～30克，红枣5～10克，糯米30～60克，白糖适量。

制法：先将桂圆肉用清水略冲洗，莲子去皮心，大枣去核，与糯米同煮，烧开后，改用中火熬煮30～40分钟即可，食时加糖适量。

用法：早餐食用。

功效：益心安神，养心扶中。

适用：心脾两虚、贫血体弱、心悸怔忡、健忘、少气、面黄肌瘦，大便溏软等。

使用注意

湿阻中满及有停饮者不宜用。

龙脷叶

- **别名** 龙舌叶、龙味叶、牛耳叶。
- **来源** 本品为大戟科植物龙脷叶 Sauropus spatulifolius Beille 的干燥叶。

【形态特征】常绿小灌木，高10～40厘米；茎粗糙；枝条圆柱状，直径2～5毫米，蜿蜒状弯曲，多皱纹；幼时被腺状短柔毛，老渐无毛，节间短，长2～20毫米。叶通常聚生于小枝上部，常向下弯垂，叶片鲜时近肉质，干后近革质或厚纸质，匙形、倒卵状长圆形或卵形，有时长圆形，长4.5～16.5厘米，宽2.5～6.3厘米，顶端浑圆或钝，有小凸尖，稀凹缺，基部楔形或钝，稀圆形，上面鲜时深绿色，叶脉处呈灰白色，干时黄白色，通常无毛，有时下面基部有腺状短柔毛，后变无毛；中脉和侧脉在鲜叶时扁平，干后中脉两面均凸起，侧脉每边6～9条，下面稍凸起；叶柄长2～5毫米，初时被腺状短柔毛，老渐无毛；托叶三角状耳形，着生长于叶柄基部两侧，长4～8毫米，基部宽3～4毫米，宿存。花红色或紫红色，雌雄同枝，2～5朵簇生长于落叶的枝条中部或下部，或茎花，有时组成短聚伞花序，花序长达15毫米；花序梗短而粗壮，着生有许多披针形的苞片；苞片长约2毫米；雄花：花梗丝状，长3～5毫米；萼片6，2轮，近等大，倒卵形，长2～3毫米，宽约1.5毫米；花盘腺体6，与萼片对生；雄蕊3，花丝合生呈短柱状；雌花：花梗长约2～3毫米；萼片与雄花的相同；无花盘；子房近圆球状，直径约1毫米，3室，花柱3，顶端2裂。花期2～10月。

【生境分布】福建、广东、广西等栽培于药圃、公园、村边及屋旁。

【采收加工】夏、秋二季采收，晒干。

【性味归经】甘、淡，平。归肺、胃经。

【功能主治】润肺止咳，通便。用于肺燥咳嗽，咯血，咽痛失音，大便秘结。

【用量用法】内服：9～15克，煎服。

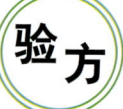

①痰火咳嗽：龙脷叶和猪肉煎汤服。 ②急性支气管炎，上呼吸道炎，支气管哮喘：龙脷叶6～12克，水煎服。

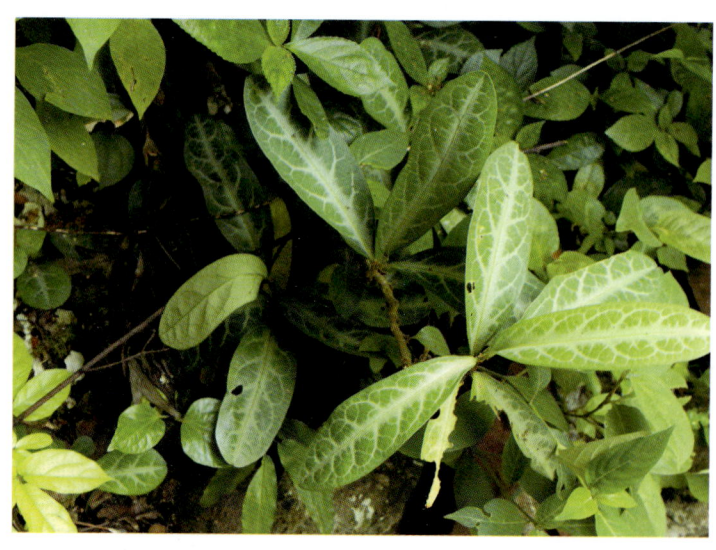
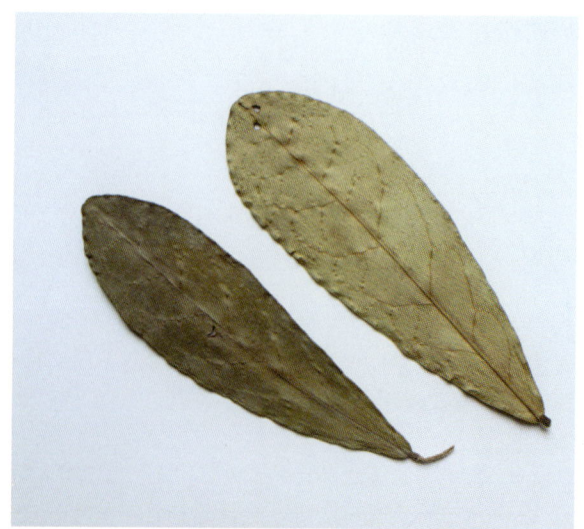

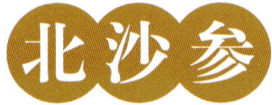

- **别名** 莱阳参、银沙参、海沙参、辽沙参。
- **来源** 本品为伞形科植物珊瑚菜 *Glehnia littoralis* Fr.Schmidt ex Miq. 的干燥根。

【形态特征】多年生草本，高5～35厘米。主根细长圆柱形。茎大部埋在沙中，一部分露出地面。叶基出，互生；叶柄长，基部鞘状；叶片卵圆形，3出式分裂至2回羽状分裂，最后裂片圆卵形，先端圆或渐尖，基部截形，边缘刺刻，质厚。复伞形花序顶生，具粗毛；伞梗10～20条，长1～2厘米；无总苞，小总苞由数个线状披针形的小苞片组成；花白色，每1小伞形花序有花15～20朵；花萼5齿裂，狭三角状披针形，疏生粗毛；花瓣5，卵状披针形；雄蕊5，与花瓣互生；子房下位，花柱基部扁圆锥形。果实近圆球形，具绒毛，果棱有翅。花期5～7月，果期6～8月。

【生境分布】生长于海边沙滩，或为栽培分布于山东、江苏、河北及辽宁等地，以山东莱阳胡城村产品最为著名。

【采收加工】夏、秋二季采挖根部，除去地上部分及须根，洗去泥沙，稍晾，置沸水中烫后，除去外皮，晒干或烘干即得。

【性味归经】甘、微苦，微寒。归肺、胃经。

【功能主治】养阴清肺，益胃生津。用于肺热燥咳，干咳少痰，劳嗽痰血，胃阴不足，热病津伤，咽干口渴。

【用量用法】内服：5～12克，煎服，鲜品用至20～30克。

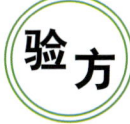

①**阴虚火炎，咳嗽无痰，骨蒸劳热，肌皮枯燥，口苦烦渴等：**北沙参、麦门冬、知母、川贝母、怀熟地、鳖甲、地骨皮各120克，或作丸，或作膏，每早服15克，白汤下。②**一切阴虚火炎，似虚似实，逆气不降，消气不升，烦渴咳嗽，胀满不食：**北沙参15克，水煎服。

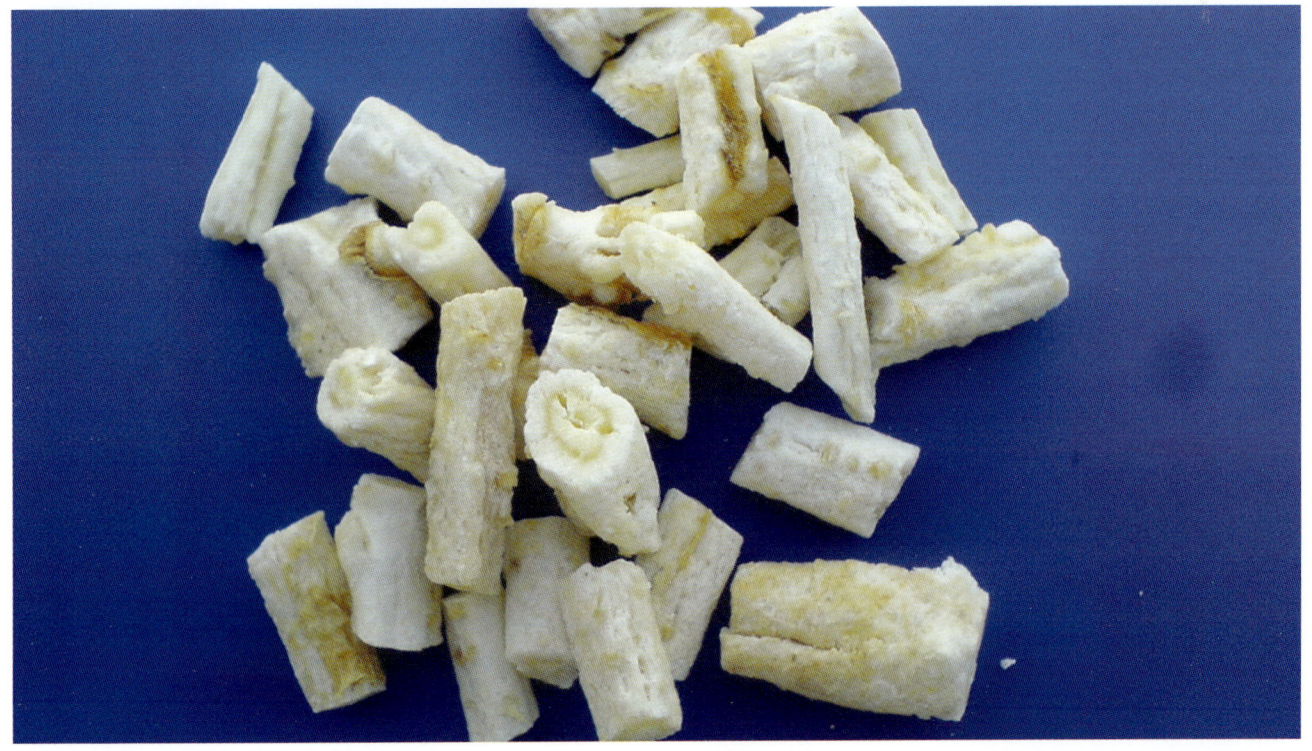

食疗药膳

● 沙参粥

原料：北沙参15克，粳米50克。

制法：先将北沙参洗净后入锅，加入清水适量，煎至100～150毫升，然后去渣取汁，再加入粳米及清水400毫升，煮成粥即可。

用法：每日1剂，早餐食用。

功效：清热养阴，止咳化痰。

适用：燥热咳嗽或痨嗽咯血、哮喘、舌干口燥、食欲不振等。

使用注意

本品性寒，风寒咳嗽、脾胃虚寒及寒饮喘咳忌用。

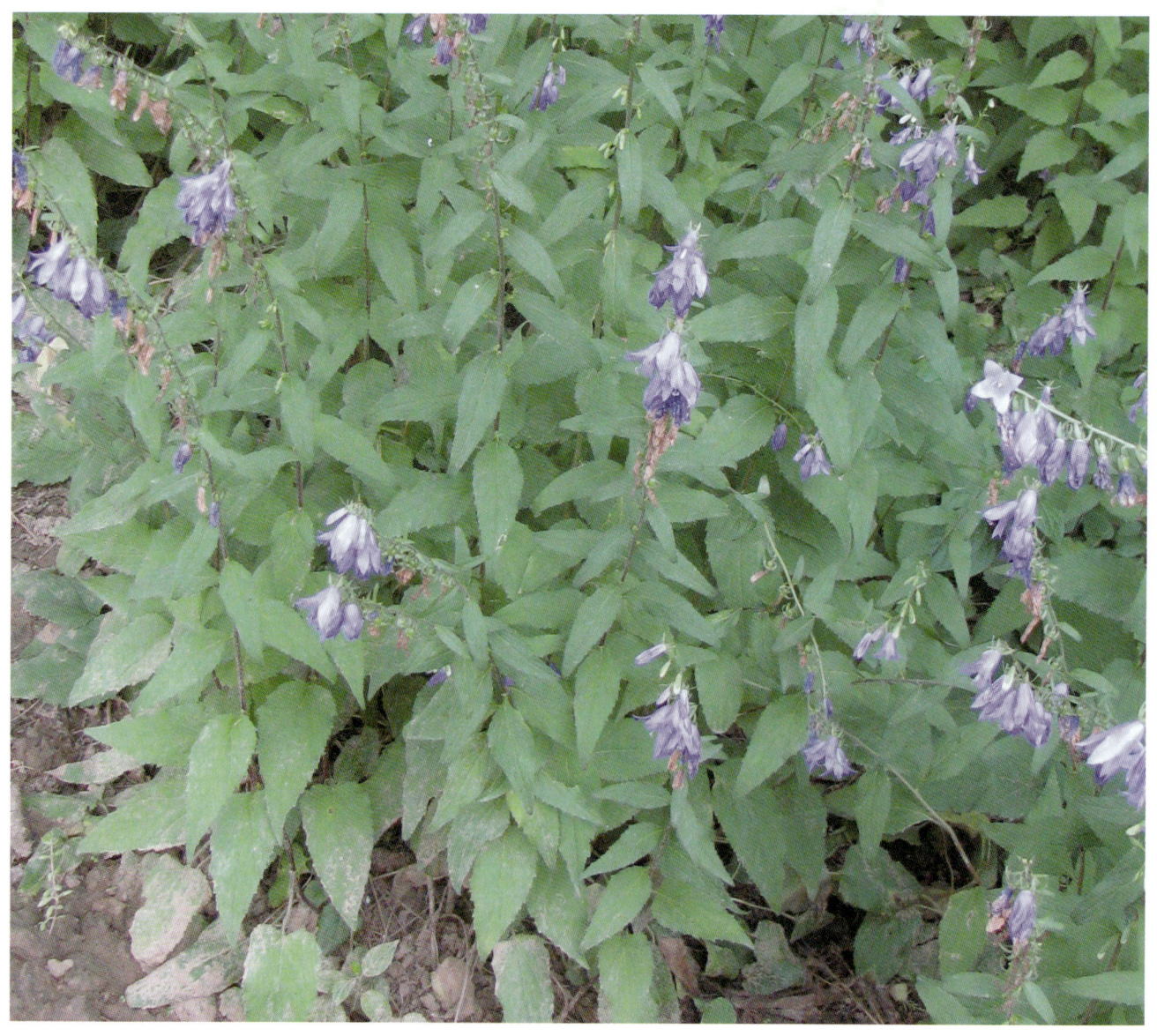